Eugène Minkowski
Philosophe de la psychiatrie

Psycho – logiques

Collection fondée par Philippe Brenot
et dirigée par Joël Bernat

Sans exclusives ni frontières, les logiques président au fonctionnement psychique comme à la vie relationnelle. Toutes les pratiques, toutes les écoles ont leur place dans Psycho - logiques.

Déjà parus

Christian LEJOSNE, *Un fil rouge. Ce qui relie l'œuvre d'un auteur à son enfance, selon la théorie d'Alice Miller (Abécédaire)*, 2017.

Marie-Laure BALAS-AUBIGNAT, *Identification au traumatisme des petits-enfants de survivants*, 2017.

Cécile CHARRIER, *Tous des monstres. Voir sa violence en face*, 2017.

Myriam NOËL-WINDERLING, *Théorie de la solitude,* 2017.

Arlette VILLA-PORTENSEIGNE, *L'expertise sous le regard de la psychanalyse. « Faux-Pas » ou la question des mères*, 2017.

Sébastien PONNOU, *Le travail social à l'épreuve de la clinique psychanalytique*, 2016.

Souad BEN HAMED-VERNOTTE, *Approche clinique de quelques mécanismes pervers narcissiques, La face cachée de la relation*, 2016.

Mourad MERDACI, *Adolescence algérienne. Liens et cliniques*, 2016.

Paul MESSERSCHMITT et Mélanie DUPONT, *Voulez-vous marcher sur la tête ? Témoins, experts et citoyens*, 2016.

Nadine GOBIN, *La relation et le couple, vecteurs de changement. Changer pour aimer, aimer pour changer*, 2016.

Patrick-Ange RAOULT, *Clinique du corps et de l'acte, Devenir psychologue, Tribulations professionnelles d'un praticien chercheur ordinaire*, 2016.

Martin EGGE, *La cure de l'enfant autistique*, 2015.

Emiléa NKAYÉ, *Une problématique de la douleur chronique*, 2015.

Jean-Claude GUILLAUMUE, *Une petite histoire de la psyché ou quelques reflets de l'âme dans le miroir de l'inconscient*, 2015.

Michel LEMONNIER, *Le travail reconnu. Comprendre, analyser et formaliser l'expérience professionnell*e, 2015.

Jean GODEBSKI, *Tout ce que tu fais pour la personne sans la personne, tu le fais contre la personne, Vers une redéfinition de la fonction paternelle*, 2015.

Jean-Claude Grulier

Eugène Minkowski
Philosophe de la psychiatrie

Préface du docteur Jean-Yves Cozic

L'Harmattan

Du même auteur

Les années bleues de Martial Coqlicot, L'Harmattan, 2003
Petite histoire de la psychiatrie allemande, L'Harmattan, 2006

5-7, rue de l'École-Polytechnique, 75005 Paris
http://www.editions-harmattan.fr
ISBN : 978-2-343-10773-8
EAN : 9782343107738

À Barbara, Viviane, Patrick, Brigitte.

À mes parents et mes frères en souvenir.

Au docteur Yves Hémery.

Jeunesse, pour toi, le nectar de la vie
N'est doux qu'à l'heure de le partager avec autrui
D'une céleste joie les cœurs s'enivrent
Quand rien du règne de l'or ne les lie

Adam Mickiewicz (1798-1855)
Ode à la jeunesse

Il y a dans la conscience quelque chose
qui en fait un piège pour elle-même

Josef Pilsudski (1867-1935)

Préface

Le Docteur Jean-Claude GRULIER, médecin psychiatre et docteur en philosophie, nous invite à une forme de méditation médico-philosophique à partir de l'œuvre considérable d'Eugène MINKOWSKI. Comment, en effet, imaginer une réflexion psychopathologique sans l'hypostase philosophique ? Dans cet ouvrage aux très nombreuses références bibliographiques qui témoignent d'un travail considérable et d'une riche culture, l'auteur aborde en particulier les champs de l'affectivité et de l'expression, les deux assises de la personnalité humaine pour Minkowski, dans la perspective psychopathologique.

L'affectivité revêt trois aspects : l'émotion, le sentiment et l'humeur. Quant à l'expression, elle est liée à l'affect et oblige aussi à aborder le registre de la linguistique. Le docteur Grulier nous montre également combien Eugène Minkowski s'intéresse à tous les aspects de la vie humaine, de la biologie à l'anthropologie, et ce sans céder au risque de la mollesse éclectique. Cette approche est très moderne. Avec authenticité et réalisme, l'auteur développe également une réflexion éthique et rappelle le point de vue husserlien selon lequel il n'y a pas, par essence, de zoologie des peuples. Ce travail du docteur Grulier n'est pas que pure théorie. À travers des cas cliniques issus de sa pratique quotidienne, il démontre l'intérêt d'une assise philosophique. Minkowski, celui dont Merleau-Ponty disait qu'il était « le premier témoin parmi nous de la phénoménologie » avait la chance de posséder parfaitement la langue allemande, ce qui lui a permis d'aborder directement l'œuvre de Husserl et donc la phénoménologie *als streng wissenschaft* (c.-à-d. comme science rigoureuse) comme le montre l'auteur de cet ouvrage. Néanmoins, comme le démontre le docteur Grulier, c'est aussi de la pensée de Bergson, tant dans l'esprit que dans la méthode, qu'il est toujours demeuré proche. À l'élan vital de Bergson, il substitue l'élan personnel, plus proche selon lui de la clinique. Le thème de la conscience morale, thème essentiel chez Bergson, est aussi présent dans l'œuvre de Minkowski. Un des aspects de la pensée de Minkowski est aussi très actuel au moment où le DSM intoxique la psychiatrie : la crainte d'une pathologisation de l'existence. Le regretté professeur Georges Lanteri-Laura avait coutume de souligner que dans son approche psychopathologique Minkowski insistait sur la distinction indispensable entre psychologie du pathologique et pathologie du psychologique. Il optait clairement pour la première de ces deux occurrences, refusant une conception déficitaire de la souffrance mentale. Voilà qui n'est pas sans rappeler le point de vue du docteur Anton Kempinski, psychiatre de Cracovie, dont le docteur Grulier rappelle les travaux.

Il est classique de souligner l'influence de la philosophie sur les travaux psychopathologiques. L'histoire de l'évolution des conceptions du phénomène hallucinatoire en est un exemple. C'est ainsi que la psychologie positive qui naît au XVIIe siècle mène à une interprétation nouvelle de l'hallucination aux XVIIIe et XIXe siècles. Lorsque John Locke fonde la psychologie sensualiste, s'inspirant pour partie des thèses humanistes de Guillaume d'Ockham, il insiste sur l'importance des données de l'expérience. Pour Locke, les idées ont une origine perceptive. En France, Étienne Bonnot de Condillac reprendra les thèses du sensualisme anglais. Un peu plus tard, Esquirol appuiera sa conception des hallucinations sur les théories des spiritualistes éclectiques, en particulier Royer-Collard, Lelut et Bierre de Boismont qui se situeront dans la ligne des conceptions de Locke et Condillac. Il y a bien d'autres exemples de l'influence de la philosophie en psychiatrie. Le docteur Grulier nous expose, comme nous l'avons déjà dit, avec clarté combien la phénoménologie allemande ainsi que les travaux de Bergson ont guidé la réflexion et la pratique d'Eugène Minkowski qui vivait concrètement cette influence dans sa pratique. Il est toujours resté un grand clinicien et il ne s'est jamais éloigné des combats du quotidien, y compris et surtout dans des périodes pleines de danger, que ce soit comme jeune étudiant militant pour la renaissance de la Pologne ou, plus tard, dans notre pays à l'époque sombre de l'occupation et de l'antisémitisme. C'est humainement et presque discrètement que Minkowski a influencé la psychiatrie française. Il est, à ce propos, essentiel de rappeler, comme le fait le docteur Grulier, qu'il « n'y a rien de plus terrifiant que des élèves orthodoxes et les maîtres qui exigent d'eux cette orthodoxie cessent de l'être » comme l'écrit Minkowski dans un article publié en 1948 dans « l'Évolution psychiatrique et analyse existentielle en psychopathologie ». Ce respect de la liberté de l'autre, ici l'élève, est la marque de l'influence de la référence philosophique. Pour clore ces prolégomènes et vous laisser découvrir cet ouvrage qui éclaire la pratique clinique, nous soulignerons comment l'auteur montre que « le temps vécu de Minkowski est avant tout le temps du présent, d'un présent futur dans lequel le contact vital, l'élan personnel, se tendent vers l'avenir immédiat ».

Docteur Jean-Yves COZIC
Président de l'Association Française de Psychiatrie

Introduction

Une psychiatrie sans philosophie est-elle concevable ? Face à cette question, nous pouvons imaginer l'exclamation surprise de celui qui incarna la croisée vivante de ces deux chemins. Oui, comment ? argumenterait E. Minkowski, car la conscience, l'affectivité, l'imagination, la logique, la raison (et la déraison), la normalité, la liberté ne sont-elles pas à des titres divers des catégories philosophiques autant que psychiatriques ? Et que dire de la conscience du temps, du sens de la vie, de la constitution de l'existence ?

Pour Eugène Minkowski, le métier de psychiatre exigeait de réfléchir à ces questions aussi loin que le chemin nous y mène, non par pur plaisir d'esprit, mais afin que notre connaissance de la nature humaine puisse éclairer la pathologie mentale. Maintenir en éveil cette dimension anthropologique, cette interrogation de l'homme sur son être et le sens de cet être, nous est essentielle, car, ainsi que le dira justement Henri Ey, lui aussi philosophe et psychiatre, la folie touche l'homme dans son humanité[1].

Quelle raison justifierait d'exclure de notre champ le questionnement philosophique pour ne confier qu'aux sciences du système nerveux les sources de compréhension de la psychologie et de la psychiatrie ? À se priver de la réflexion philosophique, la psychiatrie se détacherait d'une partie d'elle même et cette part détachée risquerait, comme un membre fantôme de lui rappeler dans la douleur, sa nécessité d'instrument vivant, son caractère d'outil indispensable à sa compréhension.

Philosophie et Psychiatrie ont une même terre natale, de mêmes antécédents naturels[2]. Cette proximité ancienne s'est affirmée depuis

1 Henri Ey *Introduction à la psychiatrie-Histoire de la psychiatrie Encyclopédie médico-chirurgicale* 1955.

2 Jackie Pigeaud : *Mélancholia* Ed Payot-Rivages 2008 et *La maladie de l'Âme* Ed Les Belles Lettres 2006 L'auteur dans ses ouvrages examine le lien initial de la philosophie, de la médecine et de la psychiatrie dans l'antiquité grecque et latine. Ce musée vivant de l'histoire des idées peut passionner les esprits, non seulement celui

l'époque des Lumières et proche de nous, Kant a consacré deux de ses ouvrages (l'*Essai sur les Maladies de la Tête* et l'*Anthropologie du point de vue Pragmatique*) à l'étude des troubles mentaux[3]. « Qu'est-ce que l'homme ? » à cette question que Kant aborde dans son cours de Logique de 1790, Minkowski nous invite à réfléchir. Sachant qu'à propos de la nature de l'homme, si la philosophie seule ne peut tout nous dire, elle peut cependant nous apporter sa lumière. « Qu'est-ce que l'homme ? », la philosophie ou plus humblement les questions philosophiques auxquelles le psychiatre réfléchit dans son métier, se rassemblent sous cette vaste interrogation. Alors, ce qu'il peut apprendre de la nature humaine doit-il l'aider à rencontrer et comprendre mieux les personnes qui s'adressent à lui.

Le caractère concret de cette réflexion n'a pas échappé à Minkowski : « Le philosophe se situe tout près de la vie, il reste attentif et sensible à ce qu'elle est appelée à lui enseigner »[4], écrit-il. La vie qu'il évoque, cette vie qui réclame toute notre attention est un champ immense, théorique et pratique

Que la psychopathologie et la philosophie soient solidaires ne conduit pas pour autant Minkowski à dissocier l'esprit de la matière cérébrale, car précise-t-il : « Je crois seulement que le psychique trouve son fondement non seulement dans la relation organopsychique, mais encore dans les primitives et fondamentales relations interhumaines »[5]. Voici remis à sa juste place un psychisme réduit dans ses causes au fonctionnement neuronal et dans ses conséquences à des *comportements* normaux ou troublés. Si, par une ironie facile, une psychiatrie *sans cerveau* pouvait être qualifiée de *décérébrée* (ou plus aimablement dit *écervelée)* alors, une psychiatrie sans psychisme ne serait-elle pas *dépersonnalisée* ?

Réduite à l'esprit et à ses troubles, la psychiatrie se résorberait dans la psychologie, mais restreinte au fonctionnement cérébral et à

---

des psychiatres en formation que nous ne cessons d'être.

3 Kant *L'Essai sur les maladies de la tête* Ed G.F 1993 *et L'Anthropologie du point de vue pragmatique"* Ed G.F 2012.

4 Eugène Minkowski *Traité de Psychopathologie* Ed Institut Synthélabo collection "Les empêcheurs de penser en rond" 1999 p 27.

5 Id p 29.

ses perturbations, elle deviendrait une branche de la neurologie, une neurologie des comportements. La psychiatrie doit plutôt (entre ces possibles *Charybde et Scylla* !) accueillir ces affluences, permettre leur dialogue et persister dans ce qu'elle doit être, à la fois une discipline médicale et une médecine *pas comme les autres*.

Pour Minkoski, la relation interhumaine est essentielle et l'accent souvent émouvant avec lequel il l'évoque nous rapproche de celui de Bachelard pour lequel « l'amour du prochain est notre destin intime ». *Primitives et fondamentales* : ce qualificatif des relations interhumaines touche la psychanalyse et les nécessaires nourritures affectives ; car la mère, le père et le monde des liens constituent dans l'affectivité l'être humain. Elles le font grandir, l'élèvent et le personnalisent par l'amour. Primitif et fondamental, car le semblable, le prochain, au creux même de la solitude demeure en nous.

Cette solidarité interhumaine qui caractérise la morale d'Eugène Minkowski nous replonge en terre kantienne, elle évoque les voix proches de Paul Ricœur et de Emmanuel Lévinas ainsi que les accents du « Je et Tu » de Martin Buber[6]. « L'efficacité spirituelle de deux consciences dans la conscience de leur rencontre échappe à la causalité visqueuse et continue des choses » commente le bienfaisant Bachelard dans la préface de cet ouvrage en évoquant « l'ontologisme réciproque qui transcende le substantialisme du moi » et cette réciprocité ne menace ni l'intimité ni la nécessaire solitude.

En Allemagne, l'attention philosophique portée à la personne est très vive : ainsi, dans la pensée de Max Scheler et d'Édith Stein dont le personnalisme ajoute à sa sensibilité aux valeurs de la philosophie de Scheler, une mystique religieuse puisée à Thérèse d'Avila, Thomas d'Aquin et saint Jean de la Croix.

Le lien interhumain avait pour l'auteur du *Traité de Psychopathologie* une résonance particulière. Ainsi dans ses souvenirs *Du temps de l'Étoile jaune* évoque-t-il la Première Guerre mondiale :

---

6 Martin Buber"*Je-Tu*" (traduction) Ed. Aubier 1992.

> Le temps était gris, humide ; une pluie fine tombait, le sol était glissant. Au moment d'enjamber un trou plus large et plus profond que les autres, j'hésitai, je trébuchai et faillis tomber. Tout à coup, du fond du boyau, une main large et vigoureuse, couverte de boue ; au début, je ne vis que la main, puis je découvris derrière, un poilu… Je n'ai plus son visage devant les yeux, mais la main, la main tendue, je la vois toujours… Un pacte fut scellé[7].

Eugène Minkowski avait trouvé en France sinon une terre d'accueil, du moins quelques bonnes âmes. Durant la Première Guerre, il s'était porté volontaire comme médecin, sans plat patriotisme ni exaltation militaire, mû simplement par le souci de la souffrance d'hommes plongés dans un monde qui agonise. À la manière du brancardier Maurice Ravel, dont le *Tombeau de Couperin* comprenant six pièces pour piano, chacune dédiée à un ami mort au front sera achevé en 1917. « La vie, la chose la plus fragile entre nous, le ciel ou l'enfer » écrit Pascal. Ce *nous*, cette *vie* étaient dans un enfer à désespérer du ciel.

Erich Maria Remarque évoque ainsi cette incapacité de se souvenir et le devenir de la sensibilité : « Ce silence est la raison pour laquelle les images du passé éveillent moins en nous des désirs que de la tristesse, une mélancolie immense et éperdue. Ces choses-là ont été, mais ne reviendront plus. Elles sont passées, elles font partie d'un autre monde pour nous révolu » et décrit l'écrasement de l'être humain : « Les soldats ne sont plus que des hommes insensibles qui par un stratagème, un ensorcellement dangereux sont encore capables de courir et de tuer »[8].

Jean Bernier témoigne de l'abattement des soldats :

> Ils repartirent le soir même vers l'arrière, car le régiment comptait assez de morts et de blessés pour être considéré officiellement comme hors de combat. Retour atroce ! Ils titubaient, glissaient, tombaient et dans les rangs égrenés sur des centaines et des centaines de mètres, rien que les gémissements des *jeunes* ou les jurements des *anciens* plus durs à la fatigue. Il y

7 Eugène Minkowski *Du temps de l'étoile jaune* Paris 1945.

8 Erich Maria Remarque *À l'Ouest, rien de nouveau* Ed Stock 1929 réédit° Poche 1973.

> en avait qui tombaient comme des bêtes et ne pouvaient se relever malgré les encouragements ; on leur eût appuyé sur la tempe le canon d'un revolver qu'ils n'eussent pas bronché[9].

Et Bardamu, le héros du *Voyage au bout de la Nuit* constate qu'*on est puceau de l'horreur comme on l'est de la volupté*[10], car ni l'horreur ni la volupté ne s'apprennent, à chaque fois c'est la première fois.

Dans son roman *Clavel soldat*, Léon Werth témoigne et note :

> S'il existait un patriote qui fût capable d'observer, je crois qu'il souffrirait autant de la guerre qu'en peut souffrir le plus sentimental des anarchistes. Il verrait que les hommes s'y vident d'eux-mêmes, de leurs souvenirs et qu'ainsi dépouillés, ils font tout bêtement la guerre en forçats, en forçats résignés qui jouent aux cartes quand ils en ont le loisir, en condamnés à mort qui joueraient, non pas avec leurs gardiens mais entre eux[11].

Cette guerre devait tuer un million quatre cent mille Français et deux millions d'Allemands et en blesser plus de quatre millions de part et d'autre, souvent mutilés au-delà de toute imagination.

Comme si la proximité de la mort hâtait sa réflexion, en 1914, le jeune médecin déjà, encore et toujours philosophe écrit *Les Éléments essentiels du temps-qualité*, puis en 1915, il travaille à la *Phénoménologie de la Mort*. Et pourtant, comment dans un tel chaos penser et ne pas penser, penser simplement à ce que signifient la vie, la mort, la liberté, l'humanité et penser l'imbécillité cynique et déterminée des fabricants de guerre, car ces notions doivent être là, violentes et crues à la conscience. Il n'est pas certain que dans ces calculs de mètres gagnés au mépris des vies, dans cette industrialisation de la guerre, Minkowski n'ait identifié le *Rationalisme morbide*.

Et rien n'est moins morbide que la liberté, rien de moins figé que cet élan vers la vie, de l'être humain vers l'être humain. Cet élan

---

9 Jean Bernier *La percée* Ed Agone 2013.

10 Louis Ferdinand Céline *Voyage au bout de la nuit* Ed Gallimard 1952 réédit. poche 1972.

11 Léon Werth *Clavel Soldat* Ed Viviane Hamy 1999 p 177.

vital, ce cœur de la philosophie bergsonienne se mue chez Minkowski en élan personnel. Car la pensée de Bergson lui est proche : « Bergson m'a montré par ses œuvres comment il fallait élaborer les phénomènes essentiels de notre vie » écrit-il.

L'homme ne peut se réduire à la matière vivante, à la mécanique subtile et harmonieuse des cellules et des organes. La liberté lui est nécessaire, non pas à la manière des nécessités biologiques, végétatives de la respiration ou de la nutrition, ces vitalités organiques, mais comme ce qui lui rend possible la vie de l'esprit. L'absence de liberté contraint l'être humain au silence, à la répétition, à l'immobilité temporelle, à la mort de l'esprit et il n'est pas étonnant que E. Minkowski dans un écrit de 1926 rattache la perte de la réalité dans la schizophrénie à la *pulsion de mort*. Sans doute durant la guerre (l'essai *Au-delà du principe du plaisir* date de 1919), l'idée s'était-elle imposée à l'esprit de Freud d'une pulsion détachée du plaisir et de la sexualité, d'une tendance à la répétition, à la désorganisation, à l'inertie opposée au mouvement de la vie. Ce concept obscur n'était pas né de rien, car la clinique des névroses de guerre démontrait à l'évidence dans ses cauchemars et ses obsessions, la répétition immuable des scènes d'horreur qu'en vertu du principe du plaisir le psychisme aurait dû s'efforcer d'oublier.

Tant par l'esprit que la méthode, Minkowski est proche de Bergson : par l'esprit, car l'être humain est la totalité d'une existence, par la méthode, car le psychiatre-philosophe est sensible aux *données immédiates de la conscience*. Comme Bergson, Minkowski recourt à l'intuition, il se laisse guider par les qualités de l'expérience qu'il décrit aussi précisément que possible en étant très attentif au sens que ces contenus de conscience revêtent pour le sujet.

Lorsque Bergson envisage nos états de conscience, il les caractérise avant tout comme qualités. Que ce soit dans l'*Essai sur les données immédiates de la conscience* ou *Matière et Mémoire* par exemple où il écrit : « Considérés en eux-mêmes, les états de conscience n'ont aucun rapport avec la quantité ; ils sont qualité pure ; ils se mêlent de telle manière qu'on ne saurait dire s'ils sont un ou plusieurs ni même les examiner à ce point de vue sans les dénaturer aussitôt ». Ainsi, nous vivons essentiellement nos états de conscience comme des qualités.

À la psychophysique de Weber et Fechner qui tentait d'établir un lien numérique entre la sensation et l'excitation qui la provoque (l'intensité de la sensation variant en fonction du logarithme de l'intensité de l'excitation : loi de Weber et Fechner) et semblait tout à coup clarifier les liens de l'esprit et de la matière neuronale, Bergson montrait l'impasse d'une mise en corrélation du domaine subjectif de la sensation, domaine de la qualité et du registre quantitatif des intensités qui la provoquent. Sans doute les enregistrements de nos organes des sens travaillent-ils sur le registre des intensités et de leurs variations, sous une forme quantifiante, mais le but de ce fonctionnement est la création de sensations, c'est-à-dire d'états de conscience caractérisés par leur(s) qualité(s). Ainsi, de l'audition. À l'origine, ce sens à distance servait la défense et permettait à l'organisme vivant de prévenir la survenue des dangers. Puis dans l'évolution, l'audition s'est inscrite dans la communication langagière qu'elle a permise. Elle est devenue enfin l'instrument de notre émotion musicale. Quel chemin parcouru depuis le simple enregistrement d'une intensité de bruit et de ses variations ! Maurice Pradines que Paul Ricœur qualifiait de bon philosophe et de grand psychologue a mieux que quiconque étudié cette philosophie des sensations.

Et au-delà du monde des sensations et des perceptions, tout le domaine des émotions (l'appréhension, la crainte, la peur, l'effroi, l'épouvante) ; toute la gamme des sentiments relève du registre de la qualité. Concernant ces qualités et leurs nuances, mentionnons toutes celles que le langage exprime et qui reflètent nos états d'esprit. Plus radicalement encore, la qualité détermine la nature de nos phénomènes de conscience, car, percevoir, imaginer, se souvenir, constituent des actes bien distincts dont la confusion appartient à la pathologie mentale. Ainsi, nos états de conscience sont des qualités et la qualité s'affirme comme la donnée immédiate que le clinicien doit percevoir, ressentir.

Cet acte de ressentir que Minkowski désigne du terme d'*intropathie* ne peut se réduire à une vague communication des âmes toujours suspecte de parasitage projectif, mais constitue une attention au concrètement exprimé, au concrètement vécu.

Ainsi, lors d'états dépressifs, les vécus de regrets ou de remords exprimés sont-ils essentiellement différents ou sont-ils semblables, l'un et l'autre ne sont-ils que des variations intensives de l'un et l'autre, sachant selon l'expression consacrée que les différences d'intensité conduisent parfois à des différences de nature ? Le remords n'est pas un regret amplifié ni le regret un remords atténué. Le remords bien plus que le regret caractérise la conscience dans cette affection psychiatrique grave qu'est la dépression mélancolique. Le regret peut évoquer Verlaine: « Qu'il était bleu le ciel et grand l'espoir ». Nous pouvons regretter ce qui nous a fait du bien, notre jeunesse bénie, innocente ou tumultueuse ou ce qui nous a fait du mal : cet amour manqué comme dans cette nouvelle que Maupassant intitule *Regret*. Nous pouvons regretter la faute que nous avons commise, mais dans le regret, elle n'est pas fatale, elle conserve la possibilité du repentir. Le remords, par contre, celui qui caractérise la dépression mélancolique pèse de tout le poids de sa douleur, il leste la conscience, la paralyse, la prive de l'idée même d'un possible retour, d'un possible renouveau, il la fixe dans la perspective de la mort et du suicide. Le remords lors d'une dépression est pour le psychiatre un vrai signe d'alarme : nous voyons que l'attention à la qualité des états de conscience ne saurait être pour lui une coquetterie de l'esprit.

Que nous le voulions ou non, la qualité s'adresse à nous, concrète, objective, sans que soient présentes à notre conscience les opérations quantitatives qui y auront présidé.

À cela peut-on objecter qu'il est possible de coter l'intensité des douleurs et ainsi réhabiliter le *quantitatif* ? Mais, juger d'une intensité et chiffrer une quantité ne sont pas, sinon en apparence, des opérations semblables. Évaluer une intensité en s'appuyant sur les *qualités* de l'expérience, voilà qui peut être fiable et qui est précisément mis en œuvre dans l'exploration de la douleur.[12]

Les classifications et les échelles dans l'air du temps d'une psychiatrie à l'ambition moderne semblent oublieuses de ce que Minkowski appelait le *fond mental*, la personnalité. La modernité ne contient pas en soi le progrès et une psychiatrie des *mesures* et du quantitatif, peu soucieuse de l'analyse qualitative fine des états de conscience serait une pure absurdité.

Prétendre mesurer précisément un objet dont la nature elle-même est imprécise conduirait à opérer à la manière du zoologiste que raille Musil et qui « rassemblerait sous la rubrique des quadrupèdes : les chiens, les tables, les chaises et les équations du quatrième degré » (*Expérience et Esprit*).

La philosophie de Bergson accorde à l'*intuition* une place fondamentale et Minkowski sous la forme de l'intropathie nous montre combien il y est sensible. Bergson oppose l'intelligence, instrument de l'action à l'intuition, outil de la connaissance. Pour Bergson, l'intelligence vise la matière, elle la façonne, l'utilise, l'étudie, elle explore les raisons qui l'animent. Instrument de la science, son but est l'adaptation à la réalité. L'intuition par contre s'attache à la connaissance pure, *connaissance directe de l'esprit par l'esprit* ainsi que la désigne Bergson, elle est l'instrument de la philosophie.

L'intuition nous ouvrirait-elle à la clarté et l'intelligence à la précision ? Quoi qu'il en soit de sa clarté, l'intuition nous paraît une forme de révélation mystérieuse : comment est-il possible, pour

12 L'échelle F.I.A.C.C d'évaluation comportementale de la douleur par le soignant apprécie l'expression du visage (grimace, froncement de sourcils, crispation), l'état de détente corporelle, les mouvements des jambes (détendues et immobiles, agitées...), les pleurs, les cris. L'échelle D.N.4 qui estime la probabilité d'une douleur neuropathique en recherche le type (brûlure, froid douloureux, décharge électrique), la localisation, le mode de déclenchement, etc.) Les données explorées lors de ces examens sont d'abord et avant tout du registre de la qualité. Cf le livre de Alain Serrie *Vaincre la douleur* Michel Lafon 2007. L'auteur souligne qu'après avoir pris (enfin) conscience de la douleur des jeunes enfants devant subir un acte chirurgical ou médical, un grand progrès restait encore à faire dans l'évaluation de la douleur chez certains patients psychiatriques (autistes notamment) et chez les personnes âgées.

reprendre les termes de Bergson, d'éprouver cette *sympathie par laquelle nous nous transportons à l'intérieur d'un objet, pour coïncider avec ce qu'il a d'unique et par conséquent d'inexprimable* ? Et pourtant, la notion nous *parle*, car elle est proche de cette intentionnalité concrète qui nous guide vers l'objet, elle est proche aussi de la sympathie comme de la révélation. *Extatique* ainsi que la décrit V. Jankélévitch, notre raison la conçoit, bien qu'elle la contrarie de sa part de mystère.

Et pourtant l'intuition et l'intelligence se complètent. Nous allons à la rencontre des choses autant qu'elles viennent à nous. Pour peu que nous ayons l'esprit disponible et disposé à cette rencontre, alors nous pourrons faire connaissance. Et ce moment passé, sorte d'éveil, nous pourrons connaître avec notre intelligence la chose rencontrée, la connaître selon sa nature. La pomme tombant de l'arbre éveille chez Newton la recherche d'une cause et l'intuition éveille l'intelligence qui découvre la loi de la gravitation universelle. Innombrables sont les découvertes jaillies de la rencontre d'un fait insignifiant en apparence et de l'attention éclairée d'un esprit. Cet éveil, cette capacité de surprise aura souvent été plus fécond que le travail opiniâtre des équations et des cornues. D'ailleurs, si nous remontons d'induction en induction à l'origine des connaissances, nous découvrons ainsi que Bertrand Russell l'a montré avec finesse, combien la source en est de nature intuitive.

Dans notre existence, les *essences*, les idées que notre intuition vise, le Beau, le Bon, le Bien, le Vrai, le Juste, ne sont pas destinées à devenir d'irréelles potiches, des choses vaines et mortes traînant sur les étagères du musée des idées auxquelles nous ferions dire ce que nous voudrions entendre. Les idées sont plutôt des magiciennes, elles sortent comme l'esprit d'Aladin de sa lampe. L'idée somnolait et tout à coup elle s'éveille, surgit, s'incarne, s'embrase, se réalise. Il ne faut pas qu'elle retourne à sa lampe, il faut qu'elle fasse des petits, de la lumière !

Et la lumière vint pour Minkowski d'une autre source, car l'Europe était philosophique bien avant d'être politique. La pensée de l'Allemand Edmund Husserl et la philosophie du Français Henri

Bergson ont des liens familiers. Les *Données immédiates de la conscience*, la place de l'intuition et le problème de la durée chez Bergson et le *retour aux choses mêmes*, la méthode phénoménologique et la question de la conscience intime du temps chez Husserl entretiennent, au-delà d'une convergence thématique, des anastomoses vivantes.

Soucieux d'une philosophie au plus près de la vie, il n'est pas surprenant que Minkowski ait été attiré par la pensée husserlienne et son projet de science de la conscience, de phénoménologie « als streng wissenchaft », de phénoménologie *comme science rigoureuse*.

Concernant les analyses de la conscience malade, les observations de Minkowski nous saisissent, car elles expriment dans un même mouvement la qualification des manifestations pathologiques et le vécu qui s'y rattache. L'analyse phénoménologique conçue par Minkowski n'est pas la pure description d'une structure ou d'un fonctionnement comme il est possible de décrire la structure chimique d'une matière, le fonctionnement d'un organe ou d'un tissu dans les sciences expérimentales. Cette forme d'élucidation purement objective, ce cisèlement d'une belle chose n'aurait eu pour Minkowski psychiatre que peu d'intérêt si l'observation ne s'était muée en rencontre, le diagnostic en psychothérapie. Car il existe une psychothérapie phénoménologique, existentielle. Elle invite le patient à redécouvrir ses affects, le sens de son existence et de son histoire, ainsi que Ludwig Binswanger en a décrit l'exemple[13].

Sensible à la méthode du retour aux choses mêmes, Minkowski élabore le projet de sa psychopathologie et concernant la définition

13 Ludwig Binswanger (1881-1966) autre psychiatre-philosophe dont le père Otto soigna Nietsche de sa paralysie générale. Il travailla à la clinique du Burghölzli comme assistant de Bleuler. Passionné de psychanalyse, il fut attiré par la phénoménologie de Husserl et de Heidegger et tenta un alliage des idées de l'une et l'autre dans une perspective de compréhension et de psychothérapie du malade mental. Parmi ses ouvrages, citons : "*Introduction à l'analyse existentielle*". "*Formes fondamentales et connaissance de l'existence humaine*". "*Le cas Suzan Urban*". "*Le cas Helen West*". Ses divergences d'idées avec Freud n'entamèrent jamais leur amitié, prouvant comme le disait ce dernier que "la théorie ça n'empêche pas d'exister".

de son objet, il souligne la valeur et la nécessité d'une *psychopathologie du pathologique* plus pertinente qu'une artificielle *pathologie du psychologique*.

Ce n'est pas là une simple nuance, mais une différence essentielle. Il en va de la définition de la normalité et de ce qu'est l'homme et le caractérise . En effet, décrire une pathologie du psychologique exigerait au préalable la construction d'une *norme abstraite et à peine vivante*, procédant d'*opérations de l'esprit bien plus que de la réalité vivante*. Dans cette perspective, l'homme *normal* serait une sorte d'assemblage de facultés que lierait entre elles et couronnerait quelque subjectivité, quelque affectivité, quelque âme en peine dans les normes des passions et des amours. Une psychologie liée à l'air du temps et ses exigences sociales, économiques, la psychologie d'un homme artificiel, d'un homme synthétique. La psychologie du pathologique est une notion beaucoup plus pertinente, beaucoup plus concrète, beaucoup plus utile à la compréhension du patient. De plus et plus que tout, la pathologie, par ce qu'elle bouleverse, nous montre comme en négatif ce qui est indispensable à notre existence.

Deux autres voies rattachent encore Minkowski à Husserl. La première est la conscience du temps, car le temps aura constitué pour l'un et l'autre un thème d'étude essentiel. Il est vrai que qui veut étudier la conscience rencontre très vite le temps. L'autre voie est morale et le même souffle animera Minkowski, militant infatigable de l'aide à la population juive et Husserl déclarant dans *La Crise de l'humanité européenne et la philosophie* qu'il n'y a pas par essence de *zoologie des peuples*.

À l'instar de Husserl, Minkowski avait une absence totale de considération pour une notion telle que l'inégalité des races. Dans un même regard, Karl Kraus au début du siècle devait écrire dans son journal *Die Fackel* (le flambeau) qu'il était incapable de déterminer sa propre appartenance raciale, mais qu'il était certain par contre de ne pas être de la race de ceux qui, conquis à une telle idée, se persuadaient de leur supériorité. Comment comprendre l'homme, son être, sa conscience, sa culture en s'appuyant sur des notions pseudo-biologiques. Comment, en mesurant dans toutes leurs dimensions les crânes penser accéder à l'idée de ce que Pascal et Montaigne nommaient l'homme universel ?

Suggéré par la notion bergsonienne d'élan vital, le contact vital avec la réalité dont E. Minkowski décrira le trouble en psychopathologie n'est pas la simple intensité d'une *adhésion* à la vie ou d'une sorte de lumière dont la maladie baisserait la force. Le contact vital, l'élan personnel est ce mouvement qui nous fait percevoir et imaginer, réfléchir et agir, créer et aimer. Il est toutes ces intentionnalités liées dans le flux temporel, ces actes de conscience, cette durée habitée qui nous fait vivre avec les hommes et avec les choses. Ce contact vital dont Minkowski avait bien perçu l'altération dans la schizophrénie est un sentiment d'harmonie avec la vie. Harmonie, car la vie ne peut être neutre, elle ne peut être inaffective, extérieure à nous-mêmes et cette harmonie, terme quasi musical, ne peut signifier une adaptation au monde, béate, bienheureuse au risque d'être quelconque.

L'harmonie telle que l'évoque E. Minkowski explique qu'il ait choisi l'affectivité et l'expression comme les deux points d'appui de sa psychopathologie : ne sont-elles pas en effet les ressorts essentiels de l'existence humaine ? Je ne puis transmettre à autrui ce que je pense, ce que je vis, ce que j'éprouve sans recourir à l'expression, par le corps ou les mots. Ainsi, il ne semble guère de phénoménologie possible sans une philosophie du langage. La communication des consciences[14] qui définit notre vie de relation touche autant la philosophie que la psychologie, la psychiatrie que les neurosciences. Mais revenons à l'histoire et à l'intuition. L'intuition ne peut être impatiente et complaisante à soi-même et telle que l'enseigne Bergson, elle ne s'acquiert que dans la plénitude et la ténacité de l'effort.

La ténacité n'était pas la moindre qualité de Minkowski. Né en 1885 à Saint Saint-Pétersbourg où il vécut jusqu'à l'âge de sept ans, E. Minkowski, jeune adulte, étudiera à Varsovie. En 1905, les Russes en fermeront l'université à la suite de mouvements de révolte

14 Thème de la Cinquième recherche de Husserl.

auxquels les étudiants auront participé. Ils protestaient contre l'utilisation du russe, la langue de l'occupant, à l'université. Minkowski poursuivra ses études à Munich, il y soutiendra sa thèse de médecine en 1909. Cependant, pour exercer la médecine en Russie, le diplôme russe étant requis, Minkowski étudiera à Kazan afin d'y obtenir une équivalence. En 1914, étudiant en philosophie à Munich, il est sur le point d'être arrêté en tant que sujet russe ! Il se réfugie alors en Suisse et rejoint Frania Brokman devenue Françoise Minkowska, son épouse, sa compagne de cœur et d'esprit. Celle-ci, psychiatre a déjà travaillé chez Bleuler à la clinique du Burgholzi de Zurich.

Après-guerre, le médecin militaire volontaire du troisième bataillon du 151e régiment d'infanterie, le médecin militaire qui fut deux ans en première ligne et participa aux batailles de la Somme et de Verdun, reprend ses études de médecine à Paris. Il soutient sa thèse sur la schizophrénie et obtient le doctorat en 1926. Il pratiquera alors la psychiatrie dans des maisons de santé privées, à l'Institut d'Enfants Inadaptés de Brunoy et deviendra consultant de divers hôpitaux dont Sainte-Anne.[15]

Psychiatrie et philosophie : aucun de ces mondes chez Minkowski ne domine l'autre, ils sont en lui plutôt dans un mouvement de genèse réciproque, de fécondation croisée. Tout comme son œuvre psychiatrique n'est pas le simple prolongement du travail de Bleuler, sa philosophie n'est l'écho de la phénoménologie ou du spiritualisme de Bergson. Car l'œuvre est originale et derrière un style, simple d'apparence, car fuyant la solennité des mots qui en imposent et masquent le flou des choses ; une pensée foisonne. Ses écrits ont comme l'empreinte de la conscience intime du temps, car le texte n'est jamais fixé, définitif, il semble encore en action, comme se faisant dans l'épaisseur vivante du présent, de l'à peine passé et du déjà à venir.

---

15 David Frank Allen dans la postface du *"Traité de psychopathologie"* Collection les Empêcheurs de penser en rond 1999 écrit à propos de la vie de Eugeniusz Minkowski un très beau texte .

La Schizophrénie (1927)[16] est le premier ouvrage de Minkowski, écrit à la suite de sa thèse *La notion de perte de contact vital avec la réalité et ses applications en psychopathologie* (1926). *La schizophrénie* offre une perspective nouvelle de la compréhension de cette maladie que décrivait Kraepelin qui, utilisant le terme de *démence précoce* en marquait l'évolution péjorative. Les notions de discordance (Chaslin), d'ataxie intra-psychique (Stransky), de dysharmonie intra-psychique (Urstein), de perte de l'unité intérieure (Kraepelin), de dissociation (Claude et Lévy-Valensi) avaient été employées et décrivaient, comme la *schizophrénie* de Bleuler, une atteinte portant non pas sur des fonctions élémentaires, mais plutôt sur leur harmonieuse association. Le psychisme y devenant, selon l'expression de Kraepelin, comme un *orchestre sans chef*, ce qui implique bien la nécessité d'un chef assurant l'unité de l'être.

Ici, particulièrement, la maladie mentale ne peut être réduite à une somme de symptômes, elle est une forme d'existence et au-delà des symptômes, c'est à cette existence que le psychiatre doit s'attacher dans la rencontre diagnostique et thérapeutique.

Dans la perte de contact vital avec la réalité, de la perte de contact avec la base de cette réalité tant intérieure qu'extérieure, Minkowski reconnaîtra l'élément essentiel de cette pathologie. « Le contact vital avec la réalité vise bien d'avantage le fond même, l'essence de la personnalité vivante dans ses rapports avec l'ambiance. Et cette ambiance est le flot mouvant qui nous enveloppe de toute part et qui constitue le milieu sans lequel nous ne saurions vivre » écrit Minkowski, montrant combien ce contact vital est le fond de notre existence, sa création, l'appui et la source de son surgissement.

Vers une Cosmologie. Fragments philosophiques[17] (1933) constitue le deuxième élément de ce que E. Minkowski nomme son trépied. Terme humble et éloquent, car le modeste instrument exprime l'esprit qui avance pas à pas et garde les pieds sur terre ! Dans ces *tableaux* (ainsi Minkowski désigne-t-il les chapitres de son livre) se

16 Eugène Minkowski *La schizophrénie* Ed Payot 1927.

17 Eugène Minkowski *Vers une Cosmologie* Ed Payot 1999.

dessine le chemin d'une philosophie anthropologique, le projet d'une vision de l'homme que la maladie psychiatrique bride et révèle.

Dans cette voie, la phénoménologie nous guide. Comme l'ont montré Husserl et avant lui saint Thomas, la vie psychique est par essence intentionnelle : la conscience est toujours conscience de quelque chose. L'intelligence reçoit l'objet qui lui est à la fois immanent, interne tout en conservant dans l'extériorité sa forme d'objet opposé au sujet : *forma alterius ut alterius* (la forme de l'autre comme autre)[18] dit saint Thomas. Toute autre est la transitivité c'est-à-dire le mouvement d'un corps sur un autre corps. Si le mouvement d'un corps physique sur un autre est une action transitive , par contre, la conscience que j'ai de ce mouvement est intentionnelle. Cette intentionnalité marque pour Thomas d'Aquin la frontière du psychique et du physique. Ainsi, les phénomènes neurochimiques et électriques des neurones du lobe occipital sont de nature transitive, mais la conscience de l'objet qui s'offre à mon regard dans la vision est intentionnelle. Cette intentionnalité est la marque de l'esprit, celui qui naît déjà dans la plus humble perception.

La *Cosmologie* de Minkowski tout comme ses autres ouvrages s'inscrit dans la philosophie de l'esprit de Louis Lavelle, René Le Senne, Henri Bergson, Gabriel Marcel, Maurice Nédoncelle et de Maurice Pradines. D'ailleurs, les passages de la *Cosmologie* que Minkowski consacre à l'évolution des perceptions vers leur spiritualisation évoquent ce thème crucial de l'œuvre de Pradines tel qu'il apparaît dans *Le Beau Voyage*, la *Philosophie de la sensation* ou le *Traité de Psychologie Générale*[19]. Ironie du mot et de l'histoire, ce terme de "Philosophie de l'esprit" désigne de nos jours une autre réalité. Il s'agit pour cette philosophie du futur, de mettre à jour les soubassements neuro-cognitifs de nos opérations mentales et d'expliquer ainsi totalement, seule et sans autre recours qu'elle-

18 *La notion d'intentionnalité chez Thomas d'Aquin* Jean Luc Solère-Revue Philosophique Automne 1989 Les Editions de minuit p 14 à 36.

19 Maurice Pradines *Philosophie de le Sensation* Tome 1 Les sens du besoin Paris Belles Lettres 1932 Tome 2 Les sens de la défense Paris Belles Lettres 1934. *Traité de Psychologie Générale* P.U.F réédition 1986. *Le beau voyage* Paris Le Cerf 1982.

même, les vieilles lunes métaphysiques par le fonctionnement cérébral. Tenter de connaître la matière, le corps humain et le fonctionnement cérébral, qui pourrait ne pas souscrire à cette nécessité, car il en va de la compréhension et du traitement de la pathologie neurologique et psychiatrique. Par contre, résorber le psychisme en assimilant le mental au neuronal, le transitif à l'intentionnel semble une autre histoire.

Esprit es-tu là ? Sans doute l'esprit est là dans ces *débris laissés pour compte* (autre terme dont use Minkowski pour désigner les fragments de sa *Cosmologie*) lorsqu'ils expriment, dans le champ psychiatrique qui est le sien, sa plus grande méfiance d'une biologie qui prétendrait tout expliquer.

> Tout différent est le phénomène de la prise de conscience de ce qu'il y a d'humain en nous et par-delà dans l'univers… C'est qu'avec lui pénètre une catégorie nouvelle dans notre vie, celle de l'humain qui, irréductible, ne se souciant ni du besoin explicatif, ni des forces de la nature, ni des propriétés biologiques propres à l'homme, ni de genèse, ni de frontière entre les êtres, illumine de sa clarté l'univers.

… écrit E. Minkowski[20] évoquant ce en quoi diffèrent, mais aussi se complètent, le monde de la phénoménologie et le plan de la biologie, la vie vécue et le fonctionnement matériel de l'organisme. Ses propos trouvent sans doute leur sens dans le sombre contexte politique de l'époque et de l'utilisation stigmatisante de la biologie raciale. Ils n'en gardent pas moins dans notre présent toute leur valeur.

Le Temps Vécu (1936)[21], troisième élément du triptyque constitue une œuvre majeure sur un thème majeur. Il s'agit de temps vécu et non de sa structure formelle telle que Husserl l'aura décrite dans ses *Leçons sur la Phénoménologie de la conscience intime du temps*. L'étude de la structure formelle du temps est l'étude de ses composantes que sont l'impression (le pur présent), la rétention (le présent coulant dans le passé), la protention (le présent attaché au futur immédiat), le souvenir (l'évocation du passé) et de leurs

20 *Vers une cosmologie* op cité p 146.

21 E. Minkowski *Le temps vécu* réédition PUF collection Quadrige 2005.

relations. Par contre, le temps tel que le décrit Minkowski est celui de l'existence et de ses contenus vécus tels que la temporalité les imprègne. Nous ne vivons pas au sens strict et formel : une impression, une protention, une rétention, un souvenir, mais nous vivons des moments d'existence, car, après avoir été tendu dans son attente, nous voyons ce train, nous retenons cette impression visuelle et nous nous en ressouviendrons, comme se rappellera à nous le climat d'espoir ou la tristesse de la séparation et le parfum de l'aimée évanouie dans un rêve. Il n'est pas nécessaire de souligner la complémentarité de ces deux perspectives[22].

Le temps vécu décrit par Minkowski est le temps de l'élan personnel, celui de nos réalisations, de nos créations, de la vie de notre conscience, de notre vie tout court. Enfant, le temps à vivre nous semble infini, inépuisable et la vie s'écoule petit à petit puis tout s'emballe au fur et à mesure et se manifeste à nous par ce que Husserl nommait de manière imagée la "spirale du temps". Imaginons une baignoire remplie dont nous ouvrons la bonde. Au début, nous sommes petits et l'écoulement nous paraît ténu tant il reste d'eau, mais au fur et à mesure, le mouvement semble s'accélérer alors que l'écoulement, lui, est resté constant et qu'une heure de l'enfance et une heure de la maturité sont des quantités semblables.

Cette précipitation accroît encore la notion d'un temps fini, irrévocable et irrémédiable, clos par la mort, d'un temps qui confronte l'homme au problème de la morale et de la liberté. « Que faire de tout ce temps que sera ma vie ? » dit la chanson qui ne croit pas si bien dire.

---

22 Husserl dans les leçons de 1908 consacrées au temps, décrit la rétention comme "intentionnalité spécifique". La clinique neurologique des troubles de mémoire fournira un argument en faveur de cette notion en distinguant les amnésies antérogrades lors desquelles la rétention est défaillante, touchant le passé immédiat qui n'est pas retenu et des amnésies rétrogrades caractérisées par les troubles de l'évocation du passé ancien. Cette spécificité de la rétention phénoménologique trouve avec la découverte par Papez (1937) du circuit hippocampo-mamillo-thalamocortical (dit circuit de Papez) ; la spécificité des structures cérébrales qui la supportent.

Sans doute l'espace infini conjure-t-il notre temps limité, le temps de notre sablier, que les divertissements tels que les décrit Pascal nous permettent d'oublier, car cet espace, le lieu de nos actions est si plein d'objets qu'il nous semble immuable. Imaginons un espace se réduisant comme le temps ; sans doute alors, devant cette *peau de chagrin*, serions-nous paralysés par le mouvement, captés par notre mort fût-elle très lointaine.

La réflexion philosophique sur le temps anime la compréhension de la pathologie mentale et Minkowski consacre dans son livre une large part aux troubles du temps vécu dans les états dépressifs de la psychose maniaco-dépressive et dans la schizophrénie. Le temps vécu s'appuie et ce n'est pas sa moindre originalité sur la *masse de l'oublié* : la mémoire y rejoint la constitution de la personne.

Lorsque le philosophe Louis Lavelle, pour la collection *Logos* qu'il dirigeait aux PUF demanda à E. Minkowski d'écrire un traité de psychopathologie, sans doute avait-il à l'esprit *Le Temps Vécu*. Peut-être dit-il alors à Minkowski, non pas : « Pourriez-vous écrire ce Traité de Psychopathologie ? », mais peut-être et plus sûrement, d'un impératif plus amical que... catégorique : « C'est vous qui devez écrire ce traité de psychopathologie, vous êtes tout désigné pour le faire !». La qualité de l'œuvre donnera raison au choix de Louis Lavelle, car les thèmes qui l'animent ne cessent d'être actuels, qu'il s'agisse de l'affectivité et de l'expression, de la psychologie du pathologique, de la place des théories dans notre pratique (égratignant en passant l'éclectisme), du normal et du pathologique (avec les *réactions pathiques*, les souffrances inhérentes à l'existence), la confrontation de l'approche phénoménologique avec la conception mécaniciste de la psychiatrie.

Le style de Minkowski nous semble avoir parfois le ton de la conversation, mais la conversation n'est jamais ordinaire. Si l'intuition du poète peut nous charmer, la précision du clinicien nous tient en éveil et l'apparente simplicité des mots ne doit pas nous abuser quant à la subtilité de ce qu'ils désignent.

Sans doute est-il diverses manières, selon les aspects auxquels nous sommes sensibles, d'aborder la philosophie de E. Minkowski et nous ne prétendrons pas l'avoir étudiée en son entier. Nous n'avons pas souhaité écrire une synthèse à grands pas pour lecteur pressé, célébrer la commémoration d'une pensée que l'on ouvre et referme : cela aurait bien peu ressemblé à l'élan vital cher à notre auteur ! Une libre promenade sur les chemins qui se seront offert à nous sera notre unique propos.

Nous avons choisi d'étudier l'affectivité puis l'expression, éléments essentiels du *Traité de Psychopathologie*.

Vers une anthropologie nous proposera de rejoindre le constant souci de Minkowski de rencontrer le patient souffrant d'affection psychiatrique dans sa personne et son humanité et non le regarder comme un objet de science, un sujet d'étude. Dans ce domaine, rien n'est définitivement acquis et tout est perpétuellement à craindre.

Au chapitre des *Sources* nous rencontrerons la philosophie dont s'est nourri Minkowski . Nous aurons alors l'espoir et la volonté avoués que les écrits des auteurs que nous y retrouverons ne tombent pas dans l'oubli. Ainsi pourrons-nous suivre ce mouvement incessant, ce va-et-vient enrichissant de la philosophie vers la psychopathologie et retour.

Il n'y a pas par essence de zoologie des peuples est une citation que nous empruntons à la conférence de Husserl car elle semble bien illustrer l'humanisme de Minkowski face au problème de l'eugénisme. Nous y envisageons le sort de l'homme livré à une biologie au service de la race.

Enfin le dernier chapitre concernera le temps vécu auquel Minkowski consacra un magistral ouvrage.

Philosophe de la psychiatrie ? Minkowski l'est assurément, car les thèmes dont il traite constituent pour les jeunes et les moins jeunes psychiatres une source vive de suggestions. Sa philosophie serait-elle alors une pensée particulière, réservée aux spécialistes de la psychiatrie ? Ce serait un non-sens, car nul n'est propriétaire de la philosophie et les questions du temps, de l'affectivité, de la normalité pour ne citer qu'elles, nous ouvrent à l'univers d'une réflexion à tous offerte.

L'affectivité

1 - Visages de l'affectivité : sentiment, émotion, humeur

Les deux assises de la personnalité humaine envisagées dans la perspective psychopathologique par E.Minkowski sont l'affectivité et l'expression. Elles entretiennent l'une et l'autre des liens très forts.

L'affectivité n'est pas une *fonction corticale supérieure*, terme que Luria[23] utilisait pour désigner les aptitudes à faire, à reconnaître, à parler et dont les défaillances en termes de neurologie clinique se nomment : apraxies, agnosies, aphasies. Sous ses divers aspects de l'émotion, de l'humeur, du sentiment ; l'affectivité serait-elle ce *chef d'orchestre* dont parlait Kraepelin, celui qui assure l'unité, la cohérence et l'harmonie de l'être humain ? L'affectivité pénètre nos pensées et nos actes ; ainsi que l'écrivent J. Cambier et P. Verstichel[24] « Les émotions comme l'humeur et comme les sentiments révèlent la dimension affective qui à chaque instant qualifie la perception, motive l'action et s'attache au contenu de la prise de conscience ».

Nos sensations, nos perceptions, nos souvenirs, notre imagination, toute notre existence est enveloppée d'une tonalité affective. Nous ressentons de l'exaltation et de la joie, de la tristesse, de la monotonie, de l'ennui au gré des événements qui surviennent et de notre disposition d'esprit, la neutralité même de notre humeur, nous la ressentons. Les buts de notre vie quant à eux se définissent affectivement, qu'il s'agisse de plaisir ou d'amour sous toutes leurs formes. Si l'intelligence éclaire comme elle le peut notre activité, l'affection en est la force impulsive.

Dans les trois plans du psychisme tels que les décrit Pradines : qu'il s'agisse de l'automatisme, de la mémoire ou de la pensée , l'activité du vivant est guidée par le comportement affectif.

23 Alexandre Luria (1902-1977) neurologue et psychologue russe auteur du remarquable ouvrage *Les fonctions corticales supérieures de l'homme* Ed P.U.F 1978.

24 J.Cambier et P.Verstichel *Le cerveau réconcilié* Ed Elsevier Masson 1997.

L'affectivité élémentaire qui s'inscrit dans l'évolution sous les registres de la défense et du besoin et s'appuie sur les deux catégories de sens que sont les sens de la défense (contre les prédateurs) et les sens du besoin (alimentaire et sexuel) guide les comportements, suscite l'évolution. Cette affectivité est au fondement de nos perceptions, elle aspire leur raison d'être[25].

L'affectivité revêt, chez l'être humain, trois aspects : l'émotion, le sentiment et l'humeur. Envisageons-les tour à tour.

L'*émotion* est notre réaction psychique et corporelle face à un événement subit qu'il soit plaisant ou déplaisant. Que notre capacité d'anticipation ne puisse se mettre en œuvre ou qu'elle soit débordée et nous sommes tout à coup nez à nez avec l'imprévu. Le coup de tonnerre dans le ciel serein de notre flux de conscience peut être désagréable : le gorille au coin de la savane ou plus ordinairement l'homme agressif, cet homme dont Taine écrivait qu'il est un... gorille destructeur et lubrique. Ou alors, être agréable, ainsi l'ami d'une enfance lointaine tout à coup retrouvé. La joie, le chagrin, la peur, la colère sont nos émotions fondamentales. En alertant notre attention, l'émotion déclenche une conduite réflexe (la fuite par exemple) ou ordonne une action réfléchie. L'émotion met aussi en éveil la mémoire : ainsi nous souvenons-nous des événements joyeux, mais plus sûrement encore des moments de peur, d'effroi qui s'y impriment, indélébiles : les œuvres de Primo Lévi[26],de Jean Améry[27], ou de Robert Antelme[28] en sont empreintes. L'émotion enfin appelle le jugement d'existence « cela est » et d'attribution « cela m'est arrivé ».

William James a souligné le caractère périphérique, somatique de l'émotion : sommes-nous tristes parce que nous pleurons ou pleurons-nous parce que nous sommes tristes ? Sans doute ne sommes-nous pas tristes sans raison et le déclenchement des larmes nécessite un fait, un souvenir. La thèse de W. James rappelle avec raison le caractère psychosomatique de notre être, car notre corps

25 Maurice Pradines *Traité de Psychologie Générale Tome 1.*

26 Primo-Lévi *Si c'est un homme* Ed Poche 1988.

27 Jean Améry *Par-delà le crime et le châtiment* Ed Actes Sud 1995.

28 Robert Antelme *L'espèce humaine* Tel Gallimard 1999.

n'est pas seulement une machine complexe, mais le lieu d'expression de nos émotions. La théorie de Darwin, quant à elle, reconnaît dans l'émotion un mode de réaction archaïque hérité du "pré sapiens", nos expressions faciales seraient les héritières des expressions simiesques. Comme notre parent gorille, nous pouvons montrer les dents et froncer les sourcils ! Tourner le regard vers notre hérédité animale pourrait nous inviter à plus d'humilité : s'il n'est pas prouvé que nous ayons quelque partie de code génétique commune avec Dieu le père, il est par contre certain que nous partageons notre génome avec celui de notre cousin cochon dont l'insuline a permis de soigner nos patients diabétiques.

Ce corps mis à l'épreuve de l'émotion évoque ce corps sans lequel, selon le propos de Paul Valéry, l'esprit ne ferait que des théories et des calembours. L'émotion lorsqu'elle est déréglante nous livre à l'impuissance, nous envahit de vide. Il faudrait alors que ce temps s'arrête, que l'effroi et la stupeur se vident à leur tour. La joie hélas n'atteint pas ces intensités et pourtant, que nous voudrions la grandir, la prolonger ! La peur, la colère, le dégoût peuvent nous désorganiser et la tête alors ne sait plus où donner de la tête. Mais la belle émotion nous embrase, nous pacifie, nous accueille, nous recueille, amoureuse, artistique.

Parler de *sentiment* est une tâche vaste et délicate. Vaste, car elle concerne toute l'histoire de l'homme, des dieux et du monde. Délicate, car le sentiment n'est pas un concept et glisse à travers les mots. Nous savons, pour les avoir éprouvés, ce que sont l'amour, la haine, la jalousie, la tristesse. Le sentiment est cette capacité que nous avons d'être touchés par nos semblables et les éléments du monde, qu'il s'agisse d'animaux, d'objets auxquels, bien qu'inanimés comme l'écrit le poète, nous attribuons une âme. Cette affinité s'adresse également aux valeurs : le bon, le bien, le beau, le vrai, le juste, ces notions si variables selon les peuples et les époques de l'histoire. Mais parler de sentiment nous fait déjà parler d'amour. Le sentiment s'attache toujours à un *objet*, il peut en subir les oscillations. Ainsi la femme que nous aimons peut-elle être sourde à notre amour (« Et si tu ne m'aimes pas, je t'aime !» *Carmen*) ou être disputée par un autre cœur. Et entre les deux cœurs, le sien peut balancer et nous vivons alors les couleurs complexes, alternantes et mélangées du sentiment : jalousie, dépit, colère, envie, déception, tristesse. Cette complexité est encore amplifiée par notre histoire qui en multiplie les nuances, car dans le sentiment, l'être entier s'exprime.

L'affectivité nous livre à un paradoxe : à la fois elle nous gouverne, elle est dans la vie proprement affective l'invitée de marque, là est sa raison d'être et son être effectif ; et dans l'autre vie, la pragmatique, elle semble s'effacer alors que très sournoisement, elle tire les ficelles comme l'éminence grise et grisée des anciennes royautés ou des modernes potentats. L'affectivité nous dirige, mais où placer la stabilité de ce gouvernement ? Si l'émotivité n'est que réactionnelle et le sentiment simplement circonstanciel, où trouverons- nous l'élément stable de la constitution affective ? Pierre Janet attribuait au sentiment la capacité de réguler l'action en suscitant chez l'être humain des réactions organisées et utiles de l'être face aux situations qu'il rencontre[29]. Mais étant circonstanciel, le sentiment pourrait échapper au fond subjectif auquel on le rattache par nature, circonstance n'est pas constance et la notion d'une *nature affective*, fût-elle rassurante, doit se résigner, car des objets différents peuvent créer des sentiments différents et des actions différentes. La constance n'est d'ailleurs pas bonne en toute chose et son extrême dans le domaine du sentiment ou de l'émotion crée les fixations pathologiques : la permanence de l'effroi présent dont rien ne peut distraire dans les traumatismes de guerre ; la passion délirante où le sentiment n'est plus circonstanciel, où l'envahissement subjectif total dénie l'objet tout en s'en remplissant. Et l'amour du dictateur, le fanatisme religieux sont les voies les plus sûres vers l'abîme. La capacité de modulation et de changement est nécessaire au sentiment, elle permet ainsi de ne plus aimer qui vous fait souffrir et c'est elle qui peut assurer la régulation de l'action. Quant au *fond* de notre *constitution affective*, à relire sous le regard de Freud, il est cette capacité quasi musicale de composition avec ses thèmes et variations.

29 Pierre Janet *De l'angoisse à l'extase* Tome 2 Ed Alcan 1928

L'*humeur* est le troisième élément de l'affectivité. Sans doute la psychiatrie et la médecine ont-elles utilisé très tôt ce terme que l'on peut lire chez Hippocrate, ses élèves et confrères, au cinquième siècle avant Jésus Christ. Le corps selon le *Corpus hippocratique* (texte et doctrine médicale) contient quatre *humeurs*, c'est-à-dire quatre liquides : le phlegme, le sang, la bile jaune et la bile noire. La santé repose sur l'équilibre de ces humeurs et le bien tempéré de leur qualité (sec, humide, chaud, froid). Il n'y a pas dans la médecine hippocratique de dichotomie entre maladies du corps et maladies de l'âme et le lien entre le cerveau et certaines maladies est établi. Ainsi, du *Mal sacré* (l'épilepsie) où il est admis que le cerveau puisse être altéré par le déséquilibre humoral. Cependant, dans un état proprement psychiatrique comme la mélancolie (de *melas* : noir et *kholé* : bile), tristesse et crainte persistante ne trouvent pas leur cause dans l'excès de bile noire. Cet excès plus qu'une cause serait une concomitance : les humeurs amères et bileuses se mêlant aux dispositions de l'âme.

Jean Delay, figure illustre de la psychiatrie française, auteur des *Maladies de la mémoire* dit de l'humeur qu'elle est « cette disposition affective fondamentale riche de toutes les instances émotionnelles et instinctives qui donne à chacun de nos états d'âme une tonalité agréable ou désagréable oscillant entre les deux pôles extrêmes du plaisir et de la douleur ». Parler d'*humeur* pour qualifier cette disposition affective peut paraître inapproprié, mais l'histoire éclaire et consacre ce terme. Sans doute la notion de thymie convient-elle mieux, car la thymie, c'est l'âme, le souffle, le principe de vie. Pour cette âme, Maurice Pradines a ces propos simples et éclairants : « La joie, la tristesse que normalement les choses apportent à l'âme sont au contraire apportées de l'âme aux choses, lesquelles s'enveloppent uniformément des couleurs riantes ou sombres ». Cette tension de l'être vers le monde et du monde vers l'être, dans une familiarisation, permet la genèse de nos sentiments et la mise en œuvre de nos actions. Psychose maniaco-dépressive, troubles bipolaires, états dépressifs d'origine diverse : l'humeur et ses troubles tiennent une grande place dans la pathologie psychiatrique.

À cette étude de l'affectivité, E. Minkowski offre un regard original. Afin de rendre les notions plus parlantes, il se réfère en bon phénoménologue aux notions en action. Ainsi, *être affecté* nous parle beaucoup plus que le terme générique d'affect. Où placer la norme et l'excès dans le domaine de l'émotion et du sentiment ? Car, ressentir des émotions et des sentiments diffère de l'émotivité et de la sentimentalité qui à tout propos se déclenchent et ressortent d'une disposition générale de la personne. Être sentimental et être affectueux ne désignent pas les mêmes vécus. Être affecté, être ému, être touché diffèrent car nous sommes affectés par la maladie d'un proche et nous éprouvons pour lui une sympathie véritable , nous sommes émus en entendant une cantate de Bach , nous sommes touchés d'avoir reçu des fleurs. Ainsi, notre capacité d'être touché affectivement prend divers visages.

La *profondeur du sentiment* est, pour Minkowski, lorsqu'il évoque l'affection de l'être affectueux ou la sympathie, la dimension fondamentale de notre humanité, l'horizon vers lequel l'existence doit tendre. E.Minkowski différencie une *affectivité-contact* d'une *affectivité-conflit* : celle-ci se rapporte à la sphère des émotions et des sentiments, celle-là à l'ambiance et à l'humeur. Quant au sens du terme *instinctivo-affectif* si utilisé, il mérite d'être précisé, car si la part instinctive peut trouver sens dans le caractère spontané, immédiat de notre affectivité, celle-ci ne surgit pas simplement de notre nature, elle trouve sa force et sa raison dans les liens interhumains que nous vivons. La profondeur du sentiment est, par nature, étrangère aux échanges factices et conventionnels des rouages sociaux, des *sentiments distingués* ou du *profond respect* dont les lettres se concluent et qui n'ont souvent de respect, de distinction et de profondeur que le nom. La socialité n'est pas synonyme de bonne affectivité note Minkowski et la civilité de convenance n'est pas la sympathie sociale.

Mais retrouvons le terme d'*instinctivo-affectif* et la question qu'il nous pose: l'affectivité humaine a-t-elle des racines instinctuelles ? En observant cette manifestation initiale et déterminante que Bowlby pédiatre et psychanalyste a identifiée comme phénomène d'attachement, comportement d'attachement ; il semble difficile de douter de la participation de l'instinct dans l'affectivité humaine, d'un instinct qui a le caractère de l'action. Le très petit enfant, comme le petit singe s'attache d'une affection corporelle, s'agrippe de tout son petit être à celui qui prend soin de lui. Cet attachement est un appel à un attachement en retour : « tu m'appelles, je suis là, je réponds, car tu étais déjà là dans mon cœur, même si je ne le savais pas ». Instinct ? Intelligence ? Inné ? Acquis ? L'influence de l'épigenèse, de cette participation de l'environnement sur la réalisation des potentialités génétiques permet de clarifier la question de l'inné et de l'acquis.

Instinct ? Intelligence ? L'instinct dans ses perfectionnements peut bien prendre les aspects de l'intelligence et peut être est-il alors cette intelligence naturelle déployée à travers nous , rien que cela, mais tout cela. Alors, ne méprisons pas l'instinct et rappelons-nous avec Pradines que « l'action humaine se déploie de l'instinct à la volonté et l'instinct est essentiellement une action ». Alors, ne méprisons pas l'instinct et observons... la fauvette sous le regard de science et de poésie de Pierre Paul Grassé :

> Au printemps, suivons une fauvette en chasse. La voici qui s'empare d'une chenille qu'elle pique de son bec acéré, puis la prend entre ses mandibules et l'avale prestement. Parfois, plus expéditive encore, elle happe sa proie et l'ingurgite d'un trait. La vue de l'insecte a déclenché le réflexe de détente du cou et de l'ouverture du bec. Arrivée sur les muqueuses buccales, la proie provoque le réflexe de déglutition. Mais si la fauvette alimente une nichée d'oisillons, elle peut se comporter différemment . La chenille découverte déclenchera bien la détente du cou, puis l'ouverture du bec , mais le réflexe de déglutition en dépit du contact avec la langue et la muqueuse buccale ne se produira pas. Une impulsion interne, toute psychologique, pourrait-on dire, inhibe la réaction habituelle[30].

Sans doute y a-t-il à cela un déterminisme hormonal ajoute Grassé, mais comment se détermine ce déterminisme ? Notre petite fauvette capable de percevoir et d'apprendre (nous sommes loin de l'arc réflexe !), c'est-à-dire capable de se souvenir et de conférer un

30 Pierre Paul Grassé *Traité de Zoologie* Ed La Pléiade. Tome 1 p 188.

sens à ce qui se présente, nous montre qu'elle n'a pas une tête de... linotte !

L'*attachement* est l'élément fondateur de l'affectivité-contact qui s'épanouit en affection, en tendresse. E. Minkowski décrit l'affection comme un « attachement enveloppant, désintéressé, débarrassé des contingences matérielles », proche de l'amitié, appelant la réciprocité, la compréhension mutuelle. Différente de cette affectivité-contact est l'affectivité-conflit, tourbillonnante, réactionnelle des émotions, des pulsions, des mouvements passionnels si bien décrits par Freud.

2 - Le "Je-Tu" de Martin Buber

La pensée de Martin Buber[31] est pour Minkowski une grande rencontre, elle éclaire cette notion d'affectivité-contact, la rend radieuse. Toute vie véritable est rencontre écrit Buber et la rencontre véritable est le lien *Je-Tu*, d'Être à Être, de personne à personne. Le *Je-Tu* s'oppose au *Je-cela* de notre relation au monde des choses. Pour Buber, *Je-Tu* est le monde de la relation établie dans trois sphères : la nature et les créatures, les hommes, les essences spirituelles, ces valeurs que Minkowski place en un lieu de l'affectivité où l'instinct n'a pas accès. *Je-Tu* est l'acte essentiel de l'art, ainsi dans *The snow is dancing*, cette pièce du *Children's corner* que Debussy écrivit pour sa fille Emma-Chouchou, le piano crève le ciel noir, la neige douce danse et nous dansons avec elle.

Je-Tu est la rencontre immédiate, comme l'amour, il est un fait, il se produit et « le *Je* prend la responsabilité d'un *Tu* qui alors vient à sa rencontre et appelle la réciprocité »[32] écrit Buber.

Au commencement est la relation, avant le pragmatique naît l'affectif, car les êtres nous portent vers les choses et notre confiance dans le monde vient de ce que quelqu'un nous ait porté vers lui. Ce pressentiment du *Je* qui jaillit de *Je-Tu*, nuls propos ne sauraient mieux l'exprimer que les définitions de ce prime langage que cite M. Buber :

---

31 *Je et Tu* Op. cité.

32 Id p 38.

> Du langage de ces peuples “pauvres en réalisations objectives” et dont les mots et la vie sont fortement imprégnés de la présence : où nous disons : « Très loin » , le Zoulou dit un mot phrase qui signifie : « Là où l'on s'écrie: Ô ma mère, je suis perdu ! » Et le Fuégien dépasse d'un coup d'aile notre sagesse analytique avec son mot-phrase de sept syllabes dont le sens exact est celui-ci : « On se regarde, chacun attendant que l'autre s'offre à faire ce que les deux souhaitent, mais ce qu'aucun ne veut faire ».

Le monde du *Je-Cela*, celui de l'intellect et du monde des choses, règne absolu de la causalité et de la mise en ordre scientifique de la nature est une nécessité[33]. À côté de lui ou face à lui, notre *Je-Tu* doit garder son royaume afin que la relation ne s'universalise pas dans un *Je-Cela* et pourquoi pas dans un *Cela-Cela* d'hommes-choses. « Ce qui est diabolique écrit Buber, c'est que la nature prétende être l'Être »[34].

Le *Je-Tu*, poète dans ses mots, est spirituel, car l'être s'y libère de la matière. Il est éthique, car nous y sommes responsables de l'autre. Imprévisiblement, *Je-Tu* pénètre la psychologie concrète et la réalité dont il l'anime vient suppléer les psychologies en première et troisième personne. Celle-là, l'introspective du *Je-Je* peut constituer bien vite cette exploration d'un monde qui n'était que le bout de son nez , ce qui ne signifie pas bien sûr qu'il ne faille réfléchir à nos actes et notre être notamment dans le domaine moral. Celle-ci, l'objective, forme du *Je-Cela* vise des comportements, des compétences, des efficacités concrètes. Minkowski, tout comme Binswanger, souligne la nécessité d'une psychologie en deuxième personne. C'est à son propos que Binswanger emploiera le terme de *wirheit* que nous pouvons traduire par *nous-ité*, un *nous* qui englobe le *Je-Tu*. Un *nous* bien différent du *on*, de la masse indifférenciée d'individus semblables souvent fondus dans l'amour inconditionné d'un même objet.

S'il est crucial d'examiner les altérations du *Je-Tu* dans la pathologie mentale, ce que Minkowski nommait le *diagnostic par pénétration*, il est essentiel dans l'acte psychothérapique d'en

33 Id p 82.

34 Id p 76.

percevoir la nature et de pouvoir y répondre, car *Je-Tu* est la familiarité primitive, le contact vital dans sa réalité naissante, ce bien fugitif et précieux lorsque l'on est comme le patient schizophrène, plongé dans l'étrangeté du monde. Dans la vie, nous oscillons entre le *Je-Tu* et le *Je-Cela*, mais la liberté nécessite que les affluences vivifiantes du *Je-Tu* traversent le monde du *cela*. Le *sentir*, le vécu sont des notions importantes tant en psychiatrie que dans la vie et une vie sans vécu, barbarisme logique ne serait guère qu'une absurdité existentielle !

Est-ce vraiment vrai ? Est-ce vraiment moi ? Le vraiment vrai et le vraiment moi, Husserl les a désignés du terme de *Leibhaftigkeit* (le monde en chair et en os). Dans les états délirants aigus, ce monde *en chair et en os* vacille avant de sombrer , le patient ressent ce que Jasper nommait la *Wahnstimmung*, l'ambiance profondément inquiétante où le monde devenu étranger est source d'angoisse extrême. Le patient, privé de ce que W. Blankenburg appelait le *sentiment d'évidence naturelle*, est désamarré du monde. *Je-Tu* assure le sentiment de cette évidence, de ce *sentir* fondamental dont l'absence dans la pathologie mentale est soulignée par Minkowski à maintes reprises. Ainsi, dans la mélancolie, au sens psychiatrique, la forme de dépression la plus profonde qui soit, la détresse y est immobile, à la fois étrangère au moi et pourtant tellement interne qu'elle y règne sans partage. Le *moi* s'y tient comme à côté de son deuil, mais il en est totalement pénétré. La pathologie nous fait percevoir le caractère vital du ressentir, de cette capacité d'être pénétré par ce qui nous arrive.

Cette pénétration soulignée par Minkowski est sans doute la face existentielle de l'intentionnalité. La conscience intentionnelle décrite par Brentano et précisée par Husserl a cette définition : « Toute conscience est conscience de quelque chose ». En elle, le sujet et l'objet se nouent au plus intime, car tout à la fois, nous avons conscience du monde et le monde est en nous. Nous sommes en présence de ce que Minkowski appelle le *contact vital avec la réalité* qui place ma vie dans le monde et la vie du monde en moi. L'absence de ce contact, le défaut de pénétration de notre ressentir se traduit par un relâchement du lien, une sorte de mécanisation de la conscience devenue enregistreuse de stimuli, d'objets se déroulant extérieurs à elle.

Je-Tu est à la fois le premier Je et le premier monde. Le lien du premier Je au premier monde évoque le domaine de la sensation. Pour exprimer nos sentiments, le langage use souvent des métaphores sensorielles : « l'avoir dans la peau » est être amoureux, comme « ne pas pouvoir le sentir » signifie le détester. Est-ce là une simple façon de parler ou le langage trahit-il plus profondément une filiation de la sensation vers le sentiment ? Concernant le tact, rappelons-nous que la peau et le système nerveux proviennent du même feuillet embryologique originel qui est l'ectoderme alors, la peau et le système nerveux auraient-ils au-delà des différenciations propres à leur évolution gardé de secrètes connivences ? Que penser de la métaphore visuelle du ternissement et de l'éclat qui touchent nos sentiments ? Elle n'est sans doute qu'une simple métaphore, car dans la vision ce n'est pas la lumière seule qui nous importe, trop intense, elle nous aveugle. Si la caverne de Platon, ce lieu très visité des excursions philosophiques, était éclairée d'un violent néon, alors cela noierait les ombres mêmes, interdirait de percevoir leur mouvement et donc le monde des idées qui les anime. Cela nuirait à la clairvoyance. La lumière doit nous permettre de voir les objets, d'en pénétrer les détails, de constituer notre monde et cette pénétration nous fait vivre vraiment ce que nous sentons. Alors, afin que nous y voyions plus clair, le sentiment devrait-il se placer entre l'éclat et le ternissement ?

Dans le domaine de l'amour, plus que *le* sentiment, il y a *les* sentiments et l'amour revêt des qualités et des nuances diverses. L'amour se fixe parfois à des objets dont le choix devrait procéder de la raison, surtout lorsqu' ils prétendent traiter de la raison même : ainsi des idéaux politiques ou des théories philosophiques. L'éclat de l'amour pour l'aimé (e) est un sentiment que nous comprenons, par contre, qu'un tel éclat marque l'amour des théories et de ceux qui les soutiennent nous échappe. « Chaque homme, où qu'il aille, est entouré d'un nuage de convictions réconfortantes qui le suivent comme des mouches un jour d'été » écrit avec humour Bertrand

Russel. L'affectivité, comme la nature, a horreur du vide et cet été est celui de l'affectivité !

Minkowski parle des *grands mouvements de la vie spirituelle*, des *mouvements d'âme et des idées* qui risquent de se ternir à l'usage et se figeant dans l'idéologie et l'application mécanique, abandonnent l'éclat créateur. Dans un autre sens, le ternissement peut être salutaire lorsque l'idéal perd son auréole et que nous sommes guéris de la fascination . « Choix de théorie : choix de femme » remarquait avec finesse le psychiatre psychanalyste Lucien Israël. Choix de femme ? Sans doute, mais il n'est pas sûr que les théories soient toutes à la même enseigne. Les théories traitant de la résistance des métaux dérangent sans doute moins Éros que celles qui touchent à la nature de l'homme.

Le *ternissement du vécu* dans la vie psychique du schizophrène marque pour Minkowski la différence fondamentale entre *savoir* et *sentir*. Dans une perspective anthropologique, savoir et sentir constituent deux données immédiates de la conscience, deux qualités d'actes qui ne peuvent être confondus . Soit je sais ce qui est, mais je ne le sens pas, comme dans la schizophrénie, soit je ne sais que très partiellement ce qui est, mais ce qui subsiste est ressenti, comme dans la détérioration mentale. Savoir et ressentir se complètent, se modulent, s'harmonisent dans notre *être au monde*.

L'ennui est une forme du ternissement, étymologiquement *in odiare*, il désigne le dégoût, la lassitude. Dans l'ennui, rien ne peut avoir de couleur, de saveur, de lumière , rien ne peut trouver grâce, ni les êtres ni les choses. Cette pseudo-satiété de la vie qui ne tient aucun compte de ce que cette vie vous ait apporté et vous apporte concrètement est un ternissement a priori, l'impossible éclat de l'instant. « Rien n'est si insupportable à l'homme que d'être dans un plein repos, sans passion, sans affaire, sans divertissement, sans application. Il sent alors son néant, son abandon, son insuffisance, sa dépendance, son impuissance, son vide. Incontinent, il sortira de son âme l'ennui, la noirceur, la tristesse, le chagrin, le dépit, le désespoir » écrit Pascal.

L'ennui, ce poison, ce vide n'est pas ce sentiment qu'exprime Flaubert lorsqu'il évoque un ennui *à crier, à crever.* Minkowski souligne justement qu'une note trop poignante ne cadre guère avec l'ennui. Car *crier* est se révolter contre soi, contre *ça* et *crever* est mourir avec fracas, révolte. Crier, crever est agir, réagir et la hargne que contiennent ces mots est déjà une vie. Voltaire distinguait la *léthargie de l'ennui* et les *convulsions de l'inquiétude.* L'ennui se différencie de la monotonie et la monotonie peut n'être pas ennuyeuse, elle peut même rassurer. Cette incapacité pour la conscience de se saisir affectivement de ce qui lui vient n'est pas l'attribut des existences rassasiées et il est d'évidence possible d'être indigent et affecté par l'ennui : « Mon existence est une campagne triste où il pleut toujours » écrit Léon Bloy dans *La Femme pauvre.*

Par constance et intensité, l'ennui devient pathologique et ce désespoir, ce présent vide et terne qui bouche tout regard vers l'avenir peut conduire au suicide. Parfois, en dehors de toute affection mentale, mais en lien avec les circonstances de la vie, l'ennui peut être le plus criant des désespoirs. Exprimant ce qu'elle a vécu, lorsque vidant les camps devant l'avancée russe, les SS conduisaient les déportés à marche forcée, Ruth Klüger écrit.

> L'ennui du chemin qui continue quand on ne peut presque plus marcher […] L'ennui est le désir d'échapper complètement au temps. Or, on peut fuir un lieu, mais on ne peut pas s'enfuir hors du temps, il faut qu'il s'écoule de lui-même. C'est pourquoi l'ennui s'apparente et s'apparente d'assez près au désespoir. Chez moi, c'est la défaillance physique qui a provoqué cet insupportable étirement du temps : je veux dire que je n'avais vraiment plus la force de continuer[35] .

« L'ennui est de nature à nous enseigner pas mal de choses sur l'existence humaine » nous dit Minkowski. Pas mal de choses et sans doute l'essentiel : comment s'absente cette précieuse petite musique qui même sur un ton assourdi nous éveille aux êtres et au monde et comment la retenir ?

---

35 Ruth Klüger *Refus de témoigner* p 187 Ed Viviane Hamy 1996

Dans son *Traité de psychopathologie*, Minkowski étudiera les altérations de l'affectivité des pathologies mentales : anesthésie douloureuse des déprimés mélancoliques, affectivité disjointe de la schizophrénie, arriération affective des psychopathes et des pervers. D'ailleurs si nous y réfléchissons, il n'est guère d'affections psychiatriques sans trouble de l'affectivité, le problème de l'amour chez l'hystérique ou l'explosion passionnelle de la paranoïa en sont d'autres exemples. Pour importantes qu'elles soient, ces études touchent plus directement le champ de la psychiatrie que celui de la philosophie. Par contre, lorsque Minkowski étudie les altérations de l'affectivité par épuisement, nous sommes au cœur du chapitre de la connaissance de l'homme et de ses limites.

Lorsque nous pensons à notre force physique, nous admettons qu'elle est limitée mais nous reconnaissons plus difficilement les limites de notre *force morale* et nous imaginons mal que notre capacité d'endurer ne soit pas inébranlable. Et pourtant ! L'affectivité peut faiblir et s'épuiser et nos réactions se réduire en temps et en durée comme si notre *organisme psychique* devait se défendre et économiser ses forces. Xavier Abély écrit :

> On croit trop souvent que la persistance et la reproduction des émotions n'aboutissent qu'à une sensibilisation de plus en plus marquée… il est une forme réactionnelle sans doute aussi fréquente : l'accoutumance, l'adaptation qui amènent un émoussement de la sensibilité. Cet affaiblissement qui finit par s'étendre à tout le domaine affectif se traduit chez les uns par un état d'atonie et de passivité ; chez d'autres par la sécheresse et la dureté du cœur à l'égard de tous et de soi-même, chez d'autres enfin, par un simple raidissement sentimental qui impose une réserve et une retenue à toutes les manifestations émotionnelles[36].

La mémoire dans sa faculté d'oubli nous permet de nous défendre : comment ferions-nous si nous devions souffrir toutes les souffrances passées avec l'intensité qu'elles ont eue lorsqu'elles étaient présentes ? Minkowski évoque ici les peurs, les tristesses et l'effroi vécu à la nouvelle de la déportation d'un proche.

36 « *Diminution des psychoses affectives pendant la guerre* » Xavier Abély *Presse Médicale 5 Août 1944 p346.*

L'anesthésie affective dont parle Abély est une réaction intense et fréquente de cette sombre période, elle appartient aux manifestations psychiques des rescapés des camps d'extermination. Une anesthésie hyperalgique. Les grandes douleurs sont muettes, ces mots trouvent ici toute leur vérité.

À la fin des années cinquante, le docteur Stanislas Klodzinski, survivant de la déportation à Auschwitz eut l'initiative avec quelques collègues de la clinique psychiatrique de l'Académie de Médecine de Cracovie de se consacrer à la problématique des camps de concentration. Leurs consultations et leurs travaux devaient définir ce qu'ils ont appelé le *KZ SYNDROM*, le syndrome du camp de concentration[37]. Dans son article éponyme, le Docteur Antoni Kepinski marque les traits essentiels de la psychopathologie du déporté, ils n'appartiennent pas uniquement au versant déficitaire ce qui n'est pas pour nous surprendre. À Cracovie, capitale historique et joyau de la Pologne, s'était créée une Amicale des Anciens d'Auschwitz dont Cracovie n'est qu'à quelques kilomètres.

Comme si l'effroyable réalité opérait une sorte de réduction phénoménologique, les réactions affectives se montraient sous leur forme essentielle, prenaient un caractère absolument vital. Ainsi que le dit Maria Zarebinska : « J'ai assisté à de telles horreurs, de telles misères humaines, de telles barbaries, une disparition de tout ce qui est humain et à autant de simples réflexes des cœurs, que je peux affirmer avec certitude avoir vu tout ce que l'homme peut vivre et voir en enfer et au ciel ». Le contact du psychiatre avec ces personnes s'est avéré plus facile qu'avec ceux qui n'ont pas touché dans leur vie le fond de l'existence et très vite venait dans les entretiens cette question : « Qu'est l'être humain ? »

KZ SYNDROM se caractérise par une asthénie progressive avec des répercussions somatiques hétérogènes et trois éléments fondamentaux : l'extrême ampleur des événements vécus au camp, l'unité psychocorporelle et enfin, l'autisme du camp. « L'ampleur des événements vécus est une grande résonance affective conduisant

37 La traduction française de cet article due au Docteur Catherine Anczyck-Bernard est parue dans la revue « Psychiatrie Française » 2005.

à une sorte d'autisme, forme extrême d'un repli de défense, encore ne faut-il pas sombrer dans l'enfer de l'état de *musulman* et il faut, dit Kepinski, trouver un ciel dans cet enfer, un ange bienveillant ». « Les masques tombaient, l'homme était nu » note encore Kepinski car l'affectivité était à ciel ouvert, dépouillée des banalités, des futilités, des pseudo-importances qui avaient enveloppé la vie ordinaire du monde d'avant. Cette authenticité explique la nécessité que les anciens déportés éprouvent à se retrouver, car « Dans cette communauté disparaît leur sentiment d'isolement et d'incompréhension : ils ont connu en déportation la vraie saveur de la rencontre humaine, cette rencontre qui leur a sauvé la vie, qui a fait qu'un numéro redevenait un être humain ». Équilibre instable des mondes : d'un côté, l'état de musulman (sorte d'ataraxie associée à une pétrification interne selon les termes du Pr Stanislaw Pigon) ou l'effondrement et la mort ; mais de l'autre « une parole bienveillante a plus d'une fois sauvé une vie ; les gens guérissaient de maladies somatiques non du fait de médicaments quasi inexistants, mais grâce à l'attitude de co-prisonniers, médecins, infirmiers, convalescents ». C'est probablement dit Kepinski « la plus belle page d'histoire de la psychothérapie ». Dans l'existence ordinaire, nous vivons une sorte de clivage de l'esprit et du corps, car nous ne pensons que nos pensées, nous ne pensons pas à notre corps, bienfaisant silence des organes, bienheureux automatismes moteurs qui libèrent notre esprit, heureux corps silencieux libéré de la faim, de la douleur, de la fatigue. Dans le camp, tout est effort et accomplir les besoins physiologiques tient une place importante dans la conscience du prisonnier c'est pourquoi un geste bienveillant a le pouvoir d'un geste maternel si essentiel à la survie. Le clivage psyché-soma disparaît dans l'univers concentrationnaire. La question qui se pose est : comment survivre à cela ? Sans doute écrit Kepinski fallait-il…

> se refermer sur soi, trouver en soi un ferme point d'appui, croire en la survie, être certain que le mal, même le plus monstrueux cesserait un jour. Il fallait penser à sa famille, à sa foi, au châtiment des persécuteurs [….] On trouve une admirable description de cette attitude dans les Wspominki obozu Sachenhausen (Souvenirs du camp de Sachsenhausen) du

professeur Stanislaw Pigon : « On construisait les forteresses sur deux niveaux. Au-dessus du "château bas" se trouvait toujours un rocher massif, un "château haut". Bien que le premier fût tombé, on pouvait tenir encore longtemps dans le deuxième. Le vieux brigand donnait ce sage conseil à Rafal Olbromski dans la prison d'Orawa : « Tiens bon !» De même il nous a fallu, face à une force malveillante trouver en nous ce "château haut", ce point d'appui le plus inébranlable, s'y accrocher avec nos ongles, ne le lâcher pour rien au monde ne serait-ce qu'une fraction de seconde, ne pas céder au doute, à la prostration, mais durer comme une pierre dans le sol... C'est ainsi que je suis moi-même parvenu à atteindre en moi ce point d'appui et c'est probablement grâce à cela que je m'en suis sorti.

Ce point d'appui, le neuropsychiatre Viktor Frankl avait su aussi le créer, lorsque déporté à Turkheim, il réussissait, en dérobant du papier, à reconstituer le manuscrit perdu de son livre *Le Ministère médical.* Comment lui fut-il possible de trouver ce point d'appui lorsque ses parents, son épouse et son frère avaient été exterminés par les nazis ? Goethe avait sans doute une prémonition de cet univers lorsqu'il écrivit :

Wer nie sein Brot mit Tränen ass
Wer nie die kummervollen Nächte
Auf seinem Bette weinend sass,
Der kennt euch nicht, ihr himmlischen Mächte

Qui n'a jamais mangé son pain mouillé de larmes
Qui n'est resté assis dans les nuits cruelles
Sur sa couche en pleurant
Ne peut vous connaître, Maîtres du Ciel

Goethe - Harfenspieler (Le Harpiste)

La psychothérapie existentielle que Viktor Frankl élaborera, sa *logothérapie*, comme il la nomme s'appuie sur la triade : *liberté de la volonté* (opposée au déterminisme), *volonté de sens* et *sens de la vie*[38]. Mais à vrai dire, quelle forme de psychothérapie pourrait s'abstraire de ces notions ?

Pouvons-nous comparer dans leur vécu ces situations historiques, ces drames fabriqués par l'homme et ces épreuves que sont les maladies létales ; y a-t-il une analogie entre elles et le KZ SYNDROM ? A priori, rien ne les rapproche et surtout pas la sollicitude, les soins et l'attention à la vie d'une médecine qui s'oppose à la barbarie, à la cruauté et au mépris de l'homme. Mais ces deux formes de vécus ont-elles quelques points communs ? De ces situations de maladie létale, comme lors du KZ SYNDROM, nul ne sait s'il en réchappera. Le corps malade dont on ne peut fuir : c'est le camp. Ici intensément se vit l'unité psychocorporelle ; la pensée est captive des phénomènes physiologiques élémentaires : pouvoir respirer, pouvoir cracher, pouvoir marcher quelques pas dans les états de cachexie. En bonne santé, la question de ces pouvoirs ne se pose pas, ces phénomènes vont de soi, ils ne nécessitent ni la pensée ni la volonté. Le Kapo ici, c'est le corps. Un patient bien courageux et pourvu d'humour, cette qualité essentielle pour V. Frankl, paraphrasait dans son style la parole de l'Écriture « Car vous ne saurez ni le jour ni l'heure » d'un « On ne sait jamais à quelle heure la Gestapo va passer ».

Une autre analogie est la mise à nu de l'affectivité et l'importance cruciale de la parole, de la parole des proches, de cette psychothérapie dont parle Kepinski ; psychothérapie du psychiatre ou du psychologue, mais aussi de l'infirmière ou de l'aide-soignante, sachant que la présence est déjà une parole.

Reine avait su trouver son point d'appui sous la forme de la mirabelle, cette savoureuse petite prune dorée par le soleil. Elle venait en consultation, car un cancer pulmonaire opéré trois ans plus tôt se manifestait à nouveau. Par beau temps, le jardin fait aussi salle d'attente et Reine remarqua le grand mirabellier couvert de fruits, s'en étonna, car dans notre Bretagne du Nord, ce fruit qui nécessite

---

38 Pour aborder la pensée de Viktor Frankl citons : « *Nos raisons de vivre* » Interéditions 2009, « *Découvrir un sens à la vie* » J'ai lu *2013*, « *Un psychiatre déporté témoigne* » éditions du chalet 1967 et de Pascal Le Vahou « *Une psychothérapie existentielle : la logothérapie de Viktor Frankl* » Ed L'Harmattan 2006

beaucoup de chaleur est bien rare. « Cela me rappelle mon enfance, je n'ai pas mangé de mirabelles depuis cinquante ans, j'en ai un si bon souvenir ». Comme la psychothérapie consiste aussi à évoquer l'enfance, j'ai invité Reine à revenir en consultations munie d'un panier. Elle a cuit ses confitures et lorsque cela, pour elle, n'a plus été possible, les visites à domicile ou à l'hôpital se sont accompagnées de la prescription (renouvelable) d'un ou deux pots de confiture de mirabelles maison. Mirabelle : petite part de soleil détachée de l'astre.

3 - Max Scheler et la sympathie

Les écrits de Max Scheler consacrés à la sympathie ont beaucoup inspiré Minkowski, à ce point que la tentation l'aurait touché d'abandonner la médecine pour la philosophie. Il est vrai que dans sa généralité, la question de ce que nous ressentons et ce que ressent l'autre, de ce qu'il est pour nous, de ce que nous sommes pour lui est autant philosophique que psychiatrique. Si Minkowski a choisi entre deux métiers (mais a-t-il choisi ?) il n'a pas choisi entre deux regards.

La question ancienne du souci de l'autre, inscrite par la tradition judéo-chrétienne (*Tu ne tueras pas*) s'est *laïcisée* chez Hume (*Traité de la Nature Humaine 1*740), Adam Smith (*Théorie des sentiments moraux* 1759) et Schoppenhauer. Celui-ci, fait de « ce mystérieux passage de nous-mêmes dans un autre être qui supprime les barrières de l'égoïsme et transforme en quelque sorte le non-moi en moi », le sentiment moral par excellence. La sympathie, la responsabilité, l'altérité ont des communautés de sens, sans être pour autant synonymes. L'altérité, cette attitude magnifiée par Lévinas, implique la reconnaissance de l'autre. La sympathie, quant à elle, irrigue l'œuvre entière de Minkowski à ce point qu'elle ne contient pas un propos, un développement dont nous puissions nous demander : « Mais où est l'homme dans tout cela ? »

Nature et formes de la sympathie, la rencontre de cet ouvrage de Scheler, essentielle pour Minkowski justifie que nous le rencontrions à notre tour. La sympathie au sens étendu dont traite Max Scheler rassemble toutes les formes du *ressentir de ce qu'autrui ressent* et dont la sympathie prévenante, la sympathie sympathique se détache.

Dans son ouvrage, Scheler soumet le sentiment à la méthode phénoménologique et se rattachant au texte de Husserl « *Wissenschaft statt Weltanschung* » (science au lieu de vision du monde), nous rappelle l'exigence d'une philosophie concrète, loin de l'esprit de spéculation intellectuelle et de système. Ce recours est une nécessité si l'on veut éviter que la nature et la forme des sentiments se réduisent à une affaire de *point de vue* et que ces données immédiates du sentiment sombrent dans l'imprécision et l'a priori. Afin de cerner la sympathie proprement dite, Scheler s'efforce de la distinguer des autres attitudes par lesquelles nous concevons, comprenons, revivons ce qui arrive aux autres et leurs états affectifs[39].

Ainsi différencie-t-il : la véritable participation affective, la reproduction cognitive de l'affect, la contagion affective et la fusion affective.

La *participation affective* (*mitgefühl*) conduit à sortir de soi-même, à se tourner vers l'autre et dans une attitude de sympathie, partager sa souffrance.

Dans la *reproduction cognitive de l'affect* nous pouvons reconnaître les sentiments d'autrui, les revivre, en avoir une représentation, comme dans la vision d'un paysage, sans y prendre part, sans sympathie.

La *contagion affective* est le sentiment vécu en groupe, l'homme y perd son individualité, parfois pour le meilleur, trop souvent pour le pire.

La *fusion affective* enfin, procède par identification et nous met totalement à la place de l'autre.

Ces modalités du sentiment sont autant de qualités, d'actes, d'intentionnalités différentes. Ainsi, la sympathie qui centre l'analyse schélerienne dépasse la reproduction cognitive des affects, car nous pouvons avoir la connaissance de ce que vit autrui sans

39 Max Scheler *Nature et formes de la sympathie* Ed Payot p 53.

pour cela en éprouver de la sympathie, voire profiter de cette connaissance pour le faire souffrir par cruauté ou indifférence. Mais si la sympathie n'est pas un pur acte de connaissance, comment est-il possible d'y accéder ? Sans doute par cette raison qui n'est pas la raison des raisonnements et des causalités, mais la raison du cœur. Par cette raison que les relations d'affection que nous avons éprouvées nous auront apprise. Cette raison du cœur est d'ailleurs une logique vécue, car tout petit, le bien que nous éprouvons est attribué à une cause : Maman ! Pour Max Scheler, qui parle d'une *intentionnalité affective*, toute forme de sympathie est fondée dans l'amour : l'autre doit avoir pour moi une réelle valeur et ce qu'il ressent, revêtir pour moi un sens. Cette évidence du Toi, ainsi que l'écrit Maurice Pradines « nous attache à cet autre dont notre pensée dépend et dont l'absence totale serait notre négation même »[40].

Nous ne sommes pas le centre du monde et la société existe pour ainsi dire à l'intérieur de chaque individu écrit Scheler dans *Formalismus in der Ethik.* Le terme d'empathie qui appartenait d'abord à l'esthétique (le philosophe Robert Vischer y consacra sa thèse en 1873) a été introduit par Theodor Lipp, dans le champ de la psychologie. Cet auteur y voyait un mode de connaissance privilégié de la compréhension de soi et des autres. Participer à la joie ou à la souffrance d'autrui suppose une connaissance de ses états d'âme, de ce qu'est un *état d'âme* en tant qu'état de conscience singulier, différent d'une perception par exemple.

Cette connaissance ne peut être créée par une forme de substitution imaginaire, une sorte d'imitation théâtrale de l'autre, qui nous ferait nous pénétrer de ce qu'il vit. Sinon, comment expliquer que nous puissions ressentir de la sympathie pour des états que nous ne saurions éprouver : si je n'ai pas d'affection pour les chats, je peux néanmoins éprouver une réelle sympathie pour ma voisine dont le chat est mort.

Ces états affectifs, cette sympathie *sympathique* nous sortent véritablement de nous-mêmes. Elle s'oppose à l'égoïste remplissement dont le *C'est comme moi* est l'expression préférée et

40 Maurice Pradines *Traité de Psychologie Générale* tomeII p 570.

qui vient par tout et rien envahir votre place. « Je viens d'apprendre que j'ai une maladie grave », lui direz-vous pour vous entendre répondre… « C'est comme moi, j'ai un ongle incarné ». Cette capacité à s'éprouver imaginairement à la place de l'autre ne provoque ni ne facilite de soi l'acte de compréhension de ce qu'il vit. D'ailleurs, l'imitation n'est pas encore la conscience de la ressemblance et la conscience de la ressemblance n'est pas encore l'acte de revivre, d'éprouver une part de ce que vit l'autre. On peut comprendre sans imiter et imiter sans comprendre et la sympathie ne nécessite ni imitation ni projection affective.

Le corps est le lieu d'expression de nos émotions, il est le moyen le plus immédiat avec lequel l'autre se présente à nous : l'expression de son visage et sa mimique, le son de sa voix, jusqu'à la posture de son corps constituent les signes les plus parlants de ses états d'âme. Grâce à ce que Scheler nomme cette sorte de *grammaire universelle*, nous pouvons même comprendre et sympathiser avec les états d'âme d'un chien.

Ainsi Scheler distinguera-t-il quatre modalités de phénomènes de sympathie : le partage immédiat et direct de la souffrance d'autrui, le fait de *prendre part* à sa joie ou à sa souffrance, la simple contagion affective, la véritable fusion affective.

Pour nous représenter le *partage immédiat*, Scheler décrit la situation dramatique et bientôt fréquente (nous sommes en 1913) de la souffrance des deux parents devant le cadavre de leur enfant bien aimé. Ils éprouvent en commun la même douleur, la même souffrance, le partage n'a pas à prendre part, il est là, de soi. Et si pour un temps, l'un pense à la souffrance de l'autre, pense à l'autre souffrant, alors il peut quitter partiellement, momentanément, temporairement l'effroi qui l'envahit. Puis, avec l'un et l'autre parent survient l'ami, il *prend part* à leur souffrance, il tente de la vivre aussi loin qu'il le peut, même si elle ne lui est pas propre, même s'il ne peut que se l'imaginer. Mais, quand bien même forcerait-il avec les meilleurs sentiments du monde son imagination, le partage immédiat lui est impossible, car ce n'est pas de la mort de son enfant dont il est question. La part prise à cette souffrance peut être grande s'il a lui-même vécu une telle épreuve.

Différente du partage, la participation affective peut exister sans sympathie, dans la cruauté par exemple : la participation y est en éveil, elle provoque, prend le pouls de l'autre, en savoure la souffrance. L'être dans la cruauté veut que celui à qui il inflige la souffrance ait conscience de cette participation : « Vois, je sais tout de ce que tu endures et pourtant, vois mon insensibilité ! » semble-t-il dire.

Scheler mentionne l'existence de cette insensibilité chez les malades qui, « absorbés par leurs propres sentiments deviennent incapables de toute participation affective aux sentiments d'autrui ». Cette insensibilité de patients souffrant d'états dépressifs graves envahis par leur douleur morale ne peut être un instant comparée à celle de l'acte cruel, car une chose est l'impossible attention aux sentiments d'autrui liée à un trouble mental, une autre la cruauté intentionnelle et consciente d'elle-même.

Une photo est à ce titre émouvante : elle date de la sinistre époque du programme T4 et représente des malades mentaux dont certains à l'évidence, touchés de déficiences organiques présentent des traits faciaux dysmorphiques. Ils sont là, en tenue rayée, en rang, dans un garde à vous incertain et la hiérarchie médico-nazie va les passer en revue. L'un est penché en avant, sans doute du fait de ses troubles moteurs et d'équilibre, sans doute va-t-il chuter, mais ses voisins le soutiennent dans un geste secourable. Quelle belle illustration du sentiment de sympathie ! D'ailleurs, dénier à un malade mental fût-il déficient toute capacité de sympathie serait manquer cruellement de… sympathie à son égard !

Cette histoire évoque la pensée de Édith Stein, grande figure de la phénoménologie et assistante de Husserl lors de la rédaction des *Leçons sur la conscience interne du temps* de 1908. La personne, thème constant de sa réflexion et de ses préoccupations pédagogiques comporte dit-elle, trois instances principales : l'âme, l'esprit et le corps. Les patients fixés par la photo ont sans doute l'esprit (les capacités intellectuelles, les cognitions) et le corps malades ; mais l'âme, elle, est là, active dans ses valeurs, bien présente, fixée involontairement par le photographe. Dans ce mouvement de l'âme, le corps même semble se redresser. Entre cruauté et brutalité, est-il nécessaire de préciser cette distinction : la brutalité ne se mêle pas de participation, l'autre humain n'est qu'une chose dépourvue d'humanité, *ein stück*, « un bout » dit le texte de Primo Lévi rapportant ce mot que les SS des camps utilisaient pour caractériser les déportés. Quant à la pitié, son statut appartient à l'histoire des doctrines morales : elle serait, pour certains, irrespectueuse, car l'autre s'y réduit à une *petite chose* que nous dominons de notre puissance, nous infiniment grand et elle infiniment petite ! Mais parfois, dans une conversion du regard, petit à petit ou tout à coup, cette *petite chose* qui m'était étrangère et lointaine se rapproche et acquiert à mes yeux une part de dignité et cette part grandit. Si l'humanité se définit par ses actes, alors, une pitié qui prend soin est sans doute préférable à une grande âme qui néglige.

La *contagion affective*, cette troisième modalité du phénomène de sympathie est une amplification d'un sentiment passant des uns aux autres et se rapportant à une collectivité humaine, un groupe ou une foule. Le partage est ici sans participation et Scheler prend l'exemple de la bonne humeur communicative d'une brasserie : connaître le vécu affectif de l'autre pour lever sa chope et trinquer est parfaitement inutile! Mais l'ambiance des brasseries peut être redoutable, la contagion affective peut y noyer l'individu, ses intentions et sa liberté dans la rassurante conformité de la masse.

La *fusion affective* réalise ce que Scheler appelle un cas limite de la contagion : notre moi se fond avec le moi d'un autre individu. Il en prend divers exemples, ainsi, l'identification au totem et aux ancêtres. L'homme moderne en sourit parfois avec condescendance, mais n'a-t-il pas lui-même ses *chapelles*, ses coteries, ses signes de ralliement, ses rites, ses mots qui marquent l'appartenance et tentent de protéger de l'inquiétante solitude ? Et l'identification aux perroquets rouges chez les Bororo n'est pas plus archaïque que l'appartenance aux clubs mondains des temps modernes. Cette fusion est à l'œuvre dans nos croyances religieuses, dans les mouvements qui emportent les foules et individuellement, dans l'identification affective dont Freud parle à propos de l'hystérie. Ces états sont si proches, que Freud compare l'hypnose à une foule à deux personnes. La conscience est captive de l'hypnotiseur, il la guide et la foule n'est jamais sans guide, sans *Führer*. Quant à l'amour du chef, le culte du chef, il semble tenu dans une identification ambiguë, car si l'âme du *chef* remplit le *moi*, il lui est impossible sous peine de sacrilège de trop lui ressembler. L'idéal est là un horizon à la fois intime et distant.

La contagion met à jour l'opposition claire de l'individualisation et de l'identification, car être individu nécessite de s'extirper de la masse et s'identifier, au contraire conduit à renoncer à son être propre.

Dans sa réflexion, Scheler développe une sorte de topique et différencie trois sphères chez l'homme : la *sphère noétique* de l'esprit et de la raison (sphère de la personnalité formelle, de notre être spirituel), la *sphère somatique* des sensations et des sentiments sensoriels et enfin, le *centre vital* dont la nature est liée à la place qu'occupent ces deux sphères. Le centre vital est le lieu de nos instincts en lien avec la vie et la mort, le lieu de nos passions, de nos sentiments, de nos impulsions et de nos désirs : qu'il s'agisse de puissance, de domination, d'expansion ou d'affirmation de soi.

L'homme devient disponible à la fusion affective lorsque les *fonctions* et *les actes* inhérents à la sphère spirituelle et à la sphère somatique sont réduits au silence, se trouvent éliminés du circuit[41]. La fusion affective aspire l'homme qui n'a plus alors conscience ni de son corps ni de son esprit[42]. Ainsi touché, il s'élève héroïquement au-dessus de son corps tout en renonçant dans un abêtissement à sa dignité spirituelle. Dans une sorte d'ivresse, de toute puissance, le moi corporel et le moi spirituel se fondent et disparaissent dans le mouvement vital passionné de la collectivité une et indivisible.

41 Max Scheler *op cité* p 97-98.

42 *Id* p 16.

Il est fondamental de distinguer dans les formes de l'affectivité celles qui s'attachent à la dignité de l'individu de celles qui, procédant de l'identification, s'en éloignent.

Ainsi Scheler privilégie-t-il la sympathie proprement dite à la reproduction cognitive de l'affect, à la fusion et à la contagion affective et trouve à la source de la sympathie, l'amour et à la source de tout amour : l'amour de Dieu pour sa création. L'amour à l'œuvre dans la sympathie pour l'homme doit, selon lui, à l'instar de l'amour divin s'étendre à la nature. Saint François d'Assises, grand écologiste, tourne vers elle, dans un étonnement le regard émerveillé, la conscience attentive et respectueuse. Amour serein, moins fracassant que l'amour de la patrie. Saint François dialoguait avec les oiseaux et Buber dans le *je-tu* dialogue avec les arbres. Ainsi la nature éveille-t-elle notre spiritualité.

Amour de la patrie ? Mais quelles haines se sont déversées en son nom dans les oreilles de l'époque schélerienne : haine du *Boche* d'un côté du Rhin et haine du Français de l'autre, attisées de part et d'autre comme le note Léon Werth par l'identification de la patrie et de la civilisation, de la patrie et de la religion. La fusion dans la masse qui fait perdre à l'homme son individualisation le précipite vers l'héroïsation et l'abêtissement : « L'homme ne peut rentrer, se fondre dans la foule qu'en s'élevant au-dessus de son état corporel, en même temps qu'il est dépossédé en tant qu'être spirituel » écrit Scheler[43]. La pensée et les sentiments personnels s'évanouissent comme le corps et ses besoins ; la foule et le guide dictent les raisons de vivre et de mourir.

La sympathie comme forme affective supérieure à la fusion et à la contagion touche l'intelligence et la sympathie, comme le remarque Maurice Pradines, doit s'éveiller avec la compréhension[44]. Elle est une véritable mutation qui ne peut être assimilée à une amplification de l'instinct comme elle s'observe dans le règne animal ou à une réaction mimétique et quasi réflexe comme la contagion et la fusion semblent les présenter. Cette compréhension

43 *Id* p 100.

44 Pradines *op cité* T II p 572.

qui appartient à la sympathie, cet heureux alliage d'affection et de raison évoque dans une commune pensée les *oculi cordis* de saint Augustin et la *logique du cœur* de Pascal.

L'homme peut aussi analyser ses sentiments, avoir l'intuition de leur essence, savoir si ce qu'il éprouve est de la sympathie, de la fusion ou de la contagion, bien que ces deux derniers états entravent les capacités d'analyse et de critique de soi. Dans la sympathie, quelle place prenons-nous ? Concernant l'acte moral, le débat ancien (La Rochefoucauld, Kant) tente de partager la satisfaction de soi et le soulagement d'une conscience qui se met en règle et ce qui se dirige fondamentalement vers autrui. L'acte moral est-il pour moi ou pour l'autre ? Où situer l'égoïsme de vilaine réputation et l'altruisme paré de toutes les vertus ? Dans le domaine affectif, si l'autre homme, mon semblable est visé, alors, nous sommes en sympathie. Par contre, si la place est tenue par l'*ego*, par l'âme avide de se sentir si bonne, la belle âme qui sourit de se voir « si belle et si bonne en ce miroir », alors dans ce miroir la sympathie s'évanouit avant d'être née. Mais éprouver de la joie à aimer n'est pas illégitime et la sympathie ne doit pas être le bagne ! Quelle contorsion, quel masochisme justifieraient l'inverse ? Plus subtile est cette sympathie effleurée, ce sentimentalisme des *bons sentiments* que Ruth Klüger évoque dans son livre *Refus de témoigner*[45]. Ce refus s'applique à ce qu'elle appelle la mémoire dévoyée, le kitsch des camps où les montreurs d'images cinématographiques exhibent surtout leur peine et mettent en scène leur empathie à posteriori de réalités qu'ils n'ont pas vécues. Le spectaculaire estompe la tragédie de ceux qui les ont réellement traversées.

Pour éprouver la sympathie, l'intelligence du cœur et des images suffit, car les images naissent de l'intuition et de la réflexion, dans le recueil d'un texte, d'un récit. Dans *La mort d'Ivan Ilitch*, la nouvelle exemplaire de Tolstoï, le serviteur Guérassime prodigue à Ivan Ilitch, son maître malade, des gestes d'apaisement, des gestes affectueux, oasis d'affection dans un désert d'indifférence. Guérassime est un serviteur, l'envers d'un maître, il est en pleine santé, il ne sait pas ce qu'est être malade, il n'a pas vécu ce que vit

45 Ruth Klüger *Refus de témoigner* Op cité p 321 à 331.

Ivan Ilitch. Superbement sous la plume de Tolstoï, la sympathie vient du plus humble, la grandeur humaine naît du plus humble et cette sympathie n'est pas tragique, elle est souriante, elle est simple, c'est-à-dire extraordinairement intelligente, intuitive et prévoyante. Il n'est pas nécessaire et il ne suffit pas d'avoir vécu une situation douloureuse pour éprouver de la sympathie lorsqu'un autre homme y est confronté. Il n'y a pas en ce domaine de transfusion de *moi* à *moi*, de l'autre à nous par une sorte d'empirisme affectif, mais il y a notre histoire qui résonne en nous, à travers nous : les images de notre histoire, les liens de notre histoire, la morale de notre histoire. Et paradoxalement, ce dont nous n'avons pas conscience, c'est-à-dire les racines de notre acte, détermine notre liberté.

Sans doute moins dramatique, mais éloquente quant à l'acte libre, est l'histoire de *Boule de Suif* écrite par Maupassant. Cet auteur sait, avec génie, faire surgir de la plus brève et la plus légère (en apparence) de ses nouvelles, un petit traité de morale. Boule de Suif, jeune prostituée surnommée ainsi à cause de ses rondeurs, voyage en *bonne compagnie*, compagnie bien-pensante, religieuse et bourgeoise, compagnie donneuse de leçons, à laquelle il ne faut rien conter quant au bien et au mal. Au Relais, car il faut bien que les humains et les chevaux dînent, s'abreuvent et dorment, l'officier prussien qui est maître des lieux (nous sommes en 1870) exige pour laisser repartir l'équipage, les faveurs de Boule de Suif. Celle-ci refuse, puis par une sorte de sympathie afin que les autres voyageurs (passés bien vite du mépris à la prière) soient libérés (et sans doute aussi qu'elle en soit libérée), elle accepte. Elle aura bravé le *Prussien* et sauvé ces Français à la morale girouette et bavarde, ces Français avec lesquels elle avait partagé ses provisions et qui à présent se goinfrent, sans pour elle un regard, soulagés, égoïstes. Morale : la femme de petite vertu a le plus de vertu !

Questionnant la genèse du sentiment de sympathie, le psychiatre Maurice Berger a, dans un remarquable ouvrage, rigoureusement établi l'importance de la qualité des relations parentales dans la genèse de l'affectivité de l'enfant et de ses capacités de sympathie. Cette action est telle qu'elle modèle certaines structures cérébrales de manière observable[46]. Sur cette nécessité vitale du lien humain se rencontrent sans aucune équivoque la psychologie, la philosophie, les neurosciences et la psychanalyse[47].

Dans l'heureuse évolution, l'autre nous aura connu, reconnu, enveloppé de son amour, de ses soins, aura deviné nos douleurs, nos souffrances, nos joies, nos espoirs. Il nous aura deviné sans nous posséder.

La sympathie nous est nécessaire, bien plus qu'une gaieté permanente et monochrome qui nous semblerait vite fastidieuse. L'homme est précocement un être de souci et de compassion et les psychologues ont remarqué la sensibilité des enfants aux histoires tristes, car dans ces récits, ils pouvaient éprouver de la sympathie.

Nous percevons originellement l'existence d'autrui, nous la percevons originellement dans son visage et son expression, son sourire, le dialogue des regards, et la sympathie est comme la forme naturelle de cette connaissance[48]. Nous nous projetons dans autrui aussi spontanément que dans les choses. Au-delà et plus encore, le monde des objets, de l'espace, de l'hypothético-déductif, le monde de la mécanique du monde, grâce à autrui tout à coup se peuple, tout à coup se vitalise. Notre affectivité se tourne aussi vers le passé : dans la contagion de la tradition évoquée par Scheler, mais plus personnellement dans cette sympathie qui nous attache à l'histoire. La littérature, dans ses récits, fait revivre des personnages réels ou vivre des êtres de fiction pour lesquels nous pouvons éprouver une grande sympathie. Plus concrètement, nous ressouvenant de la maladie et de la mort d'un être cher, nous ressentons une admiration

46 Maurice Berger *« Voulons-nous des enfants barbares ? »* Ed Dunod 2008. Le stress précoce et chronique augmente la sécrétion de cortisol qui est toxique pour le développement du cerveau du nourrisson en particulier de l'hippocampe où s'organisent la mémoire affective, l'intégration des émotions, les comportements d'attachement et la mémoire des apprentissages. Ces lésions visibles à l'I.R.M ne se limitent d'ailleurs pas à cette région (Berger p 22).

47 En évoquant par exemple les travaux de Winnicott sur la place fondamentale des relations affectives pour le psychisme du bébé et l'appui qu'elles seront pour lui la vie entière, sans qu'il soit possible, nécessaire ou souhaitable d'être un parent parfait (cf la notion de "mère suffisamment bonne").

48 Pierre Karli *« Le cerveau et la liberté »* Ed Odile Jacob 1995 et Maurice Pradines *Traité de psychologie générale* Op cité p 573.

pour son courage, une sympathie pour lui dans sa souffrance qui est une sympathie bien présente et non le souvenir de la sympathie que nous avions éprouvée.

En parlant de la fusion affective, Scheler prend l'exemple de l'acrobate du spectacle auquel nous assistons : s'agit-il d'une fusion ou d'une véritable absorption de notre *moi* par le *moi* de l'acrobate ? « Je ne fais pas un avec l'acrobate, je suis seulement attaché à lui » répondra à cette question Édith Stein. Nous ne faisons pas un avec les autres, nous sommes seulement attachés à eux. Nous ne faisons pas un avec notre passé, nous sommes seulement attachés à lui, mais il nous saisit et nous le saisissons par la main. Nous nous identifions aux signes qu'il nous adresse, moins pour prolonger le temps que pour prolonger notre âme.

La philosophie de Max Scheler est liée à l'époque et au monde dans lequel il a vécu ; liée à un temps, avec sa vie concrète et sa culture. Sans doute, lors de la Première Guerre et dans un contexte belliciste, a-t-il écrit *Der Genius des Krieges* dans lequel la guerre apparaissait révélatrice des valeurs d'authenticité, de solidarité. Même les esprits interrogeant la nature humaine à laquelle ils étaient sensibles ne semblaient pas imaginer un seul instant l'immensité de l'enfer. Mais réaliser ce qui s'était passé cheminait dans les consciences et en 1927, un an avant sa mort, Scheler prononcerait une conférence sur le pacifisme.

> Ô parents qui portez dans vos cœurs, pour la pérennité de vos larmes, les détails de cette maladie qui faucha vos aimés ! Mamans qui vous remémorez toujours les frissons, toutes les plaintes de vos petits morts de telle fièvre ! Comment vous pûtes vous contenter de ces explications « Mort au champ d'honneur », « La France » ? Comment vous fûtes peu curieux de nos agonies ! Aussi, je vous le dis, vous pleurez des absences, non pas des morts ; et la boue du premier hiver, mer de pus, gluante chaux vive qui rongeait un cadavre en une heure et le digérait en un jour est un fameux Léthé. […] Attablée de Souain à Beauséjour, la Mort avait faim et coûtait cher à nourrir. Aussi les cuisiniers à feuilles de chêne lui resservaient souvent l'infâme

> ratatouille des débris de régiments qu'elle avait dédaignés jusqu'à deux ou trois fois[49].

Il n'est pas impossible que ce texte de Jean Bernier ou de semblables n'ait accompagné sa réflexion.

Nous pouvons comprendre l'attachement de Minkowski à l'œuvre de Scheler. D'abord, car il y trouve une philosophie de la personne, de l'affectivité, des valeurs, une perspective spirituelle, l'envers du regard chosifiant l'être humain. Ensuite, la phénoménologie schélerienne ne s'attache-t-elle pas à ce que nous vivons et éprouvons, à ce monde affectif dont les éléments doivent être analysés avec rigueur.

Ce monde affectif, ce noyau de notre existence, les bouleversements que les maladies mentales lui infligent soulignent encore le caractère essentiel qu'il revêt pour l'être humain. Bouleversement de l'anesthésie douloureuse des déprimés mélancoliques où les malades ressentent au paroxysme leur inhibition affective, savent bien ce qu'ils devraient ressentir, mais ne le peuvent pas. Bouleversement de la disjonction de l'affectivité du patient schizophrène, car ce qu'il vit est détaché de l'affect qui devrait naturellement l'accompagner. La clinique psychiatrique permet de saisir ce que le terme de souffrance affective signifie et par là, de comprendre ce qu'est une affectivité dans les limites de la normale.

L'affectivité ne marche pas au même pas que les événements, elle a son rythme propre, elle peut se *fixer* et assurer à notre existence, écrit Minkowski, *stabilité et profondeur*. Sans que celles-ci en excluent le dynamisme, car nos sentiments naissent, croissent, vivent et parfois meurent, parfois persistent dans le souvenir, parfois se recréent. La profondeur de notre affectivité et que notre affectivité nous confère ne peut se comprendre qu'en considérant la volatilité de notre existence prise dans l'écoulement du temps.

Sans doute, le monde matériel, le monde des objets peut nous donner un sentiment de stabilité et d'étendue ; par contre, l'affectivité seule peut nous accorder la profondeur. L'amour est ce

49 Jean Bernier *La percée* Op cité.

qui nous porte, nous pénètre, ce qui colore notre monde nous donne mille raisons de vivre. Ce sentiment, nous le retrouvons jour après jour et c'est à cette identité de l'affectivité à elle-même que le terme de fidélité employé par Minkowski nous paraît le mieux correspondre.

Cette fidélité nous semble plus une capacité d'attachement, une tension de l'amour vers son prolongement que la crispation aveugle du pur devoir d'être fidèle à un amour qui n'existe plus. Cette « façon d'être porté à la fidélité » dont parle Minkowski est sans doute inhérente à l'amour, que serait-il en effet si commençant, il n'avait que la hâte de sa fin. Quant à la fidélité comme sentiment social et nous souvenant qu'elle constituait une vertu cardinale du national-socialisme , nous la prendrons avec les pincettes de la nuance et de la méfiance.

Dans sa préoccupation de dénouer le normal, l'excessif et le pathologique, Minkowski traite avec précaution du terme d'*arriération affective*. Sous ce mot étaient rassemblées des affections aussi diverses que certaines psychopathies et certains troubles caractériels, mais aussi la schizophrénie et certaines perversions. Il est vrai que trop diffus et placé hors du *fond mental*, le terme perd sa spécificité et sa signification. De même, l'autisme schizophrénique ne peut s'expliquer par une fixation de l'affectivité du patient à son propre moi, car dans une perspective si réductrice, nous assimilerions une manifestation clinique à la cause de la maladie. Quant aux stades de l'évolution affective décrits par Freud, ces instruments de découpe de cette matière mouvante qu'est l'affectivité sont à manier avec précaution. En psychopathologie comme dans les autres domaines de recherche, les hypothèses et les théories doivent servir d'outils à notre pensée et ne pas être traitées comme des dogmes. La vérité est toujours un moment. La notion de *maturité affective* est à utiliser avec la même prudence, car l'être humain croissant en âge conserve ce que Minkowski nomme des *incrustations* qui rappellent l'enfance. Incrustations ou véritables pépites, car aimer et être aimé, ces aspirations de tout âge nous maintiennent en vie, pourvu que nous sachions nous réjouir.

Se méfiant des analogies hâtives, Minkowski évoque le lien opéré par certains cliniciens entre la maladie mentale, essentiellement la schizophrénie, et la mentalité primitive. Nous sommes en pleine période coloniale florissante et le livre de Lévy-Bruhl, *La mentalité primitive*, paru en 1922 a reçu un large écho. À la visée psychologique et scientifique s'ajoute un objectif politique et sans doute celui-ci guide-t-elle celle-là. Car il importe aux colonisateurs de mieux comprendre les populations pour mieux les gouverner et sans nul doute mieux les exploiter.

Dans son ouvrage, Lévy-Bruhl différencie d'une mentalité civilisée, logique et rationnelle, une mentalité primitive, mystique peuplant le monde vécu de puissances occultes responsables des événements de l'existence. Ce monde invisible de puissances surnaturelles est tapi derrière le monde visible et l'un et l'autre se pénètrent. Le principe de causalité est absent des enchaînements matériels et confié à un monde des esprits : esprits des morts, des animaux, des arbres, des plantes, des objets. Ce monde très animé est tenu responsable de la mort, des accidents, des maladies. L'équilibre y est très fragile, sensible aux incantations et la vie est suspendue aux rêves, aux présages, aux maléfices. Dans cet univers qui ignore le hasard, il n'y a pas d'opposition entre l'esprit et la matière. La conception du monde, l'imperméabilité à l'expérience, l'indifférence aux contradictions logiques et la pensée paralogique rapprocheraient la pensée du schizophrène des représentations mythologiques des sociétés archaïques.

Cependant, il ne peut y avoir là qu'un rapprochement, car le défaut de cohésion et d'unité de la conscience et de la personnalité du patient schizophrène, le délire hallucinatoire dont il souffre et où il subit des influences extérieures mystérieuses d'ondes ou d'esprits matérialisés pour lui par des voix entendues, ne suffit pas pour identifier cet état pathologique à la *mentalité primitive*.

Alors que l'autisme schizophrénique est un enfermement sur soi lié à l'incapacité fondamentale de communiquer, la société dans laquelle vit le *primitif* est un monde affectif d'échange et de partage. Surtout, la maladie psychotique se caractérise moins par la présence d'hallucinations que par le bouleversement du monde psychique du patient et de sa relation à la réalité, par un défaut de cohésion et d'unité de la conscience et de la personnalité disait Henri Ey, l'état délirant apparaissant comme un essai de construire une pseudo-réalité, comme une tentative de trouver un sens à ce bouleversement. Quant à la crainte des esprits et des maléfices, pour intense qu'elle soit, elle n'est pas comparable à l'angoisse de la psychose que Karl Jaspers a décrite sous le terme de *Wahnstimmung* (littéralement, l'ambiance délirante), paroxysme de catastrophe et d'étrangeté, catastrophe schizophrénique se présentant comme le décrivait Ludwig Binswanger sous la forme d'une irruption de quelque chose d'innommable, de lugubre, de sinistre, d'épouvantable.

L'impossibilité de l'expression et de la communication se surajoute à la souffrance psychique extrême, car, le notait Minkowski « le schizophrène ne fuit point la réalité, frappé dans ses forces vives, il ne trouve plus de voies d'accès vers elle, comme si ces voies étaient coupées devant lui ». Dans cette perte du contact vital avec la réalité, c'est la vie tout entière et non une part d'elle-même qui se disperse dans le flot de la subjectivité.

Quant à la notion de *mentalité primitive*, il est bien difficile de lui dénier l'aptitude au raisonnement et l'accès à la causalité que nécessite le plus petit début de la constitution d'outils. Ce qui différencierait alors *mentalité primitive* et *non-primitive* serait l'aptitude à la logique, à la pensée abstraite, la capacité de confier aux événements de la vie des raisons matérielles. Mais tout *blanc européen* n'a pas la grâce innée du calcul intégral et n'est pas immunisé contre la croyance à l'immortalité, à l'au-delà, à l'enfer. Et pourtant, les découvertes et les explications scientifiques du monde auraient dû, dans un cheminement continu et sans retour lui conférer la rationalité et l'objectivité. Force nous est de constater que la croyance à l'irrationnel, aux esprits, aux revenants, aux maisons hantées, aux pouvoirs surnaturels qui habite l'homme moderne témoigne d'une mentalité qui en *primitivité* n'a rien à envier à l'homme de Lévy Bruhl.

Il n'y a pas par essence de zoologie des peuples, et la raison, dont Husserl aurait été le dernier à nier le pouvoir, ne nous guérit ni des croyances ni des sortilèges. Plus qu'un îlot, ceux-ci constituent un continent de résistance. Mais ce qui nous intéresse dans l'histoire de la *schizose-primitive* est moins son contenu devenu suranné que l'attitude de Minkowski à son égard et dont le retour *aux choses mêmes* de la clinique permet d'éviter les assimilations hâtives.

La *familiarité* est une notion affective importante. Le *familier* est ce qui s'oppose à *l'étrange* et son sentiment d'hostilité vague, sourde, implicite. Le familier dépasse *l'habituel* par son caractère affectif. Alors que l'habituel est d'une tonalité affective neutre , le familier s'enveloppe, dans la constance du *sentir*, de bien-être.

Nous avons *l'habitude* de marcher, mais la contrée dans laquelle nous avançons nous est *familière*. Alors que l'habitude désigne une action et l'habituel le champ des actions que nous faisons sans y penser, le familier est un sentiment. Lorsque nous étions enfants, nos parents, notre famille ou les adultes qui nous ont aimés ont marqué en nous un sentiment de confiance naturelle dans le monde. Et ce monde tel que nous le ressentons est devenu une terre a priori connue et tranquille, même si concrètement nous en constatons les orages, même si intellectuellement nous savons, sans trop y croire, que rien n'y est assuré. La souffrance peut-elle nous devenir familière ou, si nous ne pouvons nous en libérer, devenir un *habituel* ?

À moins d'un dolorisme affiné et d'un goût pour la flagellation, la souffrance n'appartient jamais à la famille, elle est de ces intrus qui *s'incrustent* et qu'il faut endurer ! La perte du sentiment de familiarité survient lorsqu'il y a une rupture subite de ce fond de confiance dans le monde, lorsque nous subissons une agression ou un traumatisme ou lorsqu'un proche est touché par une perte des capacités intellectuelles. Ainsi lorsque cette mère aimante que je chérissais ne me reconnaît plus et qu'elle me regarde avec hostilité comme si elle ne m'avait jamais connu.

4 - L'affectivité est notre humanité

La catégorie du *monstrueux* pose de la façon la plus crue, la question de l'affectivité. Que ressent le monstre dans son acte et qu'en ressentons-nous ? Le monstre, tel que nous nous le représentons est l'être dépourvu de toute affectivité. Nous pouvons lire la *Psychopathia Sexualis* de Richard von Kraft Ebing[50], ce catalogue argumenté des perversions écrit à la fin du dix-neuvième siècle et y découvrir l'abject de comportements médico-légaux : meurtres sadiques, zoophilie, nécrophilie, nécrophagie, etc. Les temps modernes ont aussi leurs Gilles de Rais, leurs sergents Bertrand, leurs Vacher, leurs Jack l'Éventreur et Landru comme le docteur Petiot, ne sont pas si lointains. Le meurtre est devenu un sujet de prédilection des écrans. Dans cette *monstration* des séries télévisées, le *serial killer* finira par se faire prendre aux détours d'une empreinte (de digitale elle est devenue génétique) par l'astucieux détective… mais quel frisson ! Autrefois, on assistait seulement à la fin du spectacle, mais *en vrai*, lorsque la *machine à décerveler* du Père Ubu, la guillotine se mettait en route, la foule se massait et le spectacle était assuré.

Le caractère affectif de la *monstruosité* apparaît avec force et ambiguïté dans le crime passionnel. Celui-ci déclenche parfois une curieuse compréhension, une curieuse compassion. Peut-on reprocher à un être humain de trop aimer ? Autant lui reprocher d'être trop humain ! Quelque romantisme identificatoire nous pousse à comprendre cet acte *affectif*, alors que le crime inaffectif, lui, suscite en nous l'horreur, la haine, la peur. D'où vient cette tendance à atténuer la *monstruosité* du crime passionnel alors que la possession, la tyrannie et l'égoïsme savent être monstrueux ? Est-ce un crime de trop aimer ? Si l'amour excessif n'est pas en soi un crime, les conséquences peuvent en être criminelles.

Le caractère monstrueux du crime est ressenti à la mesure de la gravité de l'atteinte physique subie par la victime, de l'innocence ou de l'incapacité à se défendre. Ces actes nient la victime dans son humanité, la traitent comme le simple objet de pulsions archaïques et

50 Richard Von Kraft Ebing *Psychopathia Sexualis* Ed Payot 1969

l'auteur de cette violence appartient à la catégorie psychopathologique des perversions. Quant au patient souffrant de schizophrénie, penser qu'il est un criminel en puissance procède du jugement arbitraire. Sans doute existe-t-il dans cette pathologie des raptus impulsifs et des crimes immotivés, mais objectivement, ces patients commettent bien moins de crimes que *Monsieur tout le monde*. Par contre, ils s'infligent plus souvent automutilations, castration et plus souvent se suicident. Enfin, leurs grandes difficultés d'adaptation en font des victimes potentielles. « Le trouble schizophrénique n'appelle point directement un comportement de cet ordre », rappelle E. Minkowski en parlant du comportement monstrueux. Nous devons garder ces mots à l'esprit, car l'opinion lie trop hâtivement la maladie mentale au crime.

L'affectivité et la sympathie, la vertigineuse et mystérieuse communication des consciences, l'élan personnel qui, à n'être pas dirigé vers la personne tourne en vain, nous conduisent avec Minkowski à la question morale. Bergson distinguait une *morale close*, nécessaire à la cohésion sociale, une morale de la raison qu'il nommait *le tout de l'obligation habituelle*, morale de l'interdit, de tuer autrui par exemple et une *morale ouverte*, morale d'aspiration, d'émotion créatrice, morale du cœur, de la liberté et non de la contrainte. Né de leur confluence, notre être moral oriente notre vie en fonction de que nous pensons de bien ou de mal, de juste ou d'injuste. « La force principale qui fait agir la personnalité, qui lui donne non seulement une part importante de son dynamisme, mais le sens même de son orientation réside dans la conscience morale. Si on ferme les yeux sur cette conscience, l'unité de la personnalité humaine est perdue de vue et l'homme n'apparaît que comme un agrégat de forces aveugles qui luttent les unes contre les autres » écrit Minkowski. Ainsi décrit-il la conscience morale et sa fonction rectrice dans la vie de l'homme, sans méconnaître pour cela ni la part du déterminisme biologique de ses comportements, ni les pulsions qui le mènent par le bout du nez.

Des deux morales dont parle Bergson, la morale ouverte, parce qu'elle en appelle à l'aspiration et à la liberté semblerait plus élevée, plus digne que la morale close, hâtivement assimilée à la simple obéissance, à la simple discipline. Mais si la morale ouverte suffisait à l'homme et allait tant de soi, comment expliquerions-nous que la question morale ait suscité tant de réflexions et tant de Traités[51] ! Et si notre acte moral se réservait à ce qui affectivement nous aspire, que ferions-nous de ce qui nous inspire aversion et haine ? Des limites de la morale d'aspiration, libre et créatrice, de *cet horizon divin, radieux où les vertus seraient chroniques*[52] naît la morale close, cette nécessité. Mais la volonté que cette morale close exige montre qu'elle vaut bien la morale ouverte. Elle est son rempart, son garde-fou. De plus, la conscience de sa nécessité et de cette volonté qui la porte, la persévérance de cette conscience envers et contre tout plaisir, ne sont pas étrangères à l'aspiration. Il n'y a pas de vertus chroniques ni d'horizon divin et radieux et les contreforts de la morale close protègent comme ils le peuvent la structure délicate de la morale ouverte, comme ils le peuvent, comme ils le doivent, mais parfois s'écroulent.

Minkowski, soucieux de comprendre l'homme malade, pose la question de ce qu'est en lui et pour lui, la conscience morale. L'altération du jugement moral chez le patient schizophrène, lorsqu'elle existe, n'est pas un effet direct de la maladie, mais « une conséquence du flou, du vague, de cette désagrégation qui caractérise ces malades » écrit-il[53]. Dans cette conscience qu'il *brouille*, l'autisme n'exclut ni l'ouverture (la morale *ouverte* de Bergson) ni la conscience de l'autre. L'ambivalence n'interdit pas toute décision et les patients peuvent aussi vivre la solidarité avec une intensité et une authenticité qui pourraient surprendre des esprits pour lesquels la maladie mentale est un continent aride.

Cette conscience est bien loin de celle qui, peu préoccupée de morale organise les dictatures et les séismes humains. La politique, la dictatoriale, celle qui dégrade l'homme n'est pas le fait de schizophrènes, mais de paranoïaques dont la folie n'a pas le caractère à l'évidence pathologique du grand trouble hallucinatoire.

51 Et pourtant… « La plupart de nos ouvrages de morale ne sont vraiment que de jolis cadres mis autour des dix commandements » écrit Lichtenberg.

52 Vladimir Jankélevitch *Cours de philosophie morale* Ed Seuil p127.

53 E.Minkowski *Traité de Psychopathologie* Op cité p 459.

Les schizophrènes ont-ils ou non une conscience morale ? Pourquoi ne pas poser la question de l'existence, chez eux, d'une âme !

L'émotion, le sentiment et l'humeur baignent notre existence. L'affectivité dirige notre vie, parfois par le bout du nez. Mais nulle part dans l'œuvre de Minkowski plus que dans ses études sur la schizophrénie n'apparaît aussi puissamment le lien, l'alliage, le nœud gordien de l'affect et du rapport au monde.

Minkowski, étudiant la schizophrénie, le perçoit profondément, car il accorde une grande place à la notion de *contact vital avec la réalité*. Alors que Bleuler considère l'autisme comme une domination pathologique de la vie intérieure, Minkowski et Rogues de Fursac y voient un trouble profond de l'attitude générale de l'individu vis-à-vis de l'ambiance. Cette altération du contact vital avec la réalité constitue pour eux l'élément essentiel de la schizophrénie. Le contact vital avec la réalité n'est pas une fonction cérébrale spécialisée comme le langage par exemple. Elle concerne notre conscience en action dans son rapport avec le monde, l'ambiance ressentie, l'étrangeté ou la familiarité que nous éprouvons de lui et de nous-mêmes. Afin de rendre concret ce contact vital, Minkowski évoque la contemplation devant un paysage et les notions de mesure et de limite, de nuance telles que nous les éprouvons dans la vie. Ainsi, les règles qui régissent la vie humaine doivent être modulées selon les situations et les êtres particuliers auxquels elles s'adressent. *Summum jus Summa injuria* (droit extrême, extrême injustice), l'adage romain met en garde la justice contre une application des lois sans mesure ni limite, car elle irait contre son esprit même.

Mais la pathologie, sous l'aspect de sa perte nous donne une idée plus précise encore de cette notion. Minkowski l'illustre par l'exemple d'un patient :

> Il s'agit d'un patient âgé de trente-deux ans qui vient nous consulter au dispensaire de prophylaxie mentale. Il se plaint d'une *décomposition physiologique* qu'il ressent depuis quelque temps, de *vide dans la tête* qu'il attribue à une salivation exagérée ; sa voix le *suggestionne*, elle est *comme morte* et produit l'impression d'une *voix de revenant*. Tout son être

> d'ailleurs, ainsi que sa voix, nous dit-il, subissent une *régression* ; il se sent reporté à l'époque d'il y a quinze ans, époque à laquelle il débutait dans l'enseignement comme jeune suppléant.

Ce patient ne présente ni hallucinations ni idées délirantes, mais, une attitude retient Minkowski :

> Le malade nous raconte que depuis des années déjà, il s'intéresse beaucoup aux problèmes philosophiques ; il avait pris l'habitude d'inscrire ses réflexions et avait réuni ainsi un stock considérable de notes. Nous lui demandons s'il avait lu beaucoup d'œuvres philosophiques. Voici la réponse « Non, au contraire, je m'étais imposé le devoir de ne pas lire, pour ne pas déformer ma pensée ». Il fuyait aussi les hommes « pour ne pas être troublé dans ses réflexions ». L'attitude autiste se dessine ainsi on ne peut plus nettement. Il s'isole du monde pour puiser en lui-même la source de ses pensées philosophiques.

Cette *indépendance autistique* n'a aucune parenté avec le besoin ordinaire de nous isoler et de réfléchir à *tête reposée*, loin des bruits du monde, car nous restons-là en contact avec l'ambiance par nos pensées, nos rêveries et nous gardons ce sentiment d'harmonie avec la vie. Cette harmonie qui n'est ni une conformité ou une adaptation à la pensée ambiante. « Être en accord avec la vie et avec soi-même » dit Minkowski et ajoute : « La vie a ses raisons que la raison ne saurait formuler » où nous reconnaissons les mots de Pascal autre grand psychologue : « Le cœur a sa raison que la raison ne connaît point, on le sait à mille choses ». Mille choses qui nous parlent, mille choses, mais peut-être moins, qui ouvrent au mystérieux présent et surprennent notre cœur.

Le patient de Minkowski est loin de cette harmonie même solitaire, car il s'isole, se clôt et fuit tout ce qui de l'extérieur pourrait en bon dialogue philosophique nourrir sa réflexion. Son rapport à l'ambiance est marqué par deux traits. L'*attitude antithétique* tout d'abord, car tout acte de la vie est envisagé du côté de l'antithèse, du oui ou non, du bien et du mal, de l'utile ou du nuisible. Le patient est *doctrinaire* et passe tous ses actes au crible de ses principes. L'*attitude égocentrique* ensuite, d'un égocentrisme actif, car le patient applique toute son activité à sa propre personne et son élan personnel se concentre tout entier sur son moi. Il détermine ses actes par des principes impersonnels et adopte un système : un principe par semaine et il ne répond aux questions que lorsque celles-ci correspondent à ses principes. Retrouvant après guerre son travail d'instituteur, il appliquera le principe de l'indulgence puis celui de la sévérité militaire. L'absence de nuance et le caractère impersonnel marquent ses principes de vie. Tout y est construit, prédéterminé, le patient établissant à l'avance le plan des pensées qui l'occuperont. Le devenir est une sorte d'espace à combler de pensées formelles, sans interstice, sans surprise, sans rêverie, sans intuition. La vie ignore le hasard, l'imprévu, la contingence et toute influence extérieure qui tente de les y introduire est vécue comme une atteinte à la personnalité.

Dans l'existence *normale*, nous tenons compte de l'avis des personnes extérieures sans vivre ces avis comme un danger, sans nous sentir entravés dans notre liberté, mais pour ce patient, aucun dialogue semblable n'est possible. Cette manière de vivre, de penser et de ressentir définit le *rationalisme morbide* qui s'oppose au contact vital et à la perception du devenir. Comme si était réalisée à l'extrême, cette opposition de l'esprit de géométrie et de l'esprit de finesse que décrit Pascal dans le *Discours sur les passions de l'Amour* :

> L'esprit de géométrie a des vues lentes, dures, inflexibles, mais le dernier a une souplesse de pensée qui l'applique en même temps aux diverses parties aimables de ce qu'il aime. Des yeux, il va jusqu'au cœur et par le mouvement du dehors,il connaît ce qui se passe au-dedans.

Sans doute inspiré de ces propos, Minkowski relatera un cas de *géométrisme morbide*. Le projet d'agrandissement de la gare de l'Est dont on parle dans les journaux est, pour cet autre patient, l'événement le plus important de l'actualité. Événement spatial et mathématique ; d'ailleurs, les critères mathématiques exercent sur sa pensée et sa conduite une emprise morbide et les événements valent selon leurs dimensions ou leurs caractères géométriques. Il a commencé à s'obséder dès l'âge de seize ans à propos des constructions, interrogeant la solidité des murs et des voûtes d'église. Puis est apparue la *manie de la symétrie* (il marche de préférence au milieu de la rue, ne peut commencer un traitement en décembre, car celui-ci se trouvant à cheval sur deux années serait *écartelé*) ainsi que dans le même temps, *l'obsession des poches* (les poches droites permettent un rapport de parallélisme entre des choses extrêmes : les bras et les jambes).

> Le plan dans la vie c'est tout pour moi déclare-t-il, je ne veux à aucun prix déranger mon plan, je dérange plutôt la vie que le plan. C'est le goût pour la symétrie, la régularité qui m'attire vers mon plan. La vie ne montre ni régularité ni symétrie et c'est pour ça que je fabrique la réalité. C'est au cerveau que j'attribue toutes mes forces. *Je ne crois à l'existence d'une chose que lorsque je l'ai démontrée.* Par exemple, le corps de la femme produit une impression sur l'homme. Pourquoi ? Voilà une chose dont je doute parce que je ne peux pas arriver à la démontrer.

Un autre patient de Minkowski déclarera :

> À part la raison qui n'a pas souffert et est intacte, tout le reste est en dérèglement complet. *J'ai supprimé l'affectivité comme je l'ai fait pour toute la réalité*. J'existe au point de vue du corps, mais je n'ai *aucune sensation interne* de la *vie. Je ne sens plus les choses.* Je n'ai plus de *sensations normales. Je supplée ce manque de sensations par la raison.* Il m'est arrivé depuis ma maladie de supprimer l'impression du temps. Le temps ne compte pas pour moi. Je mets un temps infini à accomplir le moindre acte de la vie courante. Je sens que je raisonne bien, mais dans l'*absolu*, parce que j'ai perdu le contact avec la vie.

Ces observations cliniques montrent combien le contact vital est le lieu de rencontre, la base, le lien le plus fondamental de l'affectivité et de notre rapport à la réalité.

Pour Minkowski, la sympathie ne fut pas une province de l'âme à laquelle il est bon de consacrer quelque étude, mais une donnée concrète de la conscience et de l'existence. L'intropathie, ce fameux *diagnostic par pénétration* que la lecture de Scheler lui inspire, utile à sa pratique psychiatrique est d'une définition délicate. Bien subtile que cette forme de sympathie associée… à une neutralisation des affects, autant dire une sympathie sans sympathie ! Cependant, les mots du psychanalyste anglais D. Winnicott définissant l'attitude du thérapeute comme « vulnérable et professionnelle » peuvent nous éclairer. Être *vulnérable*, c'est être sensible à ce que dit et vit le patient, mais être professionnel est préserver la distance nécessaire à une juste analyse. L'intropathie dans le regard de Minkowski nous semble proche de l'attitude que recommande Winnicott dans la pratique psychanalytique.

« Un des principes fondamentaux de Valéry est que la philosophie d'un homme ne réside pas dans ce qu'il dit de philosophique, mais plutôt dans ce qu'il fait et dans la manière dont il le fait, dans le genre de volonté, d'organisation mentale, de fonctionnement intellectuel que manifestent ses actions, ses réactions, ses projets et ses réalisations », écrit J. Bouveresse dans un texte récent évoquant la philosophie de Paul Valéry[54]. Si le caractère d'une philosophie ou une philosophie de caractère s'estiment à ces critères, la pensée de Minkowski nous semble sans équivoque y correspondre.

La sympathie et le respect de l'individu auront animé son analyse critique des idéologies médicales du temps, lorsque l'hygiénisme et l'eugénisme tenaient le haut des tribunes. Et que dire de son activité au sein de l'OSE, sinon que cette forme pacifique de résistance et de lutte pour la vie l'exposait à tous les risques ?

L'OSE était initialement une œuvre de secours aux populations juives défavorisées. Fondée en Russie en 1912, elle avait fui le nazisme et trouvé refuge en France. Elle y devint une association de secours accueillant les enfants juifs, ceux d'Allemagne et d'Autriche, puis les enfants juifs de France. À Paris, autour de Minkowski fut créé un réseau de patronages et de maisons d'enfants. Durant la guerre, cinq mille enfants échappèrent aux rafles, et à la libération, l'OSE prit soin de deux mille enfants devenus orphelins.

54 Jacques Bouveresse *De la philosophie considérée comme un sport* p 8 Ed Agone 2015

L'expression

1 - L'expression, la parole et le style

Lorsque nous parlons d'expression, nous pensons immédiatement au langage, à toutes les formes de langage : nous ressentons, pensons, vivons et nous traduisons ceci en gestes, en mots. L'expression est destinée à autrui, cet autrui fut-il nous-même. Elle est liée à l'affect, ainsi ne parlons-nous pas *d'exprimer* le théorème de Pythagore. L'expression vise ce que nous vivons : notre joie ou notre peine dans une nécessité, même si elle n'est pas dite explicitement, de le dire à l'autre. Le besoin de l'autre, la conscience que nous prenons d'autrui autant initiale que la conscience des choses, cette nécessité d'autrui : l'expression sera notre plus sûr moyen de la réaliser. « Notre âme est partout sauf en nous-même », écrit E. Minkowski, il est ainsi tout naturel qu'il traite de l'expression comme deuxième pilier de sa psychopathologie et seconde nécessité pour l'homme.

Nous *traduisons*, car le fond de notre tristesse, le haut de notre joie, aucun mot ne peut les transmettre *chose pour chose* : il nous est impossible de nous infuser dans l'autre, d'y greffer notre vécu. Si nous pensions être réellement en l'autre et que l'autre soit réellement en nous, alors nous serions dans le monde de la psychose.

L'expression ne se limite pas au langage humain et dans ses sens divers, elle semble au cœur du vivant . Ainsi parlons-nous de l'expression phénotypique du génotype : telle partie de code génétique réalise avec le soutien de la machinerie enzymatique la synthèse de telle protéine, un peu comme la partition se traduit en sons et en mélodie. La présence du vivant justifie l'emploi de cette locution que nous n'utilisons pas, sauf métaphoriquement, s'il s'agit d'un élément purement matériel : ainsi ne parlons-nous pas de l'expression pluvieuse d'un nuage. Cette expression phénotypique évoque ce que Max de Ceccaty développe dans son livre à propos des conversations cellulaires[55], des voix cellulaires silencieuses à nos oreilles, mais éloquentes entre elles. Dans une autre perspective, celle de nos actes perceptifs, de notre sensorialité, ce que nous nous représentons (une poule, un arbre) n'est-il pas, grâce au support des images, ce que nous exprimons à nous-mêmes ?

L'expression humaine, le langage humain ne se réduisent pas à un transfert mécanique et matériel d'informations sur les choses, à la simple circulation d'un message dont Von Frisch a fourni l'exemple lorsqu'il a étudié le *langage* des abeilles.

Partant de la distinction du langage pratique et du langage poétique, le linguiste Roman Jackobson a décrit les différentes fonctions du langage[56]. La fonction *référentielle ou cognitive* qui permet de désigner les objets et leur attribuer une signification : « il y a des nuages » ou « donne-moi une poire », par exemple. La fonction *émotive ou expressive* où l'attitude, l'état d'esprit du locuteur se traduit dans les interjections (le *Oh* de l'étonnement, le *Toi* de la surprise) et se manifeste par le ton employé, la mimique corporelle qui accompagne la locution. Ainsi pouvons-nous dire : « Tout va bien » sur un mode joyeux ou ironique, exaspéré ou indifférent. Ces signes qui accompagnent le message déterminent sa signification. La fonction *conative*, adressée au destinataire que nous appelons, que nous *commandons* et dont l'interjection fournit l'exemple (« Eh, toi ! ») constitue une acquisition précoce du langage de l'enfant (« Maman, pipi ! »). Il s'agit sous la forme

55 Max de Ceccaty *Conversations cellulaires et communications humaines* Ed du Seuil 1991. Dans cet ouvrage, l'auteur biologiste, spécialiste de microscopie électronique étudie les communications internes de l'organisme vivant, les échanges physico-chimiques, les messages, réponses et feed-back et les divers systèmes de communication à l'œuvre dans l'organisme. Il soutient l'idée que l'étude de ces "conversations cellulaires" pourrait éclairer les théories de la communication des sociétés humaines.

56 Comme Karl Popper, Jürgen Habermas ou Oswald Ducrot, Roman Jakobson aura été inspiré dans ses travaux par les recherches de Karl Bühler, entre autre, par son modèle des trois fonctions du langage : fonction expressive car le langage exprime l'intériorité de celui qui parle ; fonction appellative car le signal émis est un appel à l'auditeur dont il guide le comportement (refléxion, réponse, exécution d'une demande...) ; fonction de symbole ou de représentation car le langage se coordonne aux objets et aux états de choses. Karl Bühler *Théorie du langage* trad. Didier Samain et Jeannette Friedrich Ed .Agone 2009.

impérative (« Viens ! ») d'appeler, au sens littéral, de *pro-voquer* l'autre. La fonction *phatique,* acquise et utilisée précocement par l'enfant avec succès, vise le contact intersubjectif. Les échanges entre Rose Bivaque et Claudius Brodequin, ces deux amoureux du joyeux *Clochemerle* de Gabriel Chevalier en fournissent un savoureux exemple.« C'est ti toi la Rose ? » dit Claudius, « Oui c'est ben moi l'Claudius » répond La Rose, « Ah ben alors ! Ah ben ! » se disent-ils en un écho dont l'unique but est le maintien de leur contact.

Dans les messages langagiers, ces fonctions interviennent hiérarchiquement à des titres divers et la fonction dominante détermine la structure du message. « Je t'aime » est émotif et performatif (la parole est aussi une action) , « Je t'aime, entends-tu ! » y joint le conatif et ces mots d'amour peuvent même user de la fonction *métalinguistique* : « Je t'aime, entends-tu, le verbe aimer se conjugue au présent ! »

L'union de l'expression et de l'affectivité trouve dans la poésie sa forme accomplie et les figures de style, les tropes, décrites par Dumarsais seraient bien inutiles s'il suffisait très cognitivement d'appeler un chat un chat. « Mignonne allons voir si la rose qui ce matin avait déclose sa robe de pourpre au soleil n'a point perdu cette vesprée les plis de sa robe pourprée et son teint au vôtre pareil… » les immortels vers de Ronsard, pourraient bien peu galamment s'énoncer : « Madame, profitez de la vie amoureuse (avec moi si possible), car le temps passe et le corps se fripe ! »

La *métaphore* transfigure la réalité, l'embellit, l'amour se fait créateur. Et les sanglots longs des violons du *Chant d'Automne* de Verlaine ne sanglotent que par une comparaison qui était à l'esprit de l'auteur et qui nous touche par la puissance de son évocation. Écrivez ou plutôt, murmurez-vous : « les longs sanglots », alors, les mots se nasalisent, les accents retombent et la musique s'évanouit.

Les procédés de style décrits par Dumarsais ne sont pas une ornementation du langage, un clinquant *pour faire joli*, mais devant nous toucher, ils ajoutent du sens au sens. « Vas, je ne te hais point » la *litote* bien connue des propos de Chimène adressés à Rodrigue, expriment à demi-mot l'amour qu'elle éprouve pour lui, mais qui ne peut se dire plus fort, Rodrigue (n'y étant pas allé par le dos de la rapière) venant de tuer son père. Et la tragédie classique peut nous faire pouffer lorsque l'humour d'un Georges Fourest s'en empare :« Le héros meurtrier à pas lents se promène : "Dieu !" soupire à part soi la plaintive Chimène, qu'il est joli garçon l'assassin de Papa ! ». L'utilisation des tropes est animée d'une intention : la dérision dans l'*ironie*, la distinction dans l'*antonomase* (Tite Live parle du *Carthaginois* pour désigner Hannibal et employant le nom commun en place du nom propre, il l'élève, le distingue); le déguisement dans l'*euphémisme* (désigner le bourreau comme… *le maître des hautes œuvres*).

Sans examiner l'ensemble des figures de style, nous pouvons supposer que l'intention qui les guide est d'imprimer au sens littéral des mots, une forme destinée à nous toucher, à nous marquer ; l'*hyperbole* de la mer *qui remonte à la vitesse d'un cheval au galop* est propre à en alarmer plus d'un ! Comme les outils, les tropes subissent la marque du temps, l'usure touche la métaphore, la *nuit blanche*, la *langue de vipère* rejoignent le sens littéral et *bête comme un âne* oublie que ces animaux sympathiques se font bien rares, qu'ils ne sont pas si bêtes et qu'il n'est pas question, eux, de les faire marcher au *pas de l'oie* !

« La vraie éloquence se moque de l'éloquence », Molière rejoint Pascal lorsqu'il raille ces *Précieuses ridicules* qu'il mit en scène et pour lesquelles le miroir est *le conseiller des grâces* et donner un siège : *voiturer les commodités de la conversation*. La vraie éloquence nous rappelle certains dessins de Matisse, il y a peu de matière, quelques traits, mais le sujet s'y exprime dans toute sa vigueur. *Pallida mors æquopede pauperum tabernas Regumque turres*, mais la traduction est un art difficile et celle que Malherbe écrit de ces vers d'Horace (La pâle mort renverse d'un même pied la cabane du pauvre et la tour du Grand-Roi.) les affadit, les enjolive note Dumarsais[57]. Car la *pâle mort* sonne comme une mort d'opérette et l'anémie que sa pâleur suppose la rend peu capable de renverser quelque cabane que ce soit. Cicéron nomme ce qui

57 Dumarsais « *Des Tropes ou des différents sens* » Ed Critiques Flammarion 1988 p76.

n'ajoute rien à la pensée *verborum vel optimorum atque ornatissimorum sonitis inanis* : des mots surfins et sur ornés, la sonore inanité[58].

Le langage doit éveiller la pensée et la pensée doit éveiller l'être et les mots doivent nous embellir, nous ennoblir, nous surprendre, nous faire rire. E. Minkowski relève ces qualités essentielles à l'expression : qu'elle soit animée, subtile, et, comme nous rappelant les *Données immédiates*, qu'elle soit de qualité. La nature linguistique des mots détermine cette qualité, car les mots possèdent leurs caractères syntaxiques, sémantiques, pragmatiques : ils ont dans l'énoncé un ordre grammatical, un sens et une intention pratique. L'authenticité, caractère psychologique de l'expression est précieuse pour Minkowski, car cette tension entre l'exprimant et ce qu'il exprime ouvre à la question de la vérité. Peut-être pouvons-nous nous mentir, être de mauvaise foi vis-à-vis de nous-mêmes, notre conscience enfouissant dans un coin obscur ce qu'elle ne veut considérer comme vrai, mais peut-elle en être dupe ?

La pénétration de l'exprimant dans l'exprimé dont parle Minkowski est une question cruciale de la linguistique du vingtième siècle à laquelle Pierce, Morris, Austin, Benveniste, Récanati ont consacré leur attention. Sans nous engouffrer dans des développements linguistiques pour lesquels notre compétence le cèderait bien vite à notre ignorance, souhaitons cependant, pour saisir la nature de l'expression, préciser ce qui ressort du langage lui-même et ce qui appartient à l'usage qui en est fait.

La sémantique définit le sens d'une phrase en termes de conditions de vérité[59]. Ainsi : « Il neige », cette phrase est vraie si l'état de choses qu'elle décrit est réel et fausse s'il ne l'est pas. Le sens d'une phrase correspond donc aux choses mêmes et comprendre une phrase est comprendre un état de choses. Charles Morris (1938) a distingué : la *syntaxe*, concernée par la relation des signes entre eux ; la *sémantique*, par la relation des signes à ce qu'ils

58 *Id* p171.

59 François Recanati *Les énoncés performatifs* Ed Paris Minuit 1982 p 11.

représentent ; enfin, la *pragmatique* qui vise la relation des signes à leurs utilisateurs.

Austin, dans son ouvrage *How to do things with words* (traduit par *Quand dire c'est faire*)[60] a décrit cette pragmatique telle qu'elle apparaît dans ce qu'il nomme les "*actes illocutionnaires*" du langage. Ordonner, interroger, conseiller, exprimer un souhait, suggérer, avertir, remercier, critiquer, accuser, affirmer, féliciter, supplier, menacer, promettre, insulter, s'excuser, défier, jurer... en sont des exemples[61]. Là et sans équivoque, dire est faire.[62] Cette force, ce pouvoir de l'énonciation nous fait pressentir les liens profonds entre la parole, la pensée et l'action. Ainsi est-il légitime que Minkowski place l'expression comme deuxième pilier de sa psychopathologie. Le langage, au-delà d'une représentation de notre pensée ou du monde est l'accomplissement d'actes au moyen de la parole. Le sens d'un énoncé est lié à ce que Austin nomme sa *force illocutionnaire,* c'est-à-dire l'intention que le locuteur manifeste dans l'énonciation à l'égard de celui à qui il s'adresse. Et sans doute lorsque nous parlons, le faisons-nous de notre voix, de notre corps et de notre esprit et dans ce sens, dire est faire. Sans doute Monsieur le professeur, disiez-vous lorsque vous traduisiez et commentiez pour nous vos étudiants le *Ding und Raum* (*la chose et l'espace*) de Husserl dans votre séminaire de Phénoménologie de la rue Parmentier, mais là, assurément, dire n'était pas seulement dire, dire était faire, car vous ameniez nos jeunes esprits philosophiques du sommeil à l'éveil[63].

Parler ne serait pas agir si nous supposions les êtres humains réduits à des systèmes informatifs et fonctionnant en émission-réception de données neutres. C'est ce qu'indique F. Récanati lorsqu'il écrit :

---

60 J.L Austin *Quand dire c'est faire* Ed Seuil poche 1991.

61 Recanati *Op cité p 19.*

62 Cette pragmatique du langage, cette capacité du langage à produire ses propres effets mérite d'être étudiée à la lumière de la *"Théorie du langage"* de Karl Bühler Op cité.

63 Nous parlons de Marcel François professeur à l'Université de Paris-Nanterre spécialiste de phénoménologie et de philosophie médiévale auteur de "*Processions, dialectiques, structures*" Ed Beauchesne 1977 et "*Pour connaître Dieu*" Ed Vrin 1975.

> Tous les énoncés sont *performatifs* au sens où en les énonçant, le locuteur accomplit un acte – ordre, promesse, interrogation, avertissement, affirmation, etc. Si l'acte est nommé dans l'énoncé lui-même, celui-ci est un *performatif explicite*; si l'acte n'est pas nommé, l'énoncé est un *performatif primaire*[64].

La puissance de l'énonciation ne se réduit donc pas à la performativité au sens le plus strict et que serait une vie performative dans laquelle nous passerions notre temps à jurer, à marier, à baptiser, à faire des legs ou à prêter serment ! Ainsi, le caractère de l'énonciation et son contexte déterminent le sens de l'énoncé : « Asseyez-vous, je vous prie », sémantiquement courtois, peut être un ordre ou une invitation ironique, voire une sommation doucereuse et cruelle. Ce décalage entre énoncé et énonciation peut être extrême : « *Ich bin so wieder da !* » (Je suis à nouveau là ou plus simplement, coucou me revoilà), était le texte d'une pancarte accrochée au cou des rares évadés, repris puis pendus, de l'un des camps d'extermination nazis. Une telle phrase , doucereuse dans son énoncé est infiniment terrifiante de sadisme dans son énonciation, performative à l'extrême.

Parler est dire quelque chose à quelqu'un à propos de quelque chose. Le performatif implicite pénètre les énoncés déclaratifs d'apparence les plus ordinaires. « Il fait un beau petit soleil aujourd'hui », la phrase de ce passant que je croise quotidiennement et dont les propos sont toujours pessimistes (sans doute connaît-il mon métier de psychiatre) me fait tout à coup constater et sentir la caresse de ce beau petit soleil. L'astre solennel, immense, torride est devenu un ami familier. L'information s'est enveloppée de poésie et le petit soleil, je sens qu'aujourd'hui, il le ressent un peu. Car, *il fait un beau petit soleil* est un énoncé autre que *il y a du soleil* ou *la journée sera ensoleillée*, simples déclaratifs météorologiques ! Parler est dire quelque chose à quelqu'un à propos de quelque chose, mais le *quelque chose* qui est dit peut l'être en parole, en mimique et même, soulignant la force du contexte, par le silence. Ce quelque chose est à la fois une forme et un sens, un signifiant et un signifié

64 Recanati *Op cité p 84.*

unis arbitrairement, mais indissolublement liés et déterminant ce que Ferdinand de Saussure nommait un signe.

Le *quelqu'un* à qui l'on s'adresse marque la fonction sociale du langage, les ressorts de sa genèse, en un mot, sa raison d'être.

Le *quelque chose* à propos de quoi il est dit pourrait bien être, si l'on en croit Thomas Hobbes, le domaine de notre esprit, de nos pensées que le langage servirait à exprimer : « L'usage général de la parole est de transformer notre discours mental en discours verbal et l'enchaînement de nos pensées en un enchaînement de mots » (*Léviathan* 1-4). Lorsque Dumarsais écrit : « La métaphore est une figure par laquelle on transporte, pour ainsi dire, la signification propre d'un mot à une autre signification qui ne lui convient qu'en vertu d'une comparaison qui est dans l'esprit » (*Traité des Tropes,* II, 10), il marque la frontière entre le domaine des mots et celui de l'esprit qui en use. La comparaison métaphorique n'est pas dans le langage, elle est œuvre de l'esprit.

Ainsi, le langage peut être comparé à un outil, mais un outil capable de former activement l'artisan ; à l'inverse d'un simple outil, de l'humble marteau qui jamais de lui-même ne travaille la matière.

2 Le langage et la pensée

La pensée et le langage sont en relation de genèse réciproque et la notion fondamentale de sens qui constitue tant le langage que la pensée les lie fortement l'un à l'autre, dans leur histoire autant que dans leur nature. Cependant, cette genèse ne peut être que partielle, nous aboutirions sinon à une fusion, à un recouvrement des deux mondes et langage et pensée perdraient, l'une face à l'autre, leur spécificité, leur identité dans ce que nous pourrions nommer le cœur de la vie humaine. E. Minkowski écrit

> Dans la vie à côté du principe de causalité, existe encore une relation fondamentale, celle de l'expression et de la signification ; là aussi il existe deux termes : l'exprimant et l'exprimé, le signifiant et le signifié, mais ces deux termes sont trop intimement liés, trop près l'un de l'autre, trop vivants aussi

> dans leur union, pour nous permettre de les juxtaposer et d'en faire un antécédent et un conséquent. Cette sphère de l'expression et de la signification est un des facteurs essentiels de notre vie ; elle la maintient au niveau du vivant et du vécu[65].

Ce que l'expression signifie est sa raison d'être et le langage est la capacité d'exprimer notre pensée, c'est-à-dire nos sentiments, nos volontés, nos idées, l'exprimer à un autre fut-il nous-même (« La pensée, dit Platon, est un dialogue intérieur et silencieux de l'âme avec elle-même »).

Le langage peut être *naturel* ou *conventionnel.* Le langage naturel comporte les cris, les mimiques, les attitudes corporelles qui expriment nos états affectifs : la peur, la joie, la tristesse, le plaisir, la douleur. Cette expression, sans doute la plus fondamentale et la plus universelle de l'être humain subsistera en nous quelles que soient les *évolutions* de la communication. Le langage conventionnel que crée l'homme, enrichit, supplée la prime expression ; il correspond à notre langage parlé et débute lorsqu'à la place du cri de douleur « Aïe ! » exprimant la douleur, l'enfant peut dire « bobo ! » et montre son doigt blessé à Maman ou Papa qui pourra souffler dessus. Le langage conventionnel est ce langage parlé et écrit, ainsi que les langues scientifiques ou encore, la langue des signes pour les sourds et malentendants, le langage *Braille* pour les aveugles, l'une et l'autre, langues véritables, langues pourvues de leur sémantique et leur syntaxe, créatives comme toute langue à la mesure de l'esprit qui l'utilise.

La création artistique est aussi un langage, car les signes transcrits en sons tracent la ligne mélodique et la mélodie, cette chose subtile parle à notre âme la remplit, la soutient, la submerge. « De la musique avant toute chose » écrivait le poète, les harmonies des sonates de Schubert expriment leur mélancolie et les quatuors de Mendelssohn nous font entendre ces *sanglots longs des violons* qui nous semblent en jaillir. L'expression et la signification au cœur de notre vie psychique sont aussi précieuses au psychiatre. Elles seules peuvent rendre intelligible ce que le patient vit dans son esprit et,

65 E.Minkowski « *Au-delà du rationalisme morbide* » Ed L'Harmattan p 214 chapitre « Psychopathologie et Philosophie ».

qu'il souffre d'autisme, de dépression grave, de délire ; il importe que le fil précieux de l'échange soit cherché et nourri de toutes les possibilités expressives. Le contact vital avec la réalité, l'ambiance, « ce flot mouvant qui nous enveloppe de toutes parts et qui constitue le milieu sans lequel nous ne saurions vivre »[66] ne pourrait exister sans expression ni signification, sans ce va-et-vient des mots et des pensées qui nous lie aux êtres et aux choses dans la perception, l'intelligence ou l'affection.

Nous évoquions le contexte de l'énonciation, c'est lui qui ajoute et parfois imprime pour la majeure part à ce qui est dit, toute sa signification. Là est la puissance de l'expression. « Notre vie mentale prend forme et devient accessible, dans sa précision et dans son caractère plus *concret*, aussi bien à autrui qu'à nous-mêmes, qu'à partir du moment où elle se situe dans l'axe de l'expression » écrit Minkowski[67]. Le langage donne à notre pensée sa forme, il n'est pas le simple instrument de son expression. Car, donner forme nécessite tout autant l'outil que celui qui le manie. Si nous pensons avec Maurice Merleau-Ponty que parole et pensée s'enveloppent l'une dans l'autre, nous devons réfléchir aux modalités de ces enveloppements.

Le *Cratyle*, ce dialogue de Platon, qui interroge l'origine et la nature du langage nous convainc, malgré son âge respectable (plus de 2500 ans), de sa perpétuelle jeunesse[68]. Le logos, dans la pensée grecque, désigne à la fois la pensée et le langage, et la réflexion sur l'un et l'autre est au cœur de ce texte[69].

66 E.Minkowski « *Au-delà du rationalisme morbide* » Ed L'Harmattan p 38.

67 E.Minkowski« *Traité de Psychopathologie* » op cité p 471.

68 Paul Janet et Gabriel Séailles « *Histoire de la Philosophie* » Librairie Ch . Delagrave 1894 p 223 à 227 et Platon « *Le Cratyle* » Ed Flammarion.

69 L'étude du fonctionnement de la langue à travers la raison, le lien de la logique et du langage, nous les retrouvons dans la *"Grammaire de Port-Royal"* 1660 (rééd Allia Poche 2010). Selon leurs auteurs, Arnauld et Lancelot, la fonction fondamentale du langage est de permettre aux hommes de se communiquer leurs pensées. Le lien du langage et de la pensée est pour eux si fort qu'ils voient dans les structures grammaticales une copie des structures intellectuelles. Cette notion est discutable car l'évolution des langues montre, pragmatisme de la communication oblige, une érosion" phonétique défigurant les structures grammaticales qui en ont perdu leur fonction de représentation. Il n'en demeure pas moins que l'essence même du langage est un **acte** de représentation de la pensée. Cf à ce sujet O.Ducrot et J.M

Dans ce dialogue, Platon examine la conception de Démocrite dont Hermogène est le porte-parole et la thèse d'Héraclite soutenue par Cratyle. Selon Démocrite les noms ne viennent pas de la nature des choses (par quelle génération spontanée ?) et le langage est une institution conventionnelle (Saussure évoquera l'arbitraire du signe, la pure convention du lien entre signifiant et signifié : rien ne lie logiquement le signifiant parlé ou écrit *pomme* et la pomme concrète qu'il désigne). Au contraire, Cratyle, disciple d'Héraclite soutient que les mots ne sont pas instaurés par convention, mais inspirés par la nature des choses dont ils nous révèlent l'essence (« Celui qui sait les mots sait les choses »).

Entre ces thèses, Platon instaure le débat. Le pur conventionnalisme ne peut être admis, car l'arbitraire des mots conduirait les hommes à propos d'une même chose, à ne pouvoir *s'entendre* et ceci poserait jusqu'au plan moral le problème de la vérité. Le langage est comparable à un outil (Platon évoque l'exemple du tisserand) et comme chaque outil, le langage a sa nature et son usage : « Le nom est un instrument qui sert à démêler les manières d'être des choses ». Subtilité platonicienne que l'exemple de l'outil qui sert à démêler. Il nous faut retenir l'argument de Cratyle : l'étymologie serait notre plus sûr moyen de comprendre les choses. Mais alors se pose à nous la question de l'origine des mots, quelle genèse pour ces merveilleux et divins instruments ? Comment auraient procédé les premiers instituteurs du langage pour le former sans avoir déjà la connaissance des choses, mais comment auraient-ils pu connaître les choses si l'on ne peut les connaître que par leur nom ? Mais la science des mots n'est pas la science des choses et se livrer à l'étymologie du mot microbe (infiniment moins complexe que la chose) n'a jamais guéri un panaris ni permis de suspecter l'affreux staphylocoque doré qui en est la cause. Cependant, les mots, ces instruments d'analyse irremplaçables et précis, nous permettent la compréhension des choses et du monde et sans les termes de *contagion*, *d'agent*

Schaeffer *"Nouveau dictionnaire encyclopédique des sciences du langage"* Points seuil 1995 p 777.

infectieux, vers quelle réalité les médecins auraient-ils pu tourner leur regard.

Platon a bien perçu le rôle des mots comme instruments de compréhension de la réalité ainsi que leur origine naturelle et pour lui, la pensée ne naît pas du langage, mais le langage naît de la pensée, car pour pouvoir nommer les choses, il faut les connaître. L'institution du langage est naturelle à l'homme, elle ne provient pas d'une révélation divine, mais d'une nécessité vitale dictée par les besoins qu'il rencontre déjà très tôt dans son existence et cette instauration du langage lui est possible grâce à ses capacités cérébrales.

Épicure et Lucrèce nous donnent déjà une admirable leçon de la psychologie du langage. Ainsi écrit Lucrèce :

> C'est la nature qui a contraint d'émettre les divers sons du langage et c'est l'utilité qui a créé les noms des choses, à peu près comme l'impuissance même de la langue amène l'enfant à se servir du geste et à montrer du doigt les objets présents. Car chaque être a le sentiment de la force qui sommeille en lui : le petit veau frappe de la tête avant que les cornes ne soient sorties du front et les petits lions et les panthères cherchent à mordre et à déchirer avant que leurs dents et leurs ongles ne soient poussés. En un mot, l'homme possède la langue et les organes de la voix et par cela seul il tend à s'en servir et à émettre des sons. Les bêtes muettes varient leurs cris comme leurs sentiments, donnent une expression différente à la douleur, à la joie, à la colère, à l'amour. Si par leurs diverses émotions, les animaux sont contraints bien que muets d'émettre divers sons, pourquoi s'étonner que le genre humain, qui a les organes de la voix et la langue, ait pu noter par des sons les diverses choses selon la diversité des impressions qu'il en recevait.

Sur ce fond expressif du langage s'établira alors la parole, le dialogue, le discours sur les choses et les êtres au moyen de signes conventionnels, communs à chaque groupe linguistique, car, chaque *race* ayant sa propre réalité a aussi son propre langage note encore Lucrèce.

Ceci évoque la psychologie de l'enfant, et le monde, ainsi que l'écrivait Merleau-Ponty, vient bien à la pensée au moyen du langage. Les mots dont nous baignons le jeune enfant accompagnent ses perceptions :« C'est un chien, c'est un chat… c'est Tonton ». Le mot reçu ancre la perception dans la mémoire et à nouveau prononcé, fait renaître, dans la conscience de l'enfant, le chien, le chat et… Tonton ! Le langage naît de la pensée, mais dans un mutuel enveloppement, dans une vivante genèse réciproque, la pensée naît du langage. Et si l'un et l'autre venaient de l'action ? Nous évoquions la force constituante des besoins dans la genèse du langage et le besoin qui est avant tout une réalité corporelle, s'exprime dans un appel, par exemple : « Maman ! ». Avant d'être référentiel, l'énoncé est pragmatique : c'est un appel qui réclame une action et la mère attentive aux accents et au contexte de l'énonciation apprendra à reconnaître la nature de ce qui est exprimé. *Maman* est une personne identifiée comme telle et cette identification provient de tous les actes de maternage que cette personne aura prodigués à l'enfant. L'œuf du mot *parler* précède-t-il la poule du concept de ce que parler veut dire ? Peut-être, qui sait ? Question abyssale ! Quoi qu'il en soit, il semble difficile que l'idée de mot puisse naître chez une personne qui n'aurait jamais vécu ou vu l'action même de parler. Cette nécessaire sortie de soi, cet acte que la vie exige, cette poussée vers l'autre ; créatrice de langage, est exprimée ainsi par Bacon :

> Tout ce qui est susceptible de différences en assez grand nombre pour pouvoir représenter distinctement toutes les notions diverses peut être d'homme à homme le véhicule des pensées ; car nous voyons que des nations qui diffèrent par la langue ne laissent pas de commercer assez bien à l'aide de seuls gestes, et nous voyons aussi que certains individus sourds et muets de naissance, mais qui ne manquent pas d'intelligence, s'entretiennent d'une manière admirable avec ceux de leurs amis qui ont appris la signification de leurs gestes.[70]

70 *De Dignitate et augment.Scient* I,VI, ch 1.

« L'homme est fait pour rencontrer l'humain » écrira dans un esprit semblable Minkowski et la rencontre de l'autre homme nous fait créer le langage.

François Bacon a rêvé d'une langue idéale : « De ce qu'on trouverait de plus beau dans chaque langue, on pourrait former une image de discours parfaitement belle, une sorte de modèle exquis et semblable à la Vénus d'Apelle, à l'aide duquel on exprimerait convenablement les conceptions et les sentiments de l'âme » (*Ibid*). Attendre du langage, ce bien précieux, notre avoir et notre être ; attendre de lui qu'il soit l'esprit, le cœur, la vérité et pourquoi pas le style, est-ce une vaine perspective ? Cette visée d'une langue idéale naît chez Bacon d'une méfiance des mots et du discours : « Dans l'imposition des noms et du discours, dit-il[71], on a égard, le plus souvent au peu d'intelligence du vulgaire ».

Défiance des mots dans un monde de défiances ou de précautions, car dans un passage célèbre de sa philosophie, Bacon nous invite à nous préserver des *idoles*, ces habitudes de l'esprit, qui, naturelles à l'homme le conduisent à l'erreur par toute sorte d'attachements à des préjugés. Ces idoles sont au nombre de cinq : les *idoles de la tribu* (les généralisations hâtives qui par paresse conduisent aux superstitions), les *idoles de la caverne* (les préjugés personnels), les *idoles de la foire* (la tyrannie des mots qui commandent nos conceptions des choses et combien de mots n'ont-ils pas un sens vaste et confus ?), les *idoles du théâtre* (le prestige des théories, ainsi d'Aristote ou de Platon), les *idoles des écoles* (le pouvoir attribué au syllogisme par exemple rendant accessoires l'expérience ou le jugement). Face aux idoles, l'esprit n'est jamais trop vigilant : « Les hommes s'imaginent que leur raison commande aux mots; mais qu'ils sachent que les mots se retournant pour ainsi dire contre l'entendement, lui rendent les erreurs qu'ils en ont reçues et telle est la principale cause qui rend sophistiques et inactives les sciences et la philosophie », écrit Bacon[72]. Minkowski a cette même

71 Bacon *Novum Organum* Ch 59.

72 Bacon, ardent défenseur d'une philosophie séparée de la théologie et partisan de l'induction et de l'empirisme aurait ignoré les travaux scientifiques de son temps : de Copernic, Kepler, Vésale et ceux de Harvey sur la circulation sanguine, bien que celui-ci ait été son assistant médical. Harvey disant de Bacon « Il écrit la philosophie

idée, lorsqu'il traite de mots-concepts, de ces locutions qui semblent *parler de soi*. Il nous faut examiner leur authenticité, réveiller leur sens tant ces mots nous aspirent vers des idées toutes faites et des théories closes qui prétendent tout expliquer. Le mot est créateur d'idées, pour le meilleur et le pire et ce pouvoir peut être suffisamment puissant pour tuer l'humanité vivante.

Karl Kraus et Victor Klemperer ont ausculté la langue national-socialiste, sa toxicité insidieuse et sa force de martèlement. Leurs études doivent être gardées précieusement en mémoire tant elles montrent l'intensité dans la violence que peut atteindre le pouvoir du langage. Les *dictateurs intellectuels*, selon le mot de Musil , préfigurent et accompagnent les dictateurs politiques, ils aident à allumer l'incendie puis ils soufflent (le fameux souffle de l'esprit !) sur les braises.

Le philosophe anglais John Locke considérait l'étude du langage comme préliminaire à l'étude de la pensée. « J'ai trouvé qu'il y a une si étroite liaison entre les idées et les mots et un rapport si constant entre les idées abstraites et les termes généraux, qu'il est impossible de parler clairement et distinctement de notre connaissance qui consiste toute en propositions, sans examiner auparavant la nature, l'usage et la signification du langage » (*Essai sur l'entendement humain*), écrivait-il, préfigurant la moderne philosophie du langage. Pour parler, la voix ne suffit pas, les perroquets en ont une et ne parlent pas, ainsi est-il nécessaire que l'homme « soit capable de se servir de ces sons comme de signes de conceptions intérieures et de les établir comme autant de marques des idées que nous avons dans l'esprit » (*Ibid.*). Mais cela ne suffit pas encore, car si chacun n'avait que les propres signes de ses propres idées, comment pourrions-nous alors nous parler ?

L'échange langagier et la communication des consciences, liés dans une implication réciproque, exigent une généralisation par

---

comme un Lord Chancelier » témoignait de quelque rancœur. Après une activité de juriste et d'homme politique, Bacon devait vivre la disgrâce. Si l'on en croit Bertrand Russell (Histoire de la Philosophie Occidentale tome 2) après cinq années de retraite, Bacon mourut d'un refroidissement attrapé à la suite d'une expérience sur la réfrigération alors qu'il remplissait de neige un poulet.

laquelle le mot devient le signe de multiples existences particulières. Ce procédé est un progrès : il nous permet de passer du singulier au général, du concret à l'abstrait, du sensible au spirituel. Le destin du langage et de la pensée n'est pas de s'enclore en nous, car le langage, comme l'écrit Pradines, est « l'entreprise d'une pensée destinée à être échangée »[73].

Le langage qui exprime nos désirs et nos sentiments fait aussi connaître nos pensées, c'est-à-dire les relations nécessaires que nous apercevons dans les choses. Le langage et la pensée ont vocation d'expliquer et de comprendre et le dessein social de leur institution les lie fortement l'un à l'autre. La parole qu'il ne faut prendre comme un vêtement de la pensée est, ainsi que le dit Jean Wahl, « la présence de la pensée dans le monde ».

Notre langage, instrument précieux de nos échanges et de nos partages bute sur l'ineffable que Minkowski aborde dans un registre bergsonien. Le langage se heurte à l'ineffable et cependant, il peut décrire ce que signifie ce terme ! Il y a la réalité mouvante de laquelle nous sommes plus que proches, car elle nous pénètre et il y a le langage qui découpe, chosifie, nivelle, immobilise dit Bergson. Il ne peut traduire qu'imparfaitement cette réalité vivante de l'existence. Nous ne pouvons exprimer tout ce que nous ressentons, mais il serait rassurant que, dans le domaine des concepts au moins, un mot puisse pour tous ses locuteurs recouvrir une même réalité. Sans doute, une droite est-elle une droite pour tous les géomètres, mais des termes tels que *esprit* ou *rationnel* reçoivent des sens très divers et parfois opposés. Penser qu'il puisse y avoir des concepts bons par eux-mêmes serait, ainsi que l'écrit Jacques Bouveresse, une illusion et une forme de fétichisme intellectuel. Cela serait une minimisation naïve du contexte dans lequel on les utilise et du sens très personnel qu'on leur donne. Et plus encore, le langage peut constituer un obstacle : « La pensée la plus vivante se glacera dans la formule qui l'exprime. Le mot se retournera contre l'idée ; la lettre tue l'esprit » écrit Bergson[74].

73 M Pradines « *Traité de psychologie générale* » op cité t 3 p 416.

74 H.Bergson « *L'évolution créatrice* » Ed PUF p 128.

Ineffable, la richesse (et la pauvreté) de notre vie intérieure ne se dirait qu'imparfaitement par ces mots, ces simples étiquettes que l'invention humaine aurait fixées conventionnellement aux choses. L'abstraction du langage nous fait nous éloigner d'une réalité que nous ne devons pas perdre, car le monde et la vie ne peuvent se réduire à un univers de mots et de généralités. Le même terme peut désigner des réalités très diverses et la ressemblance est faible entre la *tristesse* ordinaire de toute existence et la *tristesse*, cette douleur morale torturante que le patient souffrant de dépression mélancolique éprouve. Mais dans le même temps, le mot qui risquait de nous faire confondre ces deux réalités est aussi l'outil qui permet à l'esprit d'opérer leurs différences. Et la transmission de pensée n'ayant pas, dans la communication des consciences, fait ses preuves, rien ne semble susceptible de remplacer le langage ! Quant à l'immensité de son absence, elle paraît à l'évidence dans les maladies qui en privent l'être humain, qu'il s'agisse d'aphasie ou d'autisme.

Minkowski accorde à l'ineffable un rôle essentiel dans l'expression ; un peu à la manière dont il place la masse de l'oublié dans notre vécu du temps. Cet ineffable, moins qu'une carence de l'expression en est la *source* même. Nous ressentons l'insuffisance de nos mots : « il y aurait encore tant à dire », au moins le pensons-nous, mais notre expression nous semble terne et les mots trop lointains de la proximité des choses. Alors, l'ineffable devient créateur, force le langage qui vient au secours de lui-même. Et dans sa poésie, le mot inattendu nous touche, fait jaillir les images, ces précieux éléments de notre conscience. Le bruit d'un tramway est ordinaire et parfois agaçant, ineffablement agaçant, et pourtant :

> *Chicago -Les tramways font un bruit de pâte à beignets quand on la met dans l'huile.*
> (Robert Desnos. Prospectus)

L'image transfigure le bruit, en fait surgir des odeurs. La poésie est en chacun de nous et parfois du bienheureux ineffable, elle jaillit. Un jeune patient que je recevais en consultation nomma ainsi le métier de son père : « Il est Boucher-à-la-Reine ! » Le papa travaillait comme boucher traiteur dans un grand magasin. Par ces mots, l'enfant exprimait l'éclat et la noblesse du métier de son père admiré et aimé. Sans nul doute, Madame de Montespan (avant *l'affaire des poisons*) et le Roi-Soleil auraient goûté avec délices cette croûte que dorait Monsieur Père de ce petit patient. Et sans nul doute, dans cette image qui nourrissait le mot (n'est-ce pas le moins pour une *bouchée à la reine* ?), Monsieur Dumarsais aurait goûté la lumineuse figure de style de notre jeune poète.

La poésie du langage n'est pas un enjolivement de la parole, elle traduit notre existence que souvent elle précède et inspire. Dans la vie comme en philosophie, nous avons besoin d'images ; ainsi lorsque Bergson pour figurer les liens du cerveau et de l'esprit écrit : « Qu'il y ait solidarité entre l'état de conscience et le cerveau, c'est incontestable. Mais il y a solidarité aussi entre le vêtement et le clou auquel il est accroché, car si l'on arrache le clou, le vêtement tombe ; dira-t-on pour cela que la forme du clou dessine la forme du vêtement ou nous permette en aucune façon de la pressentir ? »[75] nous comprenons que la solidarité n'est pas l'identité et qu'il est impossible de se vêtir d'un clou ! Mais ce clou, notre cerveau, nous ne voudrions pas qu'il nous lâche, nous nous angoissons à cette perspective. Sans le clou, le vêtement, la conscience tombe à terre : qui la ramassera ?

Minkowski craint la *substantialisation* des faits et la *décomposition* de la vie en sentiments, en désirs, en mouvements isolés que nous risquons dans cette forme concrète de prendre pour des *données dernières*.

L'écueil et l'échec du langage seraient qu'ils se figent et que les *mots-choses*, ces mots auxquels on ne demande plus le sens, fonctionnent sous le registre machinal de l'émission-réception, du stimulus-réponse. Mais le langage détient en lui toutes les possibilités d'animation. Ainsi, de l'infinitif, par exemple : « Humilier tue » ou « Chanter libère ». *Humilier* ou *chanter* en tant que verbes conservent l'essentiel de leur action, leur force, leur dynamisme, mais la *substance* qu'acquiert l'infinitif en se généralisant lui confère un poids intemporel et constant et concentre

75 Bergson *Matière et Mémoire* p 55.

en lui toutes les humiliations et les chants particuliers prêts à s'actualiser, prêts à resurgir.

Il existe des situations qui nous montrent au fort grossissement, la persistance de l'ineffable ; ainsi l'angoisse, car les « idées qui en masse tumultueuse viennent peupler le monde anxieux » échappent à l'expression. "Masse tumultueuse" dont l'intensité est extrême dans la *wahnstimmung*, cette ambiance innommable, inqualifiable d'étrangeté qui précède l'irruption de la bouffée délirante. De tels états bousculent les capacités de signification du langage.

Envisageant les troubles de l'expression, Minkowski étudie en tout premier ceux qui se manifestent corporellement. L'*inspection* est un temps diagnostique très classique de la médecine clinique et chaque futur praticien, du moins s'il a été formé à une époque où les examens complémentaires étaient peu nombreux, a le souvenir d'un professeur de médecine qui lui a appris ce qu'il nommait le *coup d'œil du maquignon*. Il s'agissait alors, dès le patient entré dans le bureau, d'analyser sa démarche, de repérer un ictère conjonctival (signe de troubles hépatiques) ou, en lui serrant la main, un *hippocratisme digital* (ongles bombés en *verre de montre*, indice d'une pathologie pulmonaire souvent cancéreuse), etc. La psychiatrie qui ne doit pas être… maquignonne n'en recèle pas moins des signes précieux tels que l'inhibition, la présence et la qualité du regard et du sourire, la tonalité de la voix et toute la mimique, nous plaçant déjà dans l'étude de l'humeur. Quant aux troubles de la mimique, à l'affectation, au maniérisme ; ils révèlent parfois, dans le décalage entre l'exprimé et le vécu, une pathologie mentale. Dans cet examen psychiatrique, nous percevons les manifestations du corps vécu, du corps tel qu'il exprime l'existence. Il n'est guère nécessaire de rappeler que notre première expression vient du corps, c'est par lui que nous sommes primitivement touchés et par lui que nous répondons (« le premier moi est corporel », dit Freud)[76]. Le langage, même dans son enrichissement sémantique et

76 Le psychisme semble avoir adopté le fonctionnement de la… motricité, n'a-t-il pas son tonus qui est l'élan vital, son équilibre qui est le contact vital avec la réalité et ses coordinations : rappelons-nous la nécessité d'un chef d'orchestre coordonnant les composantes du psychisme et faisant défaut ainsi que l'évoque Kraepelin dans la schizophrénie ?

ses nuances, sollicitera le corps dans la production du sens :« Tu devrais faire tes devoirs » selon l'intonation, le froncement de sourcil sera une affectueuse recommandation ou une sourde menace. Cette place du corps évoque les mots de Paul Valéry : « La pensée n'est sérieuse que par le corps. C'est l'apparition du corps qui lui donne son poids, sa force, ses conséquences, ses effets définitifs. L'âme sans corps ne ferait que des calembours et des théories . Qu'est-ce qui remplacerait les larmes pour une âme sans yeux, et d'où tirerait-elle un soupir et un effort »[77]? « Des calembours et des théories » et que serait une éthique qui traiterait le corps comme une abstraction ? Un *être au monde* sans corps, ne serait-il pas un *être au monde* sans monde !

Penser les maladies psychiatriques encloses dans l'esprit et indemnes de troubles du corps vécu serait une méconnaissance, car il y a le corps inquiet de l'angoisse, le corps tourmenté, réduit manipulé, des hallucinations, le corps lourd voire ressenti incurable de certaines dépressions.

3 - Les mots redoutables

Avec le *verbalisme*, autre trouble de l'expression, Minkowski nous plonge dans une préoccupation qui dépasse la pathologie et nous concerne tous, quand bien même nous ne serions ni linguistes ni philosophes, mais, ne le sommes-nous pas un peu dans la mesure où nous parlons et pensons ? Le verbalisme n'est pas le simple *parler pour ne rien dire* (d'ailleurs est-il possible de parler en ne disant rien ?), mais le contraire du langage vivant, il est incolore, conventionnel. Venu se *mouler sur la pensée discursive*, il use de *mots-concepts* plus que de *mots-images*. Afin que le langage puisse nous parler et être source de création, les mots doivent se nourrir d'images, bienfaisantes métaphores. Minkowski rejoint sur ce propos le regard de Bergson et de Bachelard. D'ailleurs, l'image n'appartient-elle pas au domaine de la pensée, au moins à une pensée qui ne se réduirait pas à la manipulation de concepts abstraits ?

---

77 Paul Valéry *Cahiers 1 p 1120* Ed La Pléiade.

Les mots sont des instruments redoutables, ils peuvent modeler notre pensée, nos mentalités. La *novlangue* que décrit avec une ironie à frémir Georges Orwell dans son chef d'œuvre *1984* est le portrait de la langue réduite, automatique dont la mécanique des mots façonne la mécanique des êtres. Fiction ? Mais la réalité dépasse la caricature, elle peut produire ce que nul ne pouvait imaginer.

Viktor Klemperer, philosophe allemand, est destitué en 1935 de sa chaire à l'université de Dresde. Ce spécialiste du langage est affecté comme manœuvre dans une usine de conditionnement de thé à laquelle il doit se rendre à pied, car il est interdit aux juifs de prendre les transports en commun. Tout comme il leur est interdit de posséder une radio, un animal domestique ou des livres écrits par des non-Juifs, d'acheter des fleurs, d'emprunter la pelouse municipale, de posséder une machine à écrire, de pénétrer dans la gare, d'avoir chez soi des réserves alimentaires, de fréquenter les bibliothèques de prêt. Être marié à une *Aryenne* épargne à Klemperer la déportation et la mort physique, quant à l'anéantissement du pouvoir de penser, il saura s'en défendre.

Ce que Klemperer appelle son *balancier* (ce à quoi on se tient pour ne pas se laisser tomber) et qui évoque le *château haut* dont parle Kepinski, est la rédaction de son journal. Les feuillets qu'il dissimule chez une amie constitueront les *Carnets de notes d'un philologue* publiés bien plus tard sous le titre *LTI, Lingua Tertii Imperii, la langue du troisième Reich*. Discours, journaux, livres, mais aussi la plus ordinaire des conversations constituent le terrain d'étude du philosophe. Son constat est l'écrasement de la langue allemande par le rouleau compresseur de la langue nazie qui n'épargne aucun recoin de l'esprit et de la culture. Plus que par la prosopopée bruyante d'un Hitler ou d'un Goebbels, LTI se caractérise par sa grande pauvreté, son effroyable banalité. Viktor Klemperer écrit de la langue :

> Elle dirige aussi mes sentiments, elle régit tout mon être moral d'autant plus naturellement que je m'en remets inconsciemment à elle. Et qu'arrive-t-il si cette langue cultivée est constituée d'éléments toxiques ? Les mots peuvent être comme de

> minuscules doses d'arsenic : on les avale sans y prendre garde ils semblent ne faire aucun effet, et voilà qu'après quelque temps l'effet toxique se fait sentir...

Et, plus que créer des mots nouveaux, cette langue...

> change la valeur des mots et leur fréquence, elle transforme en bien général ce qui jadis appartenait à un seul individu ou à un groupuscule, elle réquisitionne pour le Parti ce qui jadis était le bien général et ce faisant, elle imprègne les mots et les formes syntaxiques de son poison, elle assujettit la langue à son terrible système, elle gagne avec la langue son moyen de propagande le plus puissant, le plus public et le plus secret[78].

Petit à petit, le toxique qui s'instille brouille le jugement et le jugement s'y accommode lentement, il ne sait plus où commence le pire. LTI est pauvre, d'une nécessaire pauvreté, car cette langue doit être parlée de tous, être comprise de tous. Il n'est pas surprenant que le terme de *Volk* (peuple) y tienne une grande place, car il donne aux hommes qui le composent, quels qu'ils soient, l'illusion de leur existence. Mais la pauvreté de cette langue est aussi sa puissance. Pauvreté et monotonie du sens, mais aussi monotonie du ton de harangue, déclamatoire, agité, charlatanesque et diaboliquement efficace. Goebbels est l'artisan de ce discours mis en scène dans un univers où bannières, uniformes, défilés, musique (Hitler se comparait lui-même à un tambour) ne viennent pas simplement compléter le sens, mais appartiennent au langage lui-même. Poison du langage, poison du mot détourné : le *volk* ne désigne pas la communauté populaire sociale, mais l'appartenance raciale et oppose Aryens et Sémites. Être semblable exige une identité de pensée et de langage. La monotonie du ton n'exclut pas les multiples variations sur le thème sentimental, car à la colère et à la menace se mêle la plainte empruntant ce que Klemperer nomme « le ton larmoyant du prédicateur sectaire ». Les termes de la LTI, Klemperer les a répertoriés, a analysé les glissements de sens et les distorsions que ce nouveau langage a introduits. Ainsi, de l'euphémisme *expédition punitive* (mais à quelle faute correspond cette punition ?) pour désigner les violences infligées aux Juifs , de *historique* pour

78 Victor Klemperer *L.T.I la langue du troisième Reich* p 40 Agora pocket.

qualifier les nombreux discours de Hitler pourtant si semblables, de *fanatique* pour courageux.

Il est surprenant que touchant la pensée, le langage nazi ait rejeté le mot *système* lui préférant le terme de *Weltanschauung*, de vision du monde. *Système*, le mot et la chose rappellent sans doute trop Kant ou Hegel et plus généralement, une philosophie qui trouve en elle-même en dehors de toute influence politique sa propre raison. *Weltanschaung*, cette notion, vague parente de la philosophie est un mélange où la subjectivité et la sentimentalité dissolvent la raison à la manière d'un acide. Du profond de nous, nous atteindrions le profond des choses. La *vision du monde*, le *point de vue* se pare d'une élévation, d'une profondeur, d'un mystère qui cachent mal la confusion de ses détours et la raideur de ses principes.

Freud, profondément allergique à la *Weltanschaung* et voulant en démarquer la psychanalyse, écrivait :

> Je pense qu'une *Weltanschuung* est une construction intellectuelle qui résout, de façon homogène tous les problèmes de notre existence à partir d'une hypothèse qui commande le tout, où, par conséquent, aucun problème ne reste ouvert, et où tout ce à quoi nous nous intéressons trouve sa place déterminée.

Freud voulait ancrer la psychanalyse dans le domaine de la science, une science spécialisée, branche de la psychologie. Il l'opposait à la religion et à la philosophie (l'obscure philosophie hégélienne, dit-il), ces deux *weltanschung* qui selon lui, prétendaient expliquer la totalité de l'homme et du monde, et, pour la religion, donner la consolation, l'espoir et le salut dans l'au-delà à notre pitoyable existence. À l'être humain dont elle décrit les pulsions, les conflits inconscients, la psychanalyse ne prescrit ni morale, ni croyance, elle ne promet aucun paradis ici-bas ni dans l'éternité. Tout au mieux permet-elle, en s'allégeant des poids de son histoire, de s'intéresser à son existence, de mieux vivre le présent. Freud critiquait la philosophie en citant cette parole connue de Heine : « Avec ses bonnets de nuit et des lambeaux de sa robe de chambre, le philosophe bouche les trous de l'édifice universel ».

Formule imagée, amusante et lapidaire. Lichtenberg quant à lui préférait les anciens philosophes : « Car ils n'imitent pas sans cesse, n'ont pas l'esprit de système, apprennent les choses plutôt que les mots, sont libres, n'écrivent pas autant pour gagner leur vie, voient plus la nature. »

Boucher les trous de l'édifice universel ? Tâche hasardeuse. Quel savoir humain, fut-il le plus concret, serait à l'abri des idoles dont parlait Bacon ? Et souvent, celui qui se croyait totalement immunisé est le plus vulnérable. Alors, qu'attendre de la philosophie ? Peut-être qu'elle nous aide à penser, nous pousse à la surprise, au doute, à l'interrogation du sens des mots et de la raison des choses, à nous méfier des *cela va de soi* des *il est parfaitement clair que*. Alors, peut-être apercevrons-nous à travers les trous de l'édifice universel de petites lumières ! Apprendre à penser plutôt qu'apprendre ce qu'il faut penser : ce que Lichtenberg explique ainsi :

> Si l'on apprend aux hommes comment ils doivent penser au lieu de continuer éternellement à leur apprendre ce qu'ils doivent penser, alors on prévient également le malentendu. C'est une sorte d'initiation aux mystères de l'humanité [...] On ne peut pas être assez prudent dans la notification d'opinions personnelles qui ont pour objet la vie et la félicité et en revanche, assez empressé lorsqu'il s'agit d'inculquer l'entendement humain et le doute[79].

Mais, LTI qui n'a pas entendu ce penseur, prescrit *ce qu'il faut penser*. *Der Volks-Brockhaus* (le dictionnaire du peuple), sorte de *Petit Larousse* allemand définit ainsi, dans son édition de 1938, la *Weltanschuung*. Dans sa généralité, le terme désigne une sorte de rassemblement intérieur, une unification de l'existence conférant à l'homme la possibilité d'une mise en ordre des choses en leur donnant une valeur et un rang (sur l'échelle des valeurs) et ainsi de trouver sens à sa vie. Mais, afin de ne laisser place à aucune équivoque, à aucune liberté d'interprétation, cette signification est encore précisée dans la perspective national-socialiste : « la

79 Lichtenberg *Sudelbücher f 441* cité par Jacques Bouveresse *Le philosophe chez les autophages* Ed de Minuit 1984.

weltanschauung d'un peuple dans la compréhension national-socialiste se fixe (*bestimmen*) à travers la race et le caractère ; la situation et le destin. L'exigence de la *totalité* est une exigence de formation de l'ensemble des membres du pays à ces principes ». La *Weltanschauung* serait la vision d'un Moi qui perché au sommet de lui-même se scruterait intuitivement et scruterait le monde. Perspective vertigineuse où l'on ne peut qu'apercevoir le bout de son nez et encore le bout d'un nez qui ne vous appartient pas. Perspective obtuse où le regard, comme la matière à scruter, sont déjà définis par le dogme.

Le lexique du *Volks-Brockhaus*, reflet de l'époque et du régime, martèle l'idéologie, sans équivoque. Le monde n'a plus de failles et la violente *Weltanschauung* a chassé la philosophie. Elle n'a plus lieu d'être et le philosophe peut garder pour lui ses « bonnets de nuit et les loques de sa robe de chambre ». Dans ce monde, la fascination politique tient du lien de l'homme à son Dieu : sur les photos de cette époque, les regards extasiés au passage du *Führer* (*Führer* : maître des maîtres-mots de la LTI) suffisent pour s'en convaincre. Cette déification se fonde sur la croyance au guide tout puissant. L'émotif a chassé le raisonnable laissant l'intelligence hypnotisée, inutile, les bras ballants. La sacralisation opère au fort grossissement, les mots du chef sont des mots d'ordre, des *paroles d'évangile*. Le *Volks-Brockhaus* décrit le terme de *Rasse* et après lui définit les *Rassengesetzgebung* (les lois raciales), la *Rassenpolitik*, la *Rassenpflege Rassenhygiene* (l'eugénique), la *Rassenkunde* (la science de la race), *Rassenschande* (littéralement : honte de la race, lois contre le métissage corrupteur de la pureté raciale). Concernant la psychanalyse, le *Volks* mentionne avant une minuscule description qu'elle est… *von dem judische artz Sigmund Freud…* du médecin juif Sigmund Freud (qui était autrichien !), mais dans le même ouvrage, Pasteur a le droit d'être inscrit comme chercheur… français.

Le pilon des mots martèle la matière des choses, il fabrique leur vérité et le langage s'adresse à l'émotion comme une musique qui saoûle. Dans ce langage où il est question de *volksfremd* (étranger à la race), de *artfremd* (étranger à l'espèce), d'*ewigesvolk* (peuple éternel) , la mécanicité, la référence à l'animalité et une sorte de mystique archaïque et clinquante sont les trois ficelles qui agitent les mots. Langage euphémistique et mécanique que ce mot d'ordre de *gleichschalten* , de *brancher l'identité* de tous les membres du peuple : il ne s'agit que d'une mise au pas. Euphémistique encore que le terme *Evakuirungen* (évacuer) pour désigner la déportation et que penser du mot *Konzertläger* (camp de concert) pour *Konzentrationläger* (camp de concentration).

Klemperer a précisément décrit cette mécanicité de l'expression, de ces phrases qui impriment les idées toutes faites. Pourtant, aucune particularité à la langue allemande ne la prédisposait à les y accueillir. La LTI touche le sommet de la haine lorsqu'elle produit les dénominations qui s'appliquent aux Juifs : le verbe *arisieren* (aryaniser), *volljuden* (les Juifs complets), *halbjuden* (les demi-Juifs), *judenrein* (purifié de Juifs), etc.

Dans l'ampleur de cette barbarie du langage que décrit Klemperer, nous retrouvons les idées de Bergson et de Minkowski, car, en LTI, au sens le plus violent, les *mots-concepts* évincent les *mots-images*.

L'analyse du langage de Victor Klemperer nous rapproche de celle que Karl Kraus avait effectuée dans la Vienne du début du siècle. Philosophe, auteur de son propre journal : *Die Fackel* (Le flambeau), Karl Kraus tenait l'esprit en éveil lorsque l'élégance subtile de sa pensée et sa verve satirique s'opposaient aux hypocrisies de son temps. Soucieux de la vie humaine, il écrivit deux grands ouvrages dont la modernité de thème et de style nous touche : *Les Derniers Jours de l'Humanité* qui traite de la Première Guerre mondiale et *La troisième nuit de Walpurgis* qui peint avec lucidité la montée du nazisme et ses conséquences. L'hypocrisie majeure touche le langage et Kraus décrit *Die Katastrophe der Phrasen* , titre d'une chronique de 1913. Sa critique vise l'invasion du langage par les phrases vides, ces phrases auxquelles on ne demande plus raison. Karl Kraus écrivait en 1915 :

> On aiderait l'homme si on pouvait lui ouvrir, sinon l'œil pour l'écriture d'autrui, du moins l'oreille pour sa propre langue et lui

faire vivre à nouveau les significations que, sans le savoir, il porte quotidiennement à sa bouche.

La corruption du langage qu'il dénonce est particulièrement vive chez les politiciens et journalistes qui « ont plutôt agi en fonction de la réflexion héroïque qui les poussait à chercher le salut là où on est à présent le plus en sûreté : dans la phrase elle-même[80] . »

Domaine privé, domaine public, car il est moins risqué de discourir sur l'héroïsme avec la vie des autres, que de se faire tuer d'un coup de baïonnette.

Kraus emploiera ce terme éloquent de l'*Industrie de l'oubli,* cet oubli qui édulcore, embellit, dénature dans le souvenir, les souffrances, les douleurs et les morts de la Première Guerre mondiale et qui permet ainsi de mieux préparer la seconde. Alors se réalise ce que Kraus nomme encore : « la triple alliance de l'encre, de l'industrie et de la mort ». Cette triple alliance présente lors de la Première Guerre mondiale se retrouvera dans la seconde. Consacrant une étude à Kraus, Jacques Bouveresse en précise le mécanisme :

> L'abaissement spectaculaire et dramatique du prix accordé à la vie humaine, le caractère proprement industriel de la guerre et la mécanisation et la banalisation de l'horreur qui en résultent, le sentiment d'impunité et d'irresponsabilité que peuvent éprouver les acteurs impliqués dans un processus qui se déroule de façon presque complètement impersonnelle et anonyme, la médiocrité profonde de responsables petits ou grands qui étaient tout sauf des héros ou des génies et que les circonstances ont transformés du jour au lendemain en criminels à plus ou moins grande échelle, agissant en toute innocence et inaccessibles à la mauvaise conscience, à la pitié et au remords[81].

Glissement d'une horreur à une autre que les euphémismes ont rendu acceptable. La phrase, *la catastrophe de la phrase*, tue dans l'œuf les images que la réalité timidement pouvait y faire naître. Euphémisme toujours lorsque Goebbels use, pour parler de la guerre, de comparaisons sportives. Ainsi, après la bataille de Stalingrad peut-il dire : « Nous nous essuyons le sang des yeux afin

80 Karl Kraus *Cette grande époque 1914.*

81 J.Bouveresse *Satire et prophétie Les voix de Karl Kraus* Ed Agone 2007 p 80.

d'y voir clair, et dès que commence le nouveau round, nous sommes de nouveau solidement campés sur nos jambes »[82]. La pauvreté expressive des mots qui veulent amoindrir les drames rejoint l'altération profonde du sens des réalités, car la mort n'est que rarement l'issue d'un combat de boxe et n'y est qu'accidentelle, et pas plus que la vie est un songe, la guerre n'est un sport[83].

La barbarie ne naît pas du jour au lendemain, elle s'insinue dans le langage, y prolifère : barbarie de la parole, barbarie de l'écrit, mais le ministre de la Propagande n'a-t-il pas déclaré :« L'être allemand du futur ne sera pas un être du livre, mais un être de la volonté ». L'effroyable mécanisation du langage, « la même sauce brune » dit Klemperer, et la mécanisation de l'existence à laquelle elle correspond (et n'avoir été qu'un rouage dans la machine sera l'argument de défense du criminel contre l'humanité) : ni le sentimentalisme et ses trémolos, ni le vernis culturel dont il s'enveloppe ne peuvent les faire oublier. « Mais la langue ne se contente pas de poétiser et de penser à ma place, elle dirige aussi mes sentiments, elle régit tout mon être moral d'autant plus naturellement que je m'en remets inconsciemment à elle… Les mots peuvent être comme de minuscules doses d'arsenic : on les avale sans y prendre garde, elles semblent ne faire aucun effet et voilà qu'après quelque temps l'effet toxique se fait sentir »: rappelons-nous ce qu'écrit Klemperer.

Les homonymies ont parfois de justes impertinences, ne rentrent pas dans le rang, sont poétesses et si *Reich* (avec majuscule) signifie empire, *reich* (avec minuscule) signifie riche : *Der tag der ist so freudenreich* (littéralement : le jour qui est si riche de joie) est un choral de Noël du *Petit Livre d'orgue* de Jean Sébastien Bach et l'humble et joyeux petit choral a plus de majuscule et de majesté que bien des empires !

L'analyse de la LTI met à nu le pouvoir extrême des mots sur la pensée, le pouvoir du langage sur notre liberté et notre être moral.

---

82 V.Klemperer *Op cité* p 301.

83 Mais la pauvreté expressive est intentionnelle :*"Nous ne voulons pas convaincre les gens de nos idées, nous voulons réduire le vocabulaire de telle sorte qu'il ne puisse exprimer que nos idées"* déclarait Goebbels.

Le mot et l'idée ? Leurs liens peuvent glisser vers l'association de malfaiteurs où chacun prête la main à l'autre pour la basse besogne. Les dictatures ultérieures infligeront au langage le même emprisonnement qui va du mot à la pensée et de la pensée au mot.

4 - L'expression et ses multiples voix

Touchant à l'expression et la liberté qu'elle permet, Minkowski étudie la *spontanéité* et l'*authenticité*.

Est spontané ce qui jaillit de nous sans avoir été provoqué, du moins immédiatement, par les circonstances extérieures. « Spontané signifie: de son propre mouvement ; ce que l'on fait de soi-même » indique le *Larousse* qui adjoint à ce caractère l'extrême promptitude. Quel qu'en soit le mode d'expression, la spontanéité ne relève pas de l'automatisme, elle ne peut être comparée à une activité réflexe qu'un stimulus extérieur déclenche. Spontané est ce que nous faisons de nous-mêmes et la spontanéité ne peut être détachée de ce *nous-mêmes* qui est notre personne. Nous ne sommes pas spontanés à tout propos et ce pourquoi nous le sommes est lié à notre passé, à nos valeurs, même si nous n'en avons pas immédiatement conscience. L'être se définit par ses actes, nous sommes ce que nous faisons.

Ce qui se manifeste spontanément et que nous faisons exister en dehors de nous se greffe sur le fond de notre élan vital sans se confondre avec lui, il est son expression. La spontanéité nous confronte par le phénomène de contrainte à la question de la liberté. Ce qui caractérise la contrainte n'est pas le fait d'avoir à obéir à un ordre ou suivre un conseil auxquels nous pouvons trouver raison, mais elle apparaît lorsque nous vivons le sentiment de libre disposition de notre personne mis en cause. Lorsque Minkowski écrit : « Ce n'est que lorsque la pression extérieure devient si grande, lorsque les menaces et les conséquences pour notre existence matérielle avant tout, pèsent si lourdement sur nous, qu'apparemment on n'a plus le choix, que nous parlons de contrainte », nous sentons combien lui sont encore proches les événements vitaux qu'il a dû affronter. Face à la contrainte, nous pouvons plier pour ne pas rompre, notre jugement peut nous préserver et nous gardons, même enfouie, même réduite, une part de notre conscience.

La contrainte, ce phénomène de la vie individuelle et des sociétés humaines, appartient aussi à la pathologie psychiatrique et nous saisissons alors, sous une autre perspective, sa nature.

Lors des dépressions graves, la douleur morale, l'inhibition psychomotrice, l'orientation de l'existence vers la mort sont autant de contraintes, d'entraves à la spontanéité, à l'expression.

L'automatisme mental, cette pathologie hallucinatoire avec ses phénomènes de pensée forcée, de pensée épiée, devinée, transmise, ses mots imposés, constitue une contrainte extrême pour une conscience qui n'est plus l'abri d'elle-même, pour une personne dont l'expression ne lui appartient plus.

La névrose obsessionnelle est une autre forme de contrainte, car les représentations, les idées, les rituels obsédants (*obsidere* veut dire assiégé), les actes et pensées dérisoires qui la caractérisent forcent le sujet, parasitent sa conscience et son activité.

Dans les affections psychiatriques, cette contrainte mentale peut confiner à la torture et nous comprenons la grande justesse des propos de Henri Ey qui définissait la pathologie psychiatrique comme une pathologie de la liberté. Et la psychiatrie nous fait saisir l'irremplaçable de la spontanéité pour la vie de l'esprit.

E. Minkowski tient à différencier le phénomène du mouvement spontané, du mouvement volontaire et du mouvement réflexe. Cette notion mérite notre attention, car nous assimilons trop vite l'expression au langage alors qu'il n'en est qu'une forme et nous négligeons trop sa dimension corporelle. Souvenons-nous des propos de Paul Valéry : « Tout système philosophique où le corps de l'homme ne joue pas un rôle fondamental est inepte, inapte »[84]. Lorsque nous subissons une piqûre, à la sensation de douleur, nous soustrayons vivement la partie du corps au stimulus qui l'a provoquée : tel est le mouvement réflexe. Lorsque nous décidons d'écrire ou que nous prenons notre stylo ou que nous enfilons notre

84 Paul Valéry *Op cité* p 1124.

manteau pour la promenade , les mouvements que nous effectuons sont volontaires. Lorsque lors de la promenade nous apercevons un ami et que nous nous dirigeons vers lui pour le saluer, il s'agit d'un mouvement spontané. Ce mouvement « dépasse de beaucoup, par sa portée, l'utilité, n'a rien à voir avec elle, celle-ci ne pouvant que lui porter ombrage, il se situe au pôle opposé de l'autodéfense… par là nous nous rendons compte de l'écart qui existe entre lui et le mouvement réflexe » écrit Minkowski. Quant au mouvement volontaire, celui-ci procède d'une intention, est dirigé vers un objet (le manteau, le stylo) en vue d'une action dont il est le temps d'exécution. Le qualificatif de volontaire attribué à ce mouvement ne signifie pas bien sûr qu'il soit le fruit d'une délibération comme dans l'acte volontaire , sinon nous passerions notre vie à examiner nos moindres comportements, à tourner sous toutes leurs coutures les causes et les conséquences et dans cette existence obsessionnelle, nous deviendrions les robots de nous-mêmes.

Dans cet acte volontaire exemplaire qu'est l'acte moral, la volonté est nécessaire qui nous soustrait à ce qui nous attire et ce renoncement tient sinon de l'arrachement du moins de l'effort. Lorsque Minkowski écrit :

> Le mouvement spontané n'est pas la seule donnée qui comporte ce caractère particulier (de surgir de l'intérieur de nous sans que nous nous l'expliquions). Ainsi, tout ce qui procède de l'intuition, de l'inspiration, de la création (au sens très large du terme) dessine un mouvement qui partage ce caractère. C'est un jaillissement qui vient, comme un éclair bien souvent projeter une luminosité intense et exceptionnelle sur notre vie intérieure sans qu'on puisse dire d'où il vient, sans même au fond qu'une question de cet ordre, sur le plan des données immédiates se pose. Parfois, de cette manière, en un instant, une réponse est trouvée ou mieux, donnée à des questions fort graves d'ordre intellectuel ou moral.

Nul doute qu'il accorde au mouvement spontané une immense valeur affective et expressive et à la spontanéité la fonction révélatrice du sens de notre existence. Et nul doute qu'il a en éveil dans un petit coin de conscience, le souvenir de cette main tendue par le *Poilu* au bord de la tranchée, une main tendue spontanément qui vous évite de tomber, petit geste et grand symbole !

Alors, les grands instants, les grandes actions de notre vie procéderaient de la spontanéité et en se produisant à travers nous, nous échapperaient dans leurs sources ? Tout à l'esprit de géométrie, nous pensons que les grandes décisions ne peuvent qu'être le fruit de grandes réflexions, de cheminements logiques . Mais la conscience n'est pas un tableau sur lequel nous manipulons des symboles et dont nous déduisons mathématiquement les solutions de l'existence. Ceci ne vaut que dans le monde des choses. Cela ne signifie pas que notre spontanéité soit arbitraire ou automatique, ni qu'elle surgisse du hasard. Au contraire, elle est liée intimement à nous, à notre passé, aux humains qui nous ont fait vivre et nous animent, à notre mémoire affective présente et silencieuse.

Sans doute le langage articulé est-il un mode d'expression privilégié, mais il n'est qu'une part et une part tardive de l'expression humaine. Rappelons-nous le corps et ses mimiques, ces traductrices si fidèles de nos émotions. Rappelons-nous le corps à l'œuvre dans la langue des signes que pratiquent les personnes sourdes et malentendantes. Riche de son alphabet, de son lexique, de son aptitude à traduire des discours complexes, de son style empreint d'humour, elle est un langage dont la qualité expressive ne le cède à aucun autre. Elle traduit exemplairement le point où l'esprit et le corps se rencontrent.

Est-il nécessaire de dire que dans cette évolution qui nous lie au pithécanthrope, à l'*Homo habilis* et sans doute à Lucy, comme dans le mouvement de l'acquisition du langage chez l'enfant, le corps aura été la première expression. Il aura précédé le langage parlé, en aura préparé la genèse, fort de ses outils d'expression et de ses représentations mentales. La pensée a précédé le langage parlé et pour s'exprimer, se transmettre, se partager au sein du groupe ce qui est nécessaire à la vie, elle a utilisé la symbolisation corporelle, le mime, la manipulation d'objets.

L'expression ou plutôt l'acte d'exprimer est une relation dynamique : elle « fait jaillir la vie du chaos du devenir », « elle est la vie elle-même » ce qui ne conduit pas « à ce qu'elle soit pour autant une référence à la vie au sens biologique du mot » dit Minkowski[85]. Et pourtant ! L'expression est la vie même : rappelons-nous l'expression phénotypique du génotype et les *conversations cellulaires* de Max de Ceccaty. Et nous qui étions d'humbles métazoaires puis de petits embryons dans le ventre de notre mère, nous avons acquis la perception. La perception nous a poussé littéralement hors de nous et dans la distance elle a créé la conscience de l'objet perçu, elle l'a fait jaillir du « chaos du devenir » , elle lui a donné sa signification.

D'abord pragmatique et rationnelle, la perception s'est enveloppée de luxe, a trouvé la beauté. Dans un luxe de la vie et par un jeu sérieux, la sensation s'est détachée de la compréhension logique du monde, elle s'en est reposée et comme le *Créateur* au septième jour, elle a cessé de fabriquer le monde et l'a contemplé. Jeu sérieux, car « Le Beau est le vestibule du Bien » ainsi que l'écrit Plotin. Plaisir d'esprit, car l'évolution esthétisante a touché l'ouïe et la vue et elle a dédaigné les sens du besoin : le tact, le goût, l'odorat, accaparés par le plaisir (organique), le déplaisir ou la douleur n'ont pas été naturellement touchés par elle.

Dumarsais nous sensibilisait à la poésie du langage et en dévoilait la machinerie, cet esprit qui surgit lorsque les mots ne sont plus la désignation réaliste des choses, mais leur expression symbolique. Poésie du langage dont la musique est proche. En poésie, les mots appellent les mots et de leur frottement jaillissent les images. En musique, les sons n'appellent plus les objets, mais s'appellent les uns les autres. « La musique qui ne représente et ne dit jamais rien exprime cependant quelque chose en le symbolisant » écrit Pradines[86], car elle exprime nos émotions, nos sentiments, notre existence.

Dans ce concert, la voix humaine est le véritable écho du monde, elle est l'instrument d'expression par excellence. Grâce à elle, l'homme a pu s'exprimer à ses semblables et avant de leur

85 E.Minkowski *Vers une cosmologie* Op cité p 121.

86 M.Pradines *Traité de Psychologie générale* Op cité tome 1 p 345 à 381.

parler au sens propre, sans doute leur a-t-il fait de la musique. L'origine de ce merveilleux ravissement garde son mystère. Lucrèce y voyait une imitation de la nature : l'homme par sa flûte retrouvant le son des tubes naturels et Darwin en trouvait la genèse dans l'expression des émotions. Mais il fallait un esprit pour tirer de l'émotion ou de l'imitation la complexité, la précision, la technique et tout le raffinement qui caractérise la musique. Tout un esprit pour passer des tuyaux naturels dont parle Lucrèce à ces tuyaux d'orgue aux mille variations !

À l'aspect pacificateur et de rencontre de la musique et de tout art, on rétorquera peut-être qu'il y a des marches militaires, de ces airs qui galvanisent les troupes. Justement, ces airs tentent de conjurer la peur, de l'envelopper d'une invulnérabilité illusoire. Dans la mécanique exaltante des vents et des tambours, il leur faut conjurer le bruit que l'on entend, que l'on attend comme le signe du danger, apporter un apaisement de l'esprit fût-il infime et oublier que la fleur au fusil se retrouve sur la tombe.

Tout autre est *En blanc et noir*, cette composition pour piano, Debussy y exprime l'atrocité qu'il ressent de la guerre. Otto Dix, Georges Grosz, ces maîtres de l'expressionnisme allemand, marqués par la Première Guerre mondiale en ont traduit l'horreur. Écouter Debussy, regarder les dessins et les toiles de Dix et de Grosz ne donnent à personne l'envie de prendre les armes.

La beauté repousse la mort, la tient en respect autant qu'elle le peut. « Le beau est le vestibule du bien », le vestibule est un univers.

Une anthropologie

1 - Le cerveau, l'esprit et l'hallucination

Nous retrouvons la modernité de E. Minkowski, lorsque, sans a priori, il porte sa réflexion sur les éléments de la vie humaine, de la biologie à l'anthropologie. Bien que privilégiant, dans son étude et sa pratique, l'esprit au fonctionnement cérébral, il ne néglige aucun élément qui puisse éclairer la connaissance de l'homme et nous intéresser à leurs rapports.

Dans un ouvrage récent, le neurobiologiste Pierre Karli évoque l'homme dans sa généralité, à la fois individu biologique, acteur social et sujet en quête de sens et de liberté intérieure[87]. Ces trois termes, qu'il nomme la *trinité humaine*, entretiennent un dialogue. Voilà qui contraste avec les soliloques habituels qu'entretiennent les spécialités rivées à leur élément et tendant au repli tout en se plaignant amèrement du manque de considération des autres. Karli offrant son regard de neurobiologiste nous invite à nous intéresser aux termes de ce dialogue.

Minkowski a été attentif à ces trois dimensions de l'homme et à leurs relations, mais ne sont-elles pas la substance et le chemin de la réflexion psychiatrique ? De façon immédiate, cette réflexion touche aussi la philosophie, car les liens de l'esprit et de la matière cérébrale nous confrontent au problème du déterminisme, de la liberté qu'il nous laisse, et de ce qui nous fait exister. Sommes-nous les marionnettes absolues de nos neurones ou les maîtres non moins puissants de notre vouloir et de nos existences ? Sans doute ni l'un ni l'autre, car ces extrêmes tiennent trop de la caricature pour être sérieusement soutenus. Pourtant, il ne manque pas de chercheurs rêvant d'une résorption complète, d'une phagocytose du mental par le neuronal, l'esprit n'étant plus alors qu'un mot, une vue de... l'esprit. Ainsi, la neurophilosophe Patricia Smith Churchland affirme-t-elle, appuyée sur le modèle computationnel, qu'il suffit de

87 Pierre Karli *Le cerveau et la liberté* Ed Odile Jacob p 9 à 14.

comprendre comment le cerveau fonctionne pour comprendre pleinement ce que nous sommes et comment nous fonctionnons[88].

Que l'informatique permette en partie de comprendre le fonctionnement cérébral et puisse nous aider à saisir certains mécanismes du fonctionnement psychique : pourquoi pas. Par contre, penser de cette connaissance qu'elle puisse être suffisante nous semble procéder plus de l'espoir, de la croyance, de la conviction et peut-être... des idoles dont parlait Bacon (*idola computatori* peut-être).

L'homme ne peut se réduire à ses comportements et ses comportements se réduire à un jeu computationnel. Un jour peut-être et certains en rêvent, l'homme parviendra à créer un appareil *à son image* qui aimera, espérera, doutera et parlera peut-être un langage animé de toutes ces fonctions décrites par Jakobson. Un jour, qui sait, les modernes TMN (techniciens de maintenance neuronale) remplaceront les vétustes psychiatres (craignons que cette mutation ne soit déjà en marche) et une *télécerveaupathie* supplantera l'imparfaite communication des consciences. Est-il nécessaire dans une telle machinerie, d'évoquer l'idée même de liberté ?

Mais la pensée ne se réduit pas à une simple manipulation de symboles et l'existence moins encore. Cette ligne de pensée n'est pas nouvelle, car elle s'inscrit dans la filiation de Watson, le père du behaviorisme. À la veille de la Première Guerre mondiale, assimilant le psychisme aux comportements observables, Watson proclamait : « Il est temps que la psychologie écarte toute référence à la conscience... Sa seule tâche est de prédire et de contrôler le comportement » et ajoutait « le behaviorisme doit exclure de son vocabulaire scientifique tous les termes subjectifs comme sensation, perception, image, but, et même pensée ou émotion dans leur définition subjective »[89]. Alors l'esprit pourrait se réduire à ce qui est

88 id p 241.

89 Cité par Arthur Koestler *Le Cheval dans la Locomotive* p16 et 17 Ed les Belles Lettres 2013. Dans cet ouvrage, l'auteur développe l'hypothèse que dans l'évolution des espèces, la croissance trop rapide du cerveau humain serait à l'origine d'un trouble de coordination entre les structures cérébrales anciennes et les plus récentes provoquant un clivage de l'émotion et de la raison.

observable de l'enchaînement de réflexes conditionnés ? Mais une neuro-philosophie se passant de la conscience ne ressemblerait-elle pas à une course à pied décidée à se passer de ses jambes ?

Curieux que ce rapport que nous entretenons avec notre cerveau ! Suis-je la machine animée par lui ou suis-je *moi* ayant un cerveau ? Mais qui du moi ou du cerveau possède l'autre, le contient ? Le cerveau : cette machine est en moi et je la pense, mais mon esprit se dégage de sa matière . Mon esprit en émane, le cerveau a été et continue d'être l'instrument de cette émanation. Pourtant, cette machine, cet instrument de ma liberté me possède, m'agit. Je ne peux échapper à mon cerveau et dire : « moi c'est moi et lui c'est lui ! », pas de délimitation territoriale possible. Et de là, tout ce qui est à moi est-il vraiment à moi et tout ce qui est à lui est-il vraiment à lui ?

Le cerveau est une métonymie lorsque nous désignons l'homme intelligent : « c'est un cerveau » ou que nous parlons de « la fuite des cerveaux ». Mais a-t-on jamais vu vraiment un cerveau « prendre ses jambes à son cou » ? Nous pensons et agissons, nous pensons à nous, mais nous ne pensons qu'occasionnellement à notre cerveau. Nous ne le connaissons que par ouï-dire. Et peut-être notre cerveau nous connaît-il mieux que nous ne le connaissons !

La question des liens de l'esprit et de la matière, du psychisme et du cerveau s'est imposée à la psychiatrie par la réflexion sur ce trouble clinique princeps qu'est l'hallucination. Et c'est par l'hallucination que Minkowski aborde l'étude des relations entre l'anatomophysiologie, la biologie et l'anthropologie.

Nul n'a mieux que Henri Ey dans son *Traité des hallucinations*, suscité le questionnement des psychiatres et nul mieux que lui, montré qu'au-delà de son caractère symptomatique, cette manifestation pouvait nous aider à réfléchir sur la nature du psychisme[90]. Car dans l'histoire de la psychiatrie, l'hallucination a toujours suscité, chez les aliénistes, des débats et des contradictions parfois passionnés. Quant à sa nature : est-elle sensorielle ou psychique ? Et quant à ce qui la lie au délire et à la folie…

90 Henri Ey « *Traité des hallucinations* » tome 1 p 77à 98.

Le délire et la folie sont-ils la conséquence de l'hallucination ou l'hallucination est-elle l'un de leurs symptômes parmi d'autres ? Boissier de Sauvages au XVIIIe décrivait les hallucinés comme « ceux qui prennent leurs sensations pour des images et leurs imaginations ou leurs fantasmes pour des sensations », c'est-à-dire ceux qui confondent le monde vrai de la sensation et le monde délirant de l'hallucination.

L'idée que l'hallucination provienne de l'intensification nerveuse de processus sensoriels périphériques ou imaginatifs et cérébraux se retrouve chez presque tous les auteurs des dix-septième et dix-huitième siècles : Malebranche, Darwin, Boerhave, Charles Bonnet et Kant. Telle est la doctrine classique. Étudier l'hallucination permet de spécifier les caractères de la sensation. Les études d'Esquirol, l'élève préféré de Pinel différencient deux catégories de troubles psychosensoriels : d'une part, les *hallucinations proprement dites*, essentiellement psychiques (ou cérébrales, ce qui pour Esquirol était équivalent) qui correspondent au délire, et d'autre part, les *illusions des sens*, phénomènes strictement sensoriels. L'hallucination est là, totalement rattachée à la folie et au délire.

Mais dans un retournement d'idées comme la psychiatrie en a tant connu (non qu'elle soit girouette, mais l'observation dans l'esprit des sciences conduit à rectifier hypothèses et théories elles-mêmes rectifiables) ; sous l'influence de la pensée *sensationniste* ou *sensualiste* de Condillac, Cabanis, Taine , l'hallucination retrouve le giron de la sensation. Cependant, son origine ne serait plus périphérique, elle se produirait à un niveau supérieur, cérébral. Si les sensations sont les assises sur lesquelles s'édifient l'être et sa pensée (fondement de la thèse *sensualiste*) alors, il va de soi que l'hallucination qui perturbe radicalement l'être et sa pensée ne peut provenir que d'une perturbation radicale de la sensorialité. Pour l'atomisme psychologique de l'époque, il n'y a entre la sensation et l'image qu'une différence de degré et l'image devenue très intense devient une sensation hallucinatoire. La « transformation sensoriale » de l'image (ou de l'idée) conformément à la neurophysiologie des centres cérébraux de l'époque est expliquée par la stimulation interne des *centres d'images.*

La découverte des zones cérébrales, telle la région du langage par Broca, laissera entrevoir, tout au long du dix-neuvième siècle, une perspective jusqu'alors inespérée de la compréhension du fonctionnement cérébral. Chaque zone déterminée est le centre responsable d'une fonction précise : la zone occipitale pour la vision, la frontale ascendante pour la motricité, la région temporale pour l'audition, etc. Il ne s'agit plus alors, comme dans l'imprécise phrénologie de Gall, d'observer les *bosses* du crâne, d'en imaginer et d'en déduire les facultés et les vices, mais plutôt d'étudier avec toute l'objectivité de la méthode expérimentale ces localisations cérébrales, ces *centres d'images* et leur fonction. Ainsi, l'action d'une excitation normale déclenchée par un stimulus extérieur et transmise au centre correspondant provoque une perception, mais une excitation anormale en l'absence de stimuli déclenche une hallucination. L'hallucination serait comme une intensification de l'image mentale, suffisamment forte pour que cette image atteigne le niveau de réalité concrète d'une perception.

L'analogie avec l'épilepsie provoquée par l'orage électrique d'une zone du cerveau apparaît si évidente que Tamburini (1880) considère l'hallucination comme une *épilepsie sensorielle* Cette théorie mécanique de l'excitation des centres sera tirée à l'extrême par Gaétan de Clérambault : l'hallucination se réduit alors à une image intensifiée qui, très marquée de qualités sensorielles s'impose comme la réalité. Elle est un phénomène partiel, compatible avec la raison, mais son intensité et sa durée peuvent éventuellement provoquer le délire.

Nous sommes avec cette conception face à une maladie neurologique, sensorielle, dont les troubles psychiatriques éventuels sont la conséquence. Dans ce lien très strict entre les régions cérébrales et les fonctions qu'elles soutiennent, le cerveau apparaît comme une machine que constitue un assemblage de pièces (les zones), articulées entre elles par des mécanismes associatifs. Ceci a sa part de vérité, mais la réalité s'avère plus complexe.

L'hallucination ne peut être assimilée à une perception, même à une perception sans objet, car elle n'a pas cette *leibhaftigkeit*, cette présence corporelle « en chair et en os » dont Husserl caractérisait la perception, cette qualité d'être objectivable, représentable. Elle ne peut se détacher de la conscience qui pourrait alors l'observer, la décrire, la partager, en faire un objet de pensée, de parole, de création. Au contraire, elle s'attache à elle, s'y insinue, s'y incruste comme un halo angoissant, à la fois descriptible et indéfinissable. L'acte d'halluciner fait apparaître, pour reprendre la formule de Minkowski, un *troisième monde* qui surgit entre le sujet et le monde objectif. Ici à nouveau, la phénoménologie nous est précieuse, car elle guide l'analyse des contenus de conscience et ce qui les spécifie : s'agit-il de perception, d'imagination, d'illusion ou d'hallucination ?

Minkowski nous invite à nous méfier de *l'atomisme psychologique* et du lien trop strictement établi entre la zone cérébrale et la fonction. Cette précaution garde sa valeur, car ce que nous observons par l'imagerie moderne, l'activation de certaines zones lors d'une action spécifique, ne nous renseigne que partiellement sur la nature de l'action étudiée.

L'hallucination vraie (que Henri Ey distingue de l'*idéolie hallucinosique*, phénomène neurologique et périphérique) est liée à l'état mental, elle est incluse dans le délire qui ne lui est pas secondaire. L'hallucination est liée à la psychose et au type même de la psychose caractérisé par ce que Ey nommait le niveau de déstructuration du champ de conscience. L'intrication fréquente des hallucinations à un état de dépersonnalisation les différencie de troubles perceptifs isolés, car elles affectent l'état mental dans sa totalité. Ce que Moreau de Tours au milieu du dix-neuvième siècle évoquait ainsi :

> L'état hallucinatoire n'est pas seulement comme on l'a dit un fait anormal de la faculté perceptive. Il comprend l'intelligence tout entière réfléchissant, comprenant, jugeant, exprimant ses craintes et ses désirs, ses espérances, son désespoir, n'ayant plus conscience de ses propres actes, privée de son moi, se dédoublant pour ainsi dire.

Moreau de Tours n'était pas seul à avoir ce regard et d'autres psychiatres tels Leuret, Falret, Ball, Séglas plaçaient au premier plan de la psychose ce qu'ils appelaient l'état mental.

Ainsi les *psychoses aiguës confusionnelles*, dont l'exemple historique est le *delirium tremens* alcoolique (mais dont les causes peuvent être d'autres intoxications, des atteintes cérébrales infectieuses et tumorales) se manifestent par une confusion (les contenus de conscience se confondent, s'agglutinent), des troubles de mémoire (difficultés de fixation et d'évocation des souvenirs, fausses reconnaissances) et des hallucinations dont la nature est essentiellement visuelle, mais parfois gustative, olfactive ou tactile. *L'Assommoir*, sous la plume de Zola nous livre la vision réaliste et dramatique de ce que fut le *delirium tremens* . *L'Assommoir*, si bien nommé, est le nom du débit de boissons qui conduit l'ouvrier Coupeau à l'enfer du délire onirique.

Bien différente apparaît la *psychose chronique* dont la schizophrénie est l'exemple. Les hallucinations y sont d'une tout autre nature, car il s'agit de voix entendues, sonores, explosives ; de transmission de pensée, de dédoublement et de vol de la pensée ; de délire d'influence, de transformation corporelle, d'empoisonnement, de métamorphose, aboutissant à un état de dépersonnalisation ; d'hallucinations motrices de mouvement, d'hallucinations psychomotrices verbales qui donnent au sujet l'impression que l'on parle dans et par ses organes phonatoires.

Ainsi, à chaque niveau de déstructuration du champ de conscience, à chaque catégorie de psychose correspond un type spécifique d'hallucinations et pas un autre : telle est l'une des leçons cliniques que nous a léguée H. Ey.

Mais l'hallucination est encore riche d'enseignement, en dehors de toute psychose. Ainsi, alors que dans la perspective d'une physiologie classique, la sensibilité se séparait franchement de la motricité, comme la stimulation se sépare de la réponse dans le réflexe, l'existence d'hallucinations psychomotrices a fait naître la notion de centres sensorimoteurs. Elle a donc posé la question du rôle de la motricité dans la perception. Rien n'est plus présent que le corps dans les phénomènes hallucinatoires, de cette présence qui rend le *purement psychique* purement théorique : qu'il s'agisse du corps du charretier qui agit et s'épuise à maîtriser les chevaux emballés dans le *delirium* de jadis ou du corps qui subit toutes les influences, les transformations, les effractions dans les psychoses chroniques.

Intéressante et très actuelle est la remise en juste place d'une motricité reléguée jusqu'alors à la fonction d'exécutant. Pouvoir exécutif sans doute essentiel, la motricité était exclue de la conception de l'acte, cette conception étant le domaine réservé de la pensée.

Rappelons-nous le prestige de l'esprit et la trivialité du corps, de ce corps illusionné par ses sens, emporté par ses passions : notion très ancrée de la tradition philosophique et religieuse.

2 - Au commencement était l'action

Lorsqu'il évoque la motricité volontaire et l'action intentionnelle et leur rôle dans la création de nos représentations mentales et de nos relations avec l'environnement, Marc Jeannerod écrit qu'un *ago ergo sum* (j'agis donc je suis) traduit mieux qu'un *cogito ergo sum* (je pense donc je suis), la réalité de notre être[91].

Au commencement était l'action, peut-être, mais au commencement de l'action était le mouvement, sûrement. La motricité spontanée, exploratoire est l'aube de l'évolution des espèces animales. Sa force essentielle, primaire fut dictée par l'instinct et la sensorialité n'a pas eu d'autres buts que rendre cette motricité, qu'elle soit utile à la défense ou au besoin, plus efficace et même possible. Les anneaux des reptiles, les nageoires des poissons, les ailes des oiseaux : tout nous conduit vers cette motricité dont la précision et la puissance des instruments signalent l'extrême importance.

Et plus lointain encore, au chapitre de la motricité, évoquons le protozoaire, cet animal unicellulaire et la solidarité qui nous lie à lui. Évoquer ce lien ne nous menace plus du bûcher des hommes,

91 Marc Jeannerod *La nature de l'esprit* Ed Odile Jacob 2002.

beaucoup plus redoutable que l'enfer des dieux ! Sans doute nous permettra-t-il, nous qui émergeons d'une lente évolution et pensons la couronner, nous qui, *Homo sapiens*, sommes fiers de nos circonvolutions cérébrales , de ne pas prendre... la grosse tête et d'être attentifs et soigneux de la nature y compris de ces autres animaux que sont nos frères céphalisés !

Ce protozoaire, représenté au mieux par les infusoires ciliés possède des vacuoles qui captent les aliments, les digèrent et évacuent les déchets : système digestif efficace et un autre type de vacuole, pulsatile, véritable système de régulation de pression. Notre infusoire est doté de plusieurs noyaux cellulaires. De plus et qui touche de près notre propos, elle est pourvue de multiples organites locomoteurs ainsi que d'une fine ciliature articulée à une musculature de fibrilles contractiles rendant les mouvements plus souples et délicats. Afin de se nourrir, à cet équipement biologique s'ajoutent les trichocystes, petits appareils de capture semblables à de minuscules bouteilles qui projettent à l'extérieur un filin muni d'un harpon parfois enduit de substance toxique pour immobiliser la proie. Alors que les végétaux puisent directement de l'air, de la terre et de l'eau leurs matières premières, l'animal, fut-il le plus élémentaire doit pour vivre, chercher sa subsistance, pour vivre il doit donc se mouvoir[92].

Chez l'être humain, la fonction d'éveil comportemental, en dehors de toute incitation de l'environnement, est assurée par la formation réticulaire du tronc cérébral et l'initiative psychomotrice à certaines zones du lobe préfrontal[93]. L'acte moteur est à la fois planifié dans une représentation et à la fois corrigé au fur et à mesure de son exécution.

Cette notion de représentation d'action, ce lien possible entre la phénoménologie (car elle sous-tend l'intentionnalité), la mémoire prospective dans la psychologie de Maurice Pradines et les neurosciences, nous intéresse encore à un autre titre. Alors que le behaviorisme déniait qu'une représentation puisse s'intercaler entre

92 Max de Ceccaty *La vie de la cellule à l'homme* Ed du Seuil 1978 p 10 à 23.

93 Pierre Karli *Op cité* cf chapitre1 "l'individu biologique et son cerveau" p 19 à 55.

la vision et le mouvement, il semble que l'action la plus simple en apparence nécessite sa présence. Plus l'action sera complexe et plus la nécessité de la représentation sera effective. La représentation sera présente, de l'action simple jusqu'à l'acte moral.

Nous pouvons avec Marc Jeannerod penser qu'il existe deux types d'actions : une action représentée qui demeure au stade de la représentation et une action réalisée. La représentation et l'action deviennent alors « une seule et même chose, au sens où l'action est une modalité d'existence de la représentation et inversement, la représentation, une modalité d'existence de l'action »[94].

L'expérience clinique appuie cette notion, car elle dément le rôle essentiel des stimuli extérieurs dans le contrôle direct de l'action. Le neurologue Jean Lhermitte, lorsqu'il étudiait le *syndrome frontal*, soulignait la perte de l'indépendance du malade vis-à-vis de ces stimulations externes auxquelles il demeure comme fixé. Ainsi, le patient réagit-il sans discrimination à tout événement nouveau. Cette dépendance est majeure lors des comportements d'utilisation : le patient ne peut se retenir d'utiliser l'objet placé devant lui, ainsi que dans les comportements d'imitation, car il ne peut s'empêcher d'imiter les gestes faits devant lui par le neurologue. De tels comportements donnent « l'image exagérée de ce que serait la vie sans représentations, où l'action serait guidée par les seuls événements du monde extérieur » conclut Marc Jeannerod en précisant que la psychologie cognitive ne peut se contenter d'un sujet *réactif*, mais qu'elle a besoin d'un sujet prospectif[95].

Cette capacité de prospection, Maurice Pradines en a démontré le rôle fondamental lorsqu'il étudiait la perception, au premier tome du *Traité de psychologie générale* édité, comme le traité de Minkowski dans la collection *Logos* de Louis Lavelle. Notre première mémoire ainsi que la première mémoire du vivant lorsqu'il quitte le plan de l'automatisme (dont le modèle est le réflexe) pour celui de la perception est une mémoire prospective, y écrit-il. Véritable activité de préparation, cette prospection est liée à

94 Marc Jeannerod *Op cité* p 84.

95 *Id* p 85.

l'anticipation sensorielle. Grâce à elle, la perception peut prévoir les stimulations. Préparatrice et prévoyante, cette mémoire prospective nous permet d'anticiper et d'organiser nos conduites : la fuite de ce qui peut blesser ou l'approche de ce qui nous attire et que nous pouvons nous approprier.

Cette mémoire sans laquelle nulle anticipation ne serait possible (car l'anticipation n'est pas la divination et la sensation ne peut être prophétique) nous enseigne deux sortes d'éléments : des éléments d'espace, car elle nous instruit de la distance de l'objet qu'elle lie à l'imminence plus ou moins grande de l'impression et des éléments de nature et de qualité de l'objet.

Mourgue dans sa *Neurobiologie des hallucinations* (1932) était attentif à la « totalité psycho-organique » unie dans l'acte, car il accordait déjà, au-delà des notions anatomophysiologiques, une grande importance au mécanisme fondamental de l'intégration et de la désintégration des fonctions et soulignait la nécessité d'une conception synthétique de l'organisme. D'ailleurs, dans son observation des hallucinations, le facteur moteur apparaît au premier plan, ainsi que le rôle des *mouvements naissants*, des *mouvements virtuels*, des *mouvements représentés*. Nous sommes là bien proches de la *représentation motrice* étudiée par Jeannerod. Le propre de la fonction, ainsi que Mourgue le rappelle, est d'être intégrée à un organisme considéré comme un tout. Qu'il s'agisse de la respiration, de l'activité cardio-vasculaire ou neuro-végétative, de l'alimentation, de la régulation glycémique ou des fonctions corticales supérieures ; chacune participe à la vie de l'organisme, c'est-à-dire à son activité et à sa conscience.

Dans ses *Leçons sur les phénomènes de la vie communs aux animaux et aux végétaux* (Baillière, Paris 1878), Claude Bernard évoquait la notion d'unité de la vie, de la vie comme une « mise en commun de fonctions pour réaliser une idée directrice ». Idée directrice à laquelle, la perception et la motricité travaillent, liées moins comme deux fonctions séparées qui entretiendraient des échanges que comme les deux faces d'une même médaille. La partie haute du tronc cérébral est un premier lieu de cette union : y convergent les informations visuelles, auditives, tactiles de régions de l'espace dans une topographie sensorielle qui se recouvre avec la topographie du contrôle exercé sur des mouvements dirigés vers ces mêmes régions. L'autre lieu de convergence se situe au niveau du cortex cérébral, les relations réciproques de la zone pariétale postérieure et de la zone préfrontale permettent non seulement de déterminer les caractères perceptifs et moteurs propres aux diverses parties de l'espace, mais également de leur attribuer une valeur : intérêt, curiosité, attraction, répulsion. Ainsi se crée ce que P. Karli a nommé[96] un véritable dialogue sensori-moteur.

La biologie de la neurobiologie, terme qu'emploie Grassé en 1906 et que Mourgue reprend dans son ouvrage, invite à surmonter le dualisme du corps et du psychisme et à ne pas limiter la biologie, cette science de la vie, à une stricte étude des mécanismes moléculaires. La place que Minkowski accorde à la motricité dans le psychisme, son élaboration et sa symbolisation est un fil rouge qui nous guide du biologique à l'anthropologique : « La motricité, l'action sont mises au premier plan et il est incontestable qu'elles se situent plus près de la vie que les organes des sens conçus comme appareils enregistreurs. L'être vivant se révèle à nous par sa mobilité, par le mouvement (spontané) qui vient de lui. C'est par l'action également que nous nous trouvons profondément engagés dans la vie », écrit-il[97].

Mais retrouvons Bowlby et la relation d'attachement qu'il a décrite à la suite des observations de H. Harlow sur le jeune macaque rhésus. Dans cette relation, très précocement, se nouent un acte moteur : le geste de tendre les bras et une perception: la sensation tactile du corps qui vous porte et de cette union naît un sentiment de sécurité, de bien-être. Ce dialogue affectif et moteur du bébé avec la maman et les autres adultes qui se penchent vers lui et lui tendent les bras se manifeste dans la mimique, le sourire, le regard et la voix, la musique de la voix.

96 P.Karli *Op cité* p 45.

97 E. Minkowski *Traité de Psychopathologie* Op cité p 256.

Cette histoire d'attachement, cette aptitude à l'attachement n'a rien d'une notation éthologique tenant de la petite histoire vaguement attendrissante. Tout au contraire, là peuvent se déterminer pour un être humain ses possibilités d'attachement, d'affection, d'empathie ; autant dire le sens et la valeur qu'il accordera à la vie.

L'altérité préverbale, le langage préverbal très présents chez l'homme appartiennent à l'évolution. Notre petite ancêtre Lucy, australopithèque distinguée et d'un âge respectable (3 millions d'années) que Max de Ceccaty nous fait retrouver avec bonheur, écrit d'elle : « N'ayant pas encore inventé le poids des mots, Lucy déjà connaissait le choc des images, des gestes, des échanges tactiles, des bruits, des odeurs dans son théâtre mental riche d'événements, d'intrigues et d'émotions venant d'autrui »[98]. Dans ce long chemin de l'évolution, nous passons de la matière animée, cellulaire, organique à la constitution de la personne et dans ce passage mystérieux émaillé de continuités et de ruptures , le corps tient une place éminente. « Pour l'expérimentateur physiologiste, il ne saurait y avoir ni spiritualisme ni matérialisme. Ces mots appartiennent à une philosophie naturelle qui a vieilli ; ils tomberont en désuétude par le progrès même de la science » écrit encore Claude Bernard dans ses réflexions sur la médecine expérimentale.

Cependant, ces propos valent au-delà de l'expérimentation physiologique. « Au commencement était l'action » : le corps est inclus dans la pensée et la pensée n'est sérieuse qu'avec lui. Corps et pensée sont l'appui l'un de l'autre. Minkowski se méfiera avec raison d'un spiritualisme sans assises « qui risque à l'usage de devenir verbal ». Quant au matérialisme, il serait difficile de lui contester une possible spiritualité. Rappelons-nous le livre premier du *De Rerum natura* de Lucrèce dont les mots ont gardé leur jeunesse. Le texte raconte le sacrifice d'Iphigénie par son père, le chef des armées grecques, le roi Agamemnon :

> [...] la religion souvent enfanta crimes et sacrilèges. Ainsi, en Aulide, l'autel de la vierge Trivia, du sang d'Iphigénie fut

98 Max de Ceccaty *L'Aube des savoirs et des dieux* Op cité p 135.

> horriblement souillé par l'élite des Grecs, la fleur des guerriers [...] Saisie à mains d'homme, elle fût portée tremblante à l'autel, non pour accomplir les rites solennels et s'en retourner au chant clair de l'hyménée, mais vierge sacrée, ô sacrilège, à l'heure des noces tomber, triste victime immolée par son père, pour un départ heureux et béni de la flotte. Combien la religion suscita de malheurs ! »

Car Diane-Artémis (dont *Trivia* est le nom latin) se venge du meurtre de sa biche en retenant par des vents défavorables la flotte grecque. Le sacrifice d'Iphigénie apaiserait la déesse et la flotte alors libérée se lancerait à l'attaque de Troie. Sacrilège que ce meurtre ! « Combien la religion suscita de malheurs » dit Lucrèce dont le matérialisme très spirituel nous invite à ne pas craindre les sortilèges et à « vaincre la peur par la connaissance de la nature ».

Dans le champ de la philosophie et de la psychiatrie, la connaissance de l'homme, l'anthropologie est intimement liée à sa corporéité . Rappelons à nouveau que les maladies psychiatriques comportent toujours des plaintes ou des troubles du vécu corporel. Notre corps appartient à notre moi, ou plutôt, il est notre moi. Sa négation même dans les états d'ascèse témoigne de son omniprésence. Chassez le corps, il revient au galop ! Les rapports que le sujet noue avec autrui, le monde et lui-même ne peuvent se dissocier de son *incarnation.*

Vieille histoire que celle du corps dans l'évolution des espèces, vieille histoire que les liens du corps et de la pensée, du corps et du savoir.

Lorsque la fourmi des tropiques (*Oecophylla smaragdina*) construit des nids composés de feuilles cousues les unes aux autres au moyen de fils sécrétés par sa larve et que celle-ci placée entre les mandibules de la fourmi fonctionne comme une navette, lorsque la guêpe ammophile travaille la surface de son terrier à l'aide d'un petit caillou manié comme une dame de terrassier, lorsque le crabe du genre Melia brandit à l'extrémité de ses pinces une petite actinie qui grâce à ses organes urticariants paralysera les proies du crabe, lorsque les pieuvres emploient comme taquet des petites pierres déposées avec leurs ventouses entre les valves baillantes des coquilles de bivalves afin d'empêcher leur fermeture et de compromettre leur festin et que les araignées tissent leurs toiles,[99] alors ces animaux nous semblent familiers . Et si nous les comprenons , n'est-ce pas parce qu'ils nous préfigurent et nous murmurent de très loin ce que nous avons été : *Homo faber*.

Le corps fut fabricant, au service de lui-même et l'outil a prolongé le bras et la main. L'esprit a inspiré la main, mais la main a nourri l'esprit de ses réalisations. Le corps a servi l'esprit qui ne le lui a pas toujours rendu. Être réduit à l'enveloppe charnelle du monde des idées platonicien est un moindre mal. Infiniment pire est le corps maltraité des religions, le corps suspect de concupiscence, le corps *pécheur* soumis à la mortification ou à la torture, livré au feu infernal qui le purifiera. Sans doute une *laïcisation* du corps a-t-elle permis de le libérer, sans doute la médecine a-t-elle conduit à plus d'égards vis-à-vis de lui. Cela n'a pas conduit universellement à le respecter. Le vingtième siècle si proche montre le peu d'égards témoigné pour le corps des soldats ou le corps des ouvriers. Et que dire du temps présent !

« Le premier moi est corporel » et, tout au cours de la vie, cette intimité du moi et du corps demeure. L'image que nous avons de notre corps se superpose à l'image que nous avons de nous, à la *valeur* que nous nous ressentons. Ainsi, nous pouvons penser à la mésestime de soi que peuvent entraîner une malformation ou une mutilation corporelle du visage ou une maladie de peau.

Dans ce sentiment, la place du visage est particulière, comme si à lui seul il représentait tout l'être. Cela ne signifie pas que toute partie du corps qui peut souffrir, ne mérite un égal respect. Le corps tel que nous le vivons et le voyons et le corps tel que nous le pensons vu par autrui agit de manière essentielle sur la nature et la qualité de nos relations.

Que ces regards s'apaisent et l'homme peut devenir, comme l'écrivait Sénèque « l'ami de soi-même ».

---

99 Andrée Tetry ch III "Outillage biologique et techniques humaines" p 74 à 100 dans "Psychisme animal et âme humaine" Groupe Lyonnais d'études médicales philosophiques et biologiques Ed SPES 1954.

3 - Héritage et identités

Un moi, un corps dans le présent, cela n'épuise pas l'*anthropologique*, car l'hérédité et la filiation nous définissent, participent à notre identité, à notre être.

Au-delà de l'hérédité organique, génétique, il y a l'héritage. L'être humain a une histoire, une enfance, des événements qu'il a traversés et tout cela façonne sa personnalité, sa sensibilité. Ce qui dans notre vie se détermine en dehors de nous nous laisse impuissants, mais l'action subsiste que notre liberté permet. Sans doute sommes-nous impuissants face aux chromosomes qui nous habitent. Sans doute, ne pouvons-nous rien d'événements que nous avons subis, mais sur notre histoire, il nous est possible, parfois du moins, de porter un autre regard.

Cette histoire, l'histoire de nous-mêmes, nous en avons en mémoire, des parcelles, des images. Surtout, nous en avons un fil qui les lie, un récit de nous à nous-mêmes qui permet ce que Paul Ricœur appelait l'*identité narrative*. Cette identité est notre histoire, mais au-delà, elle nous inscrit dans l'histoire des hommes et des peuples. Elle nous enseigne les grandes figures narratives que sont les mythes, les textes fondateurs comme la Bible ou l'Iliade. Ces textes et ces mythes nous enveloppent dans une filiation et tout en le dépassant, ils ne sont pas étrangers à notre destin individuel.

La narration, la narration de soi-même a sa pathologie, que la psychiatrie connait sous le nom de *délire de filiation*, l'homme délirant s'y crée une histoire souvent prodigieuse.

Examinant l'identité, P. Ricœur distingue une identité du même, l'identité *ipse* qui est l'absolue et invariable mêmeté et une identité *esse* qui subsiste à travers les changements et nous garde à travers le temps semblable à nous-mêmes et semblable aux autres.

Ainsi, notre être, en dépit des événements qu'il a traversés est toujours notre être : identité *esse*. Pour figurer, l'identité absolue, l'identité *ipse*, la référence souvent employée est celle de notre code génétique, le même depuis notre naissance jusqu'à notre mort. Mais la mêmeté du génome n'est pas marquée dans le marbre. Elle ne détermine pas à coup sûr l'expression phénotypique du génotype, à la manière de caractères d'imprimerie qui reproduiraient à chaque encrage, infaillibles, les mêmes lettres sur le papier.

De fait, les chromosomes ne sont nullement des structures fixées dont la stabilité ne serait troublée que par quelques mutations, mais des structures dynamiques en perpétuel remaniement, en particulier du fait des transpositions des *gènes mobiles*. Le gène lui-même s'avère être une véritable mosaïque, les segments de codage (les "exons") étant interrompus par des segments non codants (les "introns") avec reconstitution d'une continuité lors du transfert de l'information génétique. Ceci a fait dire à François Gros (1986) que « le code interrompu et les mécanismes de recollage moléculaire laissent apparaître un aspect un peu inattendu du monde vivant, tenant davantage de l'astuce du petit bricoleur que de la belle et simple ordonnance logique précédemment décrite »[100].

Ainsi, le petit bricoleur bousculerait le grand ordonnateur et l'*esse* titillerait l'*ipse* au plus profond de son domaine cellulaire !

L'information génétique n'est que l'une des voies de constitution du cerveau. Le génome met en place ce que Karli nomme des *structures d'accueil*, sorte de *gros œuvre* déterminé assez strictement par la machinerie chromosomique, mais ce sont les expériences, les interactions avec l'environnement qui parviendront à donner corps et vie au canevas. Celles-ci détermineront autant la personnalité, que la structure cérébrale qui les accueille. Sans canevas, la vie ne peut greffer ses capacités d'expérience, mais sans la vie et ses expériences, le canevas devient un chantier sitôt né sitôt mort, une ruine.

La responsabilité est pour Minkowski un autre élément essentiel de la vie humaine. Celle-ci dépasse le cadre juridique de ce qui est permis ou interdit par la loi, de ce qui est ou non punissable. Elle touche nos actes et nos liens à autrui, elle est philosophique, sociale, morale. Elle déborde le cadre juridique, car nous pouvons avoir vis-à-vis d'autrui un comportement immoral, irresponsable, sans pour cela que cette attitude soit une infraction aux lois en vigueur. La

100 P. Karli *Op cité* p 58-59.

responsabilité est directement liée à l'action personnelle telle que nous l'effectuons librement et en connaissance de cause. Ainsi présuppose-t-elle le savoir et le vouloir.

V. Jankélévitch a distingué une responsabilité rétrospective vis-à-vis de la faute ou du crime accomplis, proche de la culpabilité ; d'une responsabilité prospective des actes que je peux ou que je m'interdis d'effectuer. Le « je n'aurais pas dû » rétrospectif est toujours un échec du « je dois » prospectif. Cette responsabilité prospective est celle de notre liberté, du temps qui s'ouvre, du temps qui n'est pas à la résignation et donne un sens à notre existence. La responsabilité appartient à notre identité. Nous pensons à cette patiente qui souffre d'une psychose ancienne. Elle est convaincue de sa profonde inutilité, de son impuissance, elle se dévalorise. Mais petit à petit et au fil des entretiens psychothérapeutiques, elle découvre que l'aide qu'elle prodigue à sa mère invalide est irremplaçable. Cette action, elle s'en estimait foncièrement incapable, donne tout à coup et comme une illumination un sens à son existence, lui confère le sentiment de sa valeur. Lacan dans des accents pascaliens évoquait l'homme dans sa « stupide et ineffable existence » ; le sens et la valeur de nos actes tentent que cette existence soit un peu moins stupide, un peu moins ineffable.

La conscience de notre contingence, de notre vie, finie dans sa durée et limitée dans ses pouvoirs ne nous interdit pas l'action. Sans doute nous incite-t-elle à cette action préférable au pessimisme de système et à la résignation. « Et si je n'avais pas été là, cela n'aurait rien changé à la face du monde », Minkowski décrit ainsi ce sentiment de contingence, mais le monde n'a pas de face, le *monde* est une gigantesque abstraction composée d'êtres concrets, vivants.

Non sans malice, Minkowski note que les philosophes dits *pessimistes* éprouvent tout de même le besoin de convaincre de leur pessimisme leurs semblables. Ils le font parfois jusqu'à un âge avancé, comme s'il y avait encore dans cette vie de l'esprit, dans cette vie de dialogue, quelque chose de vivant, comme si l'absurdité rhétorique avait quelque chose de délectable.

4 - Les réactions *pathiques* de l'existence

L'agir caractérise l'être humain, mais ce qui le fait pâtir ne le définit pas moins. Il est fondamental dans un ouvrage de psychopathologie de définir ce qui ressort du pathologique proprement dit et ce qui est inhérent à la normalité des souffrances d'une existence humaine.

Sous le nom d'*Aspects pathiques de l'existence*, Minkowski étudie ces souffrances qui appartiennent à la vie humaine. La question garde sa modernité et l'aphorisme de Lichtenberg : « Malade de maladie ou de médicaments » a survécu à la médecine de Molière. Maladie des médicaments, car il importe de ne pas convertir les douleurs existentielles même intenses, en maladies mentales par un acte iatrogène, qu'il soit ou non induit par la quête, chez le patient, de bénéfices secondaires. Ce qui ne signifie pas que le médecin n'y soit d'aucune aide, au contraire, pour peu qu'il soit attaché au dialogue psychothérapeutique.

Ces aspects *pathiques* et non pathologiques, ces souffrances viennent encore préciser ce qu'est la vie humaine. En dehors d'elle, nous vivons et la vie semble couler de source, aller de soi et tout à coup la souffrance nous fixe dans l'instant. Il n'y a plus qu'elle et, comme un être exclusif, elle résume le monde, elle exige la première place, elle l'occupe toute entière, elle interdit au reste de la vie d'y pénétrer, elle proscrit la bienfaisante insouciance, la bienveillante parenthèse qui permet à l'esprit de s'exercer.

Paul Ricœur a traité ce thème de la souffrance lors du congrès de l'Association française de Psychiatrie de Brest en 1992.

La souffrance est un état frontière, elle ressort de la médecine et de la philosophie et se différencie de la douleur. La douleur se définit selon Ricœur par « des affects ressentis dans les organes particuliers du corps ou le corps tout entier », alors que la souffrance correspond à « des affects ouverts sur la réflexivité, le langage, le rapport à soi, le rapport à autrui, le rapport au sens, au questionnement ». Comme si la douleur nous réduisait à la plus simple expression d'un *j'ai mal*.

Les signes du souffrir, Ricœur les inscrit sur deux axes : l'axe soi-autrui et l'axe agir-pâtir.

Globalement, la souffrance conduit à une restriction de l'agir et à une diminution de l'estime de soi, parfois référées à un passé idéalisé (« Ah si vous m'aviez connu avant… lorsque j'étais jeune, beau et indolore ! »). La souffrance intensifie le rapport à soi et le *soi* existe alors à vif, dans une immédiateté qui abolit l'intentionnalité. Il se produit dit Ricœur *un effacement du monde comme horizon de représentations*, car la souffrance nous remplit, nous submerge trop pour que nous puissions sortir d'elle. Dans le rapport à autrui, nous sommes livrés à *l'insubstituable* : personne ne peut être à ma place. Puis à *l'incommunicable* : personne ne peut me comprendre, personne et même celui qui a traversé une souffrance semblable. À un degré plus vif encore, je vis l'autre, celui qui ne souffre pas comme mon ennemi et les affects infiltrés d'envie ont une teinte nettement paranoïaque. Enfin, au degré ultime, le soi peut se vivre élu pour la souffrance.

Concernant l'axe agir-pâtir qu'il inscrit perpendiculaire à l'axe soi-autrui, Ricœur envisage les différents niveaux d'altérations de l'agir. Il reprend pour cela la typologie qu'il avait décrite dans son ouvrage *Soi-même comme un Autre*[101].

Au plus élémentaire, l'être est dans *l'impuissance à dire*, illustrée par la plainte bien décrite par le Professeur Jean Jacques Kress.

À un niveau supplémentaire, il est dans l'*impuissance à faire* : souffrir est *endurer* et faire endurer, car cette impuissance à faire livre l'autre à l'impuissance à faire pour nous.

Plus profondément, il ne peut se raconter et, ce que Ricœur nomme le *tissu internarratif* est *déchiré*, ce tissu de notre histoire qui est toujours enchevêtré à l'histoire des autres. Le temps est fixé dans l'instant, privé de l'attention qui est le présent du présent et le récit ne trouve plus le présent du passé qui est la mémoire, ni le présent du futur qui est l'attente. Le présent ou plutôt la présence

101 Paul Ricœur *Soi même comme un autre* Ed Seuil 1990.

tend à s'effacer. P. Ricœur est très attentif à cette conscience du temps qu'il puise chez saint Augustin.

Enfin et au plus profond, il y a *l'incapacité de s'estimer soi-même comme agent moral.* Celle-ci se manifeste dans la perte de l'estime de soi, la culpabilisation lors de la perte d'un être cher par exemple et dont les expressions telles que: « je n'ai pas fait tout ce qu'il fallait, j'aurais dû… » ou « c'est moi qui aurais dû mourir et pas lui », en sont la traduction courante.

Il est alors nécessaire dans ces situations de trouver les mots, tenter de restaurer la dignité oubliée et éviter à l'être humain qu'il redouble sa souffrance en devenant le bourreau de lui-même. La fixité et le remplissement, ces caractères de la souffrance font qu'elle ne connaît pas selon le mot de Minkowski d'antonyme : « Le bonheur ? État d'âme fugace et passager, insaisissable, c'est à peine si on ose écrire ce mot tant il paraît fragile »[102].

Lucrèce compare l'homme à un marin nu rejeté sur le rivage par les flots, transi et misérable dans un pays inconnu et Homère écrit : « De toutes les créatures qui respirent sur terre, aucune n'est plus misérable que l'homme ». Ainsi les *Classiques* décrivent-ils la tragédie de l'existence. Fixité et remplissement de la souffrance qui occupent dans leur totalité le temps, l'espace et jusqu'au rêve. Si elle lui laissait quelque répit, l'être pourrait alors entrevoir l'horizon de ses intentions, les éclaircies de ses bonheurs. La souffrance est une peine et le verbe *peiner*, ainsi que l'indique Minkowski, signifie que nous avançons tout de même et malgré tout, à notre petite allure, alors que le verbe *endurer* que Ricœur utilise décrit mieux ce poids qui nous fige.

Comme exemple de phénomène pathique, Minkowski choisit la *nostalgie*, littéralement le *mal du retour* tel qu'il pouvait toucher, dit-il, « les petites bonnes bretonnes incapables de s'adapter à la vie de la capitale ». Sans doute pouvaient-elles se perdre dans ce monde déjà anonyme et trépidant et qui n'avait pas vraiment aboli le servage. D'ailleurs, cette *Heimweh*, cette douleur du foyer, n'affectait pas que ces *sensibles créatures*. Kant dans son

102 E.Minkowski *Traité de Psychopathologie* p 805.

Anthropologie note que les robustes mercenaires suisses guerroyant dans les pays lointains n'étaient pas exempts de ce *mal du pays*, ce qui montre le peu de lien de tels sentiments avec une quelconque *faiblesse de caractère*.

Plus que la nostalgie, l'*angoisse* est sans doute le modèle de phénomène pathique. Sur ce thème, Henri Ey a consacré une longue et passionnante étude. Ce mal qui domine l'existence et dont nul n'est épargné nous place à un autre point de contact de la psychiatrie et de la philosophie, de l'esprit et du corps.

Le bouleversement anxieux de la conscience comporte trois éléments fondamentaux. La « péjoration imaginaire de l'existence » qui accroît le pessimisme jusqu'à l'absurde lorsqu'il ne le crée pas de toute pièce. Le « sentiment du danger inévitable et de la mort imminente », car l'angoisse est cette pointe acérée où l'existence affleure la mort comme seul futur présent. Le « désarroi » enfin, cette vague hostile de peur, d'inconnu, de mystère qui submerge l'homme et le laisse sans défense comme le marin dont parle Lucrèce.

L'angoisse, cette crainte tendue vers un danger à venir, se distingue de la peur qui est une réaction de défense envers un objet présent, concret. Comme le note Juliette Boutonnier dans L'angoisse, ouvrage fondamental qu'elle consacre à ce thème ; elle se différencie également de l'inquiétude qui implique un doute, « elle vous harcèle, mais elle n'est pas poignante ».

L'angoisse se manifeste à des degrés divers : de l'appréhension à la terreur paralysante. Sentiment du mystère où l'inconnu, le redoutable me menacent. Sentiment de la mort qui avance masquée. Sentiment du malheur, du châtiment, du désespoir qui submerge la conscience dans la grande anxiété. Le doute et ses questions existentielles (« Que faire? », « Que croire ? », « Que penser ? », « Que m'est-il permis d'espérer ? »), la crainte, le regret, le découragement infiltrent la conscience de l'*être aux abois* de l'anxiété mineure dont il ne faut pas minorer la souffrance.

Sans doute est-ce à l'anxiété majeure que les Anciens pensaient lorsqu'ils voyaient la peur comme une cause de mélancolie. En bref, écrit Robert Burton dans son *Anatomy of Melancholy* publiée en 1621 :

> Je peux fort bien dire du chagrin, comme de la peur ce que Virgile a dit des Harpies : « Jamais monstre plus funeste, jamais plus terrible fléau enfanté par la colère des dieux n'a émergé des eaux du Styx ».[103]

Burton rappelle que la peur était vénérée comme un dieu par les Lacédémoniens, au même titre que le chagrin sous le nom d'Angérone et saint Augustin a remarqué qu'elle était adorée et représentée dans leurs temples par une tête de lion, le culte des calendes de janvier devant éloigner d'eux les soucis, l'angoisse et les préoccupations de l'esprit.

Cette peur, note Burton…

> provoque nombre d'effets lamentables, elle fait rougir, pâlir, trembler, transpirer, le corps est tout entier envahi de froid et de chaud, le cœur de palpitations, de syncopes… La peur frappe et stupéfie les hommes au point qu'ils ne savent plus où ils sont, ce qu'ils disent, ce qu'ils font et ce qui est pire encore, pendant tous les jours qui précèdent, elle les torture inlassablement par des frayeurs et des soupçons… Elle rend les cœurs douloureux tristes et lourds… Elle fait naître ce qu'elle veut dans notre imagination, elle invite le démon à pénétrer en nous et tyrannise notre imagination davantage que ne la tyrannise toutes les autres affections.

La peur est sœur du chagrin qui est la grande cause de la mélancolie, à la fois son symptôme et sa cause, dit Hippocrate.

Lorsque Jean Chrysostome dans sa dix-septième *Épitre à Olympia* dit du chagrin qu'il est…

> … une torture cruelle de l'âme, une douleur inexplicable, un ver empoisonné qui consume le corps et l'âme et ronge le cœur lui-même, un bourreau perpétuel, une nuit éternelle, des ténèbres profondes, un tourbillon, une tempête, une fièvre invisible qui

103 *Anatomie de la mélancholie*, Robert Burton traduction Bernard Hoeffner et Catherine Goffaux, Ed. José Corti 2000.

> brûle davantage que tous les feux, une bataille sans fin, il crucifie plus qu'un tyran, aucune torture, aucune estrapade, aucune punition corporelle ne peut lui être comparée.

Nul doute qu'il décrive la grande anxiété, la grave dépression mélancolique ou un composé des deux. C'est-à-dire un état pathologique tel, que l'anxiété normale ne lui paraisse qu'un lointain et inaccessible paradis.

Cette fine analyse clinique de Burton a traversé les âges témoignant de l'immuable et intemporelle souffrance humaine. L'intensité des troubles décrits, tourments proches d'une torture que le moi inconsciemment s'inflige, explique que des auteurs comme S. Freud, A. Hesnard, J. Boutonnier aient pu reconnaître à l'œuvre, derrière l'angoisse, le fantôme de la culpabilité.

L'angoisse est-elle différente de l'anxiété ? La question a soulevé de nombreux débats, mais l'angoisse physique ressentie corporellement et l'anxiété vécue psychiquement semblent bien les deux faces d'une même souffrance. Que serait une angoisse qui ne terrifierait pas la conscience et que serait une anxiété sentie en toute tranquillité du corps ? La théorie périphérique des émotions telle que l'élaborait W. James ne peut rendre compte de l'ensemble du phénomène et l'anxiété ne peut se limiter à n'être qu'une réaction à l'angoisse corporelle. Les types d'anxiété morbide, qu'ils appartiennent aux névroses ou aux psychoses sont affectivement vécus comme des catastrophes totales et non des symptômes *périphériques au moi.*

L'angoisse est une question philosophique, elle est souvent, dans la réflexion, associée à la liberté. L'angoisse, écrit Kierkegard, est angoisse devant l'inachèvement, devant l'impossible synthèse de notre être : âme et corps. L'angoisse est un pressentiment du possible et de l'avenir, elle est la réalité de la « liberté comme possibilité offerte à la possibilité » dit encore Kierkegard. Comme si le *vide* et le *vertige* de l'angoisse nous poussaient à l'action. Car l'angoisse, par son mélange d'attraction et de répulsion, ressemble au vertige. Un vertige dont il nous faut sortir. L'angoisse est *angoisse devant rien*, mais ce sentiment sans contenu révèle le néant (Heidegger) et se nourrit d'images de néantisation (Sartre) dans une sorte de cauchemar éveillé.

« Mais est-ce être libre que d'être angoissé ? » aurait pu dire, faisant fi de tous les existentialismes, monsieur Prud'homme ! Pour dénouer cet apparent paradoxe, retrouvons la pensée de Juliette Boutonnier lorsqu'elle différencie l'angoisse normale de l'angoisse pathologique :

> L'une est une angoisse de détermination et l'autre une angoisse de libération. Nous ne prétendons pas d'ailleurs qu'elles s'excluent. Elles correspondent à deux types extrêmes dont la plupart des hommes nous offrent plutôt une moyenne et en fait, le plus souvent dans l'angoisse humaine on doit pouvoir retrouver ces deux nuances au fond du même émoi. Mais il faut encore nous rappeler que la névrose nous paraît se caractériser par son caractère destructeur, stérilisant ou paralysant l'activité humaine et faisant obstacle à la vie. Elle se développe sous le signe des instincts agressifs : sous des formes diverses, elle ne sait que tuer, et si parfois, au passage elle semble exalter la vie, ce n'est ensuite que pour la vouer à la souffrance et à la destruction. Ainsi, l'angoisse névrotique est une angoisse de mort : elle s'empare de l'homme quand il sent que s'amassent en lui, au moins pour un instant, les pulsions agressives flottantes comme des nuées d'orage. Certes, la vie garde ses droits puisqu'elle continue : mais les redoutables forces qui devraient être mises à son service ont échappé à tout contrôle et la menacent en permanence. C'est surtout cette forme d'angoisse qui justifie l'intuition de Heidegger que l'angoisse révèle le néant, puisque ces pulsions destructrices tendent à l'anéantissement de l'être. L'angoisse normale au contraire se situe sur le chemin de la vie. L'activité libre est celle qui affirme le mieux notre existence personnelle. Mais aussi elle exige que nous renoncions aux certitudes, peut être précaires, mais rassurantes, de l'habitude et des préjugés et que nous puissions être vraiment nous-mêmes dans un acte qui à quelque degré est toujours créateur. Bergson a mis en lumière ce qu'il y a de liberté dans l'invention : on pourrait réciproquement souligner ce qu'il y a d'invention dans la liberté. Car agir librement, c'est vraiment s'élever à une forme nouvelle d'action qui n'est plus révolte ni obéissance, qui s'écarte autant de la limitation que du défi, et où

> les possibles ont perdu jusqu'à leur valeur pour s'intégrer à un nouvel être.[104]

Mais est-il possible de parvenir à transformer l'angoisse morbide en angoisse normale ?

Dans cette voie du traitement des affects, suivons la réflexion de Jankélévitch. L'angoisse est un sentiment inutile et gratuit, sans cause ni contenu ; il s'oppose au *souci* qui, lui, s'applique à un ou des objets. Le souci peut constituer un abcès de fixation à l'angoisse, sans doute ce traitement n'est jamais indolore, mais il nous permet d'identifier l'ennemi et orienter nos forces. La psychanalyse retenait la position intenable de la *névrose d'angoisse* pour laquelle les phobies, la somatisation hystérique, les obsessions pouvaient constituer des *recyclages* plus vivables.

Mais le souci n'est pas la seule sortie de l'angoisse. Afin de le comprendre, il est nécessaire de se référer à l'*instant*. Car l'angoisse a un rapport avec l'instant, la fraction temporelle infinitésimale, ponctuelle qui sépare l'avant de l'après. L'angoisse fait saillir les instants, les rend douloureux. Il s'agit de ces instants où nous devons nous *jeter à l'eau*, sans savoir quelle eau nous est réservée et si le bébé que nous sommes ne sera pas jeté avec l'eau du bain. Mais l'instant dont il s'agit surtout, l'instant crucial est l'instant terminal, l'instant de la mort, car l'angoisse majuscule est l'angoisse de la mort.

L'angoisse n'est pas le *désespoir*, elle est l'appréhension du désespoir. L'*ennui*, au contraire de l'angoisse, garnit l'instant, le digère, l'étire ; il est une continuation monotone et sans instant. L'instant n'est qu'un point de temps sitôt apparu sitôt disparu, une étincelle de la durée et pourtant l'angoisse le rend hyper-existant. Il bouscule dit Jankélévitch, « l'homme de l'intervalle que nous sommes tous, l'homme fait pour l'habitude, allongé sur le divan de la continuation et de l'imitation ».

Alors docteur Jankélévitch, quel traitement philosophique, quelle potion métaphysique appliquer à l'angoisse ? Le docteur est formel : il nous faut (sans limitation posologique) nous réconcilier

104 Juliette Boutonnier *L'angoisse* Ed P.U.F 1963 p 296-297.

avec l'instant par l'intuition et le courage, accéder à la possibilité de l'aventure. L'intuition et la création ? Mais pour saisir l'une et l'autre, il n'est pas nécessaire de peindre la Joconde. Le courage ? Mais nous faut-il gravir les montagnes ou braver les crocodiles ? Cette intuition et ce courage du quotidien nous donnent cette liberté que J. Boutonnier évoquait. Alors, la liberté pourrait-elle se dégager du souci ? « Être libre comme l'air » dit la métaphore (mais l'air a aussi ses contraintes), comme si nous pouvions nous élever au-dessus du monde, échapper à la gravité de l'existence.

Garder l'existence et se séparer de sa gravité, quel impossible choix ! Une liberté qui se choisirait détournée des soucis serait une liberté peureuse d'elle même, une liberté solitaire, insulaire, une liberté d'usurier, une liberté privée de liberté. L'intuition et le courage, s'ils nous réconcilient avec l'instant, n'évitent pas le souci, cet inévitable caractère de l'inévitable rencontre d'autrui. Car dans l'acte créateur, dans le geste artiste, autrui, sans être voulu, est là totalement présent. Que seraient ces éloquentes *Romances sans paroles* du compositeur Félix Mendelssohn si elles n'avaient été destinées qu'à être jouées pour le seul plaisir du compositeur ou du plus petit nombre ?

Jankélévitch, musicien vibrant nous rappelle ces mots d'Épicure : « La philosophie et la joie sont filles du même instant » et la joie n'est pas la gaieté, elle n'est pas destinée à se muer en une euphorie insouciante et durable, à se muer en un régime de croisière béat : cette gaieté ressemblerait alors à un ennui hyperthymique.

L'angoisse nous enseigne-t-elle ? Loin du dolorisme et du moralisme, loin des hymnes à la souffrance expiatoire et rédemptrice, elle s'entrebâille sur notre mort. À travers nos doutes et notre inquiétude, elle pointe notre vulnérabilité et ainsi, au mieux, nous fait toucher du doigt la très difficile conscience d'autrui.

Le deuil est une autre situation de réaction pathique et « faire son deuil », bien curieuse expression, ne saurait consister à passer je ne sais quel trait de gomme sur l'événement douloureux de la perte d'un être cher, mais à tenter de rassembler ses forces pour se tenir debout et retrouver une raison qui nous fasse vivre. « Si certaines choses ne font pas perdre la raison à un individu, c'est qu'il n'en a guère à perdre » aurait dit Lessing[105] et sans doute dans ces *certaines choses*, pouvons-nous douloureusement vivre notre humanité.

La *peur* appartient à ce type de souffrance dont Ernest Jünger, peu susceptible d'exagérer une telle émotion, écrit :

> À l'arrière, on nous considère parfois comme des gens animés de courage tel qu'ils ne donneraient pas un liard de leur vie ; on y connaît l'âme du combattant à peu près aussi bien que celle du moine tibétain. J'ai assez longtemps vécu au milieu des combattants de première ligne pour savoir qu'il n'est pas d'hommes sans peur et que, s'il en existait, ils seraient sans valeur, car tout homme dont on puisse encore espérer quelque chose tient à sa propre vie, est profondément convaincu de l'utilité, de la nécessité de son existence[106].

Les souffrances pathiques évoquent les *situations limites* que décrivait le psychiatre et philosophe allemand Karl Jaspers. De telles situations nous confrontent intérieurement à des données de l'existence que nous ne pouvons modifier. Ainsi, l'angoisse et la souffrance, mais aussi le désespoir, la solitude, l'échec, la culpabilité, la maladie, la perspective d'une mort proche. Ces vécus de situations extrêmes qui appartiennent à notre vie humaine ne sont pas des troubles psychiatriques. Cela ne signifie pas, sous prétexte qu'il ne s'agit pas de phénomènes pathologiques, que le psychiatre n'ait rien à y faire. Au contraire, la psychothérapie dans ces situations a toute sa place. Phénomène humain ? Mais serait-il humain de laisser l'homme qui vit de tels états, seul face à sa détresse ?

L'existence, pour Jaspers, n'est pas une abstraction, car le sujet vit dans un corps, en un lieu, en un temps, avec une histoire. À ce qu'il n'a pas choisi et ne peut modifier, à l'ineffaçable passé, il ne peut que s'efforcer de donner un sens. Ceci peut être le soin que l'on porte à son enfant alors que l'on a soi-même été un enfant maltraité. Ces situations limites nous poussent à sortir de nous-mêmes, soutenus par ce que Jaspers nomme la Transcendance. Jaspers était

105 Cité par Viktor Frankl *Découvrir un sens à la vie* Collection J'ai lu p 45.

106 Ernst Jünger *Le Boqueteau 125* Petite Bibliothèque Payot 1995 p 14.

croyant et ce terme, lorsqu'il l'emploie, se réfère à Dieu, mais cette transcendance peut être d'une autre nature. « Philosopher c'est prendre la décision de faire jaillir à nouveau en soi la source vive, de retrouver le chemin de son for intérieur, de s'aider soi-même par une action intime, dans toute la mesure de ses forces » écrit-il[107].

Tout être humain peut-il trouver ses forces et faire jaillir la force vive ? Peut-être, car le petit élan vital est parfois ce filet qui annonce une source vive et quant aux forces, chacun en a une échelle intime.

Jaspers, pour y avoir été confronté, connaissait ces situations limites. Touché dès ses dix-neuf ans par une maladie au pronostic sombre, il dut apprendre à composer avec elle, à la subir tout en existant. Assistant à la clinique psychiatrique de Heidelberg de 1908 à 1915 et sa santé l'y poussant, il devint professeur à la faculté de psychologie. La chaire de philosophie qu'il y occupait depuis 1921 lui fut retirée en 1937 par les nazis. À l'interdiction d'enseigner succédait, un an plus tard, l'interdiction de publier. Homme d'esprit et de conviction, Jaspers que n'animait aucun nationalisme avait vécu la Première Guerre mondiale comme une effroyable catastrophe. La montée du national-socialisme, puis le deuxième conflit mondial allaient redoubler l'effroi et la terreur. Son épouse était juive, grâce à l'arrivée des Américains, elle et lui échappèrent de justesse à la déportation. Être menacé vitalement par ses compatriotes, voici après les autres épreuves, une situation limite encore plus forte. Le témoignage de Victor Klemperer décrit ce terrifiant état d'attente et de crainte :

> Dans *Saint Joan* de Shaw, un féroce inquisiteur s'effondre désespéré en voyant Jeanne brûler sur le bûcher. “Je ne savais pas”. Il n'avait pu s'imaginer l'horrible. Jusqu'alors notre situation était pour moi, au sens propre du mot tout aussi inimaginable : j'avais entendu parler de coups et de crachats, de tremblements à chaque bruit de voiture, à chaque coup de sonnette, de gens qui disparaissaient et ne revenaient jamais, mais je ne savais pas ce que c'était. Maintenant je le sais, maintenant l'horreur ne me quitte plus, elle est en moi engourdie pour quelques heures ou devenue habitude ou paralysée par le

107 Karl Jaspers *Introduction à la Philosophie* p 131.

> "ça s'est encore bien passé", puis elle reprend du poil de la bête comme une nausée qui m'étrangle[108].

Retrouvons à présent l'angoisse du patient souffrant de maladie mentale. Celle-ci ne ressort pas systématiquement des troubles psychiatriques qui l'affectent, elle peut être une réaction pathique, car en dépit de sa maladie et malgré elle, le malade continue d'exister. Et l'existence entière du malade mental n'est pas à voir par la seule lunette de sa pathologie. Minkowski évoque dans ce cadre la *topographie de l'angoisse* et l'importance de la narration (voici Ricœur préfiguré) qui permet de prendre de la distance vis-à-vis du symptôme.

La narration est une rencontre et celui à laquelle elle s'adresse n'en est pas le simple récepteur. Elle est appellative, car le narrateur en attend l'interlocution, des paroles et parfois des silences qui peuvent avoir leur éloquence ! Dans cette forme de narration particulière qu'est la psychothérapie, le grand pas se franchit lorsque la personne qui souffre ne se confond plus avec son trouble, ne se fond plus à lui corps et âme.

Minkowski exclut de la pathologie les *naturelles faiblesses humaines* et l'extension abusive de la notion de névrose lui fait craindre à juste titre la « sursaturation sur la grande arène de la vie de l'atmosphère par le pathologisme ».

Ressentir l'angoisse, les variations d'humeur, être inhibé, vouloir se réfugier en soi appartiennent aux caractères et aux attitudes de l'être humain et de ces phénomènes, nous pouvons répéter ce que Kierkegaard disait de l'angoisse : « Être passible de ce mal nous place au-dessus de la bête, progrès qui nous distingue bien autrement que la marche verticale ».

Ces phénomènes seraient-ils alors ce *propre de l'homme* que l'homme tente de définir ? Peut-être pas, mais chez lui, la pensée, l'imagination, la conscience du temps et l'horizon de la mort les intensifient, les complexifient comme une sorte de rançon de l'intelligence.

---

108 Victor Klemperer *Je veux témoigner jusqu'au bout* Journal 1942-1945 Ed Seuil 2000 p 132.

La crainte d'une pathologisation de l'existence que dénonçait Minkowski n'était pas infondée et l'extension abusive de la notion de névrose serait un bien petit mal si on la compare à ce que la psychiatrie actuelle, dans l'une de ses tendances, nous présente. Sous le nom de DSM, la clinique psychiatrique a changé , parler de progrès serait un excès de langage. Le nom de DSM et de ses éditions successives (la cinquième est arrivée) désigne le manuel diagnostique et statistique des maladies mentales élaboré aux USA. Initialement réservé comme le nom l'indique à un usage statistique, il devait servir les liens du corps médical avec les assurances, lesquelles ne prenant en charge que les affections y étant répertoriées. Mais il est devenu par la suite et non seulement dans sa terre natale, pour beaucoup de praticiens la *référence clinique* de l'enseignement et de la pratique psychiatriques. Cet ouvrage tient de l'hydre, car à chaque nouvelle version et sans avoir trop coupé les têtes qui existaient, il lui en pousse d'innombrables.

Au fil des éditions, le nombre des maladies s'est notablement accru, comme si la terre allait être engloutie sous les torrents de la pathologie psychiatrique. La première publication, parue en 1952 répertoriait cent troubles psychiatriques et la récente cinquième édition, pas loin de cinq cents. S'agit-il d'épidémies survenues dans l'intervalle ou de l'effet de géniaux chercheurs psychiatres qui, cinq fois plus intelligents auraient découvert cinq fois plus de maladies ? Plus prosaïquement, l'étirement sans fin des réactions pathiques vers la pâte clinique accroît considérablement la vente des psychotropes avec les conflits d'intérêts et la complicité d'un bon nombre de psychiatres rédacteurs des DSM récents, avec les firmes pharmaceutiques[109]. Alfred Hoche, psychiatre allemand du début du vingtième siècle, comparait la construction d'une classification nosologique dans le domaine des psychoses « à l'activité des gens qui essaient de clarifier un liquide trouble en le versant d'un récipient à l'autre ». Ici, non seulement le liquide ne se clarifie

109 Pr Philippe Even Pr Robert Debré « *Guide des 4.000 médicaments utiles, inutiles ou dangereux* » p 522 à 525 Ed le cherche midi 2012.

guère, mais le vase déborde ! Le plus grand marché pharmaceutique aux États-Unis est la psychiatrie[110].

Le champ des *dépressions* a conquis un monde où il est exigé d'être performant et sans failles dans un monde distillant le sentiment d'impuissance, agitant la dévalorisation et l'inquiétude. Nous sommes loin des réflexions de Canguilhem sur la normalité, la rationalité propre à l'acte médical, la dimension subjective de la pathologie, le lien de la science et de la conscience. Le « Deuil complexe persistant » après la perte d'un *proche*, notion vague s'il en est, s'agit-il de son enfant ou de sa grand-mère, se définit dans le DSM par la persistance de certains symptômes après douze mois chez l'adulte et six mois chez l'enfant sans que l'âge de celui-ci soit précisé. *Science* oblige : un facteur génétique et physiologique est signalé qui est le risque majoré… chez la femme, mais sans doute consulte-t-elle à *symptomatologie égale* plus aisément que l'homme. De plus nous apprend-on, cet état qui pousse à s'alcooliser et à fumer est nocif pour la santé. Subir l'épreuve du questionnaire pourra peut-être provoquer chez l'*endeuillé complexe persistant* des idées de suicide qui confirmeront le diagnostic.

Au-delà de la description, le langage employé est celui des inventaires, étrange et désincarné et qui vous fait vous demander de quels objets il est question ? Ainsi, dans le deuil de l'enfant, le mot de parent n'apparaît pas, la perte d'un *aidant principal* est mentionnée et sont évités *substituts parentaux* ou *figure maternelle* qui à n'en pas douter doivent être des gros mots. À propos des mots qui tapent sur notre esprit et y instillent insidieusement leur poison, gardons vive en mémoire la méfiance de Kraus et de Klemperer.

Le DSM comporte en outre les « troubles cognitifs mineurs liés à l'âge », détectés par des tests et traités par des médicaments dont l'efficacité est loin d'être démontrée. Quant au « syndrome dysménorrhéique prémenstruel » (légère tristesse avec irritabilité survenant avant les règles), il permet un vaste Nouveau Monde d'affaires, d'autant que le *remède* prodigué une semaine par mois est

110 *Id.*

vendu quatre fois plus cher que la même molécule prescrite dans les états dépressifs.

L'inclusion des difficultés existentielles et des troubles de comportement de l'enfant dans le champ de la psychiatrie provoque un glissement de l'*hygiène sociale* vers l'*hygiène mentale*. L'homme, rappelons-nous la trinité humaine de Pierre Karli, est un individu biologique, un acteur social et un sujet en quête de sens et de liberté intérieure. Il est dès lors naturel que le médecin se sente concerné par ces trois éléments et ne réduise pas son acte à la prescription d'un médicament.

L'OMS définit la santé comme « un état complet de bien-être physique, mental et social », en observant ce programme, la trinité de Karli touchée par la grâce deviendrait la Sainte-Trinité ! Alors, peut-on en déduire que le « mal-être physique, mental, social » appartient au champ de la pathologie ? Jusqu'où mal-être et maladie sont-ils assimilables ? Quant à l'*état complet* que la définition évoque : cette complétude nous menant au seuil du paradis ne peut qu'immerger l'*usager* (terme administratif à la mode pour désigner le malade) dans la perplexité.

> Normal et Pathologique : Notion fondamentale pour toute doctrine médicale particulièrement dans la psychiatrie, car le médecin n'a à intervenir que pour autant qu'il juge avoir affaire à un malade. Le malade mental ne se définit pas comme un être statistiquement anormal ou comme ne se conformant pas à la norme sociale ou politique. La *psychose* est une maladie mentale caractérisée par la désorganisation des rapports du Moi à l'Autre (aliénation) et du Moi à la Réalité (délire). La *névrose* est caractérisée par une désorganisation de la réalité psychique (conflits intrapsychiques) avec conservation du système de la réalité.

Touchant au normal et au pathologique, à la psychose et à la névrose, ces définitions de Henri Ey nous sont précieuses. Celui-ci notait d'ailleurs non sans malice que « le champ de la psychiatrie ne constitue pas une masse considérable sinon générale de l'humanité », mais se limite au champ du psychopathologique.

Penser que la connaissance psychologique et philosophique de l'homme puisse guider la psychiatrie, éclairer sa spécificité, sa pertinence, sa lanterne, lui servir de … garde-fou n'est en rien mésestimer la biologie cérébrale !

Et l'exigence doit être maintenue d'une psychologie du pathologique que Minkowski opposait déjà à la pathologie du psychologique bien à l'œuvre dans le DSM, à la pathologie d'une norme que définirait l'air du temps et pour laquelle tout être en bonne santé (mentale) serait un déséquilibré qui s'ignore.

Les sources

1 - La Phénoménologie, Scheler, Husserl et la cinquième méditation cartésienne

« Il n'y a rien de plus terrifiant que les élèves orthodoxes et les maîtres qui exigent d'eux cette orthodoxie », écrit E. Minkowski dans *Phénoménologie et analyse existentielle en psychopathologie*, article paru en 1948 dans la revue *L'Évolution psychiatrique*. Son regard sur les théories et la liberté de penser qu'il n'a cessé de cultiver s'y exprime sans équivoque. La manière dont nous posons les problèmes, y réfléchissons ne surgit pas de rien, car notre pensée est tributaire de celles qui l'ont précédée. Qu'elle les prolonge à sa manière et dans ses chemins propres ou s'y oppose, elle y puise son contenu et sa force. Dans le monde de la pensée, le passé nous inspire et avec lui nous dialoguons.

Quelle place accorder à la théorie dans le champ psychiatrique et philosophique qui nous concerne ? Dire d'elle qu'elle doit nous orienter est déjà un propos… orienté, dire qu'elle doit nous guider est pire encore, dire qu'avec elle nous pouvons entrer en conversation serait plus juste. Qu'une pensée puisse nous être une source de suggestions exige qu'elle ne nous soit pas un objet de vénération, qu'elle ne nous étouffe pas, mais nous fasse respirer.

Quant aux élèves non orthodoxes, Minkowski en compta quelques-uns, quelques compagnons de pensée, malgré la reconnaissance tardive de ses pairs et de l'université et la précarité de son cadre d'exercice de consultant à Rothschild et à Henri Rousselle et de directeur d'une maison d'enfants inadaptés. Car, il n'y a pas eu de *minkowskiens* ni de *minkowskisme* et si tel avait été le cas, il n'eût pas manqué d'interroger sur cette étrange maladie, ses symptômes, son pronostic, ses remèdes et leurs effets secondaires. D'ailleurs, la diffusion de son œuvre à l'ombre de Bleuler et de Binswanger ne s'effectua que tardivement. Et pourtant, sa conception de la schizophrénie est, à bien des égards, originale si nous la comparons à la théorie bleulérienne du *trouble des associations*. À ce trouble, Minkowski substituera la *perte du contact vital avec la réalité*.

Ce contact vital peut paraître une notion vague et vaste et pourtant, il nous fait toucher au plus près l'existence, car il tient dans une même main l'intentionnalité, l'affectivité et la temporalité. Minkowski ne sera que tardivement reconnu : *Le Temps vécu* n'est publié et à compte d'auteur qu'en 1933. Pourtant, Merleau-Ponty dans ses *Leçons de Sorbonne* parlera de lui comme d'un pionnier de la Phénoménologie en France. Il est vrai qu'en France, avant que ne soient traduites les *Idées directrices pour une phénoménologie* par Paul Ricœur, la pensée de Husserl est très peu connue.

Husserl ainsi que Bergson sont les grands affluents philosophiques de la pensée de Minkowski. La première nécessité pour le psychiatre concerné par la psychopathologie (et comment pourrait-il ne pas l'être !) consiste non à se fixer aux idées de genèse et de causalité, mais avant tout, à examiner les faits qui au-delà de symptômes constituent le *fond mental* sur lequel ils surviennent.

Dans le domaine de la psychiatrie, un retour aux *choses mêmes* ce principe de Husserl ou l'attention aux *données immédiates de la conscience* selon l'idée de Bergson désignent dans le regard de Minkowski une même réalité. Évaluer ce que sa pensée aurait puisé à l'un ou l'autre de ces auteurs serait nous livrer à une sorte de mesure bien étrangère aux… *données immédiates* ! Nous ne pouvons qu'indiquer ce que lui-même mentionne de ces influences, de ses enthousiasmes.

L'importance accordée à « l'examen en eux-mêmes, dans leur essence des phénomènes fondamentaux sur lesquels reposent toute existence » comme il l'écrit, marque bien son attention à la méthode phénoménologique de *réduction-constitution*. Essayons de l'éclairer. Telle que l'évoque Husserl dans *L'Idée de la phénoménologie*, l'attitude philosophique, d'une philosophie comme science rigoureuse, procède en trois étapes : la suspension du jugement, la réduction et la constitution.

Suspendre notre jugement consiste à ne rien admettre comme allant de soi, à douter de nos connaissances ; c'est une exigence de non-présupposition. Cet acte proche de l'attitude cartésienne est l'abandon de ce que Husserl nomme l'*attitude naturelle*, celle que nous adoptons spontanément, naturellement vis-à-vis du monde, des objets, des actes, des pensées. Cette *suspension* implique que nous nous interrogions sur nos jugements, nos croyances. Elle est un acte de liberté.

La *réduction* vise alors les choses telles qu'elles nous apparaissent comme phénomènes : la conscience s'ouvre au monde tel qu'il lui apparaît. Quant au monde, il cesse d'être extérieur à la conscience et devient pour elle une unité de sens intentionnel ou *noème*. Cet acte que nous observons nous donne une connaissance de l'essence de ce que nous avons observé.

La *constitution* enfin est un retour au monde et à l'attitude naturelle avec ce regard nouveau.

Tout ceci peut sembler bien abstrait, bien intellectuel et bien loin de la clinique psychiatrique et l'on imagine mal un praticien expliquant à son patient qu'il va lui appliquer la *suspension-réduction-constitution* sans que celui-ci se demande si ce traitement n'est pas finalement plus lourd que les électrochocs sans anesthésie !

Et pourtant, il ne s'agit pas là de quelque torture de la conscience. Suspendre le jugement est un acte très concret. Par exemple : « les animaux sont dépourvus d'intelligence. – Ah bon ? » nous demandons-nous, mais quels constats l'indiquent, de quels animaux parlons-nous et peut-on y inclure l'animal humain, qu'est au fond l'intelligence ? L'intelligence n'est pas une notion fondée, unique, une essence, mais plutôt la convergence de capacités d'attention, d'imitation, de mémoire, de langage. La *réduction* vise notre conscience en action : qu'il s'agisse de ce qui caractérise en propre l'acte de percevoir ou d'imaginer, ou ce qui dans la mémoire est l'impression, la rétention ou le ressouvenir. Elle permet de saisir la nature, l'essence de chaque type d'acte de conscience, de chaque mode d'intentionnalité.

Cette exigence méthodique dans laquelle le scientifique pourrait aisément se reconnaître doit être placée dans le contexte de la philosophie de l'époque, de la philosophie des *grands systèmes*. Car la phénoménologie n'est pas un grand système, mais une méthode. Cette *science de la conscience* à laquelle Husserl nous invite ne peut laisser le psychiatre indifférent, lui que concernent la conscience et ses troubles. « Le philosophe et le psychopathologiste, chacun en fonction de l'optique qui est la sienne, se penchent sur l'être humain, dans ses rapports essentiels avec le monde, avec ses semblables et avec lui-même » note Minkowski et dans cette étude de l'être humain, il n'est guère pensable d'éviter la conscience !

L'intuition des essences, quant à elle, semble procéder d'une mystérieuse et subtile transfusion des choses vers nous. Et pourtant, l'élaboration de ce distillat est très concrète : essence de nos espoirs, de notre ennui, de notre joie. Minkowski évoque, *petits et mesquins* nos espoirs de la vie quotidienne. Au-delà, il y a l'espérance comme modalité de notre conscience, comme essence de nos multiples façons d'être tendus et projetés vers l'avenir, comme regard lorsque nous sommes submergés dans les situations limites. Voilà ce qu'est l'espoir, petit et quotidien et voilà l'espérance qui nous lance vers l'avenir : vagues parents l'un de l'autre et cependant d'essence différente.

Et cette espérance manque cruellement à ce patient mélancolique dont Minkowski aura été, au quotidien, le médecin particulier. Cet homme hanté par ce qu'il nomme la *politique des restes*, scrute, imagine, délire à propos de tous les déchets que produisent les activités humaines ; ces déchets et tous ces restes du monde entier devant à titre de supplice lui être introduits dans le ventre. Le crottin de cheval aperçu lors d'une promenade lui fait penser à tous les crottins de tous les chevaux du monde et de façon semblable, un ticket de métro usagé, de la cendre de cigarette. Tous les détritus qui se multiplient lui sont destinés, au mépris de l'impossible et de l'impensable. Cette croyance délirante est totalement rebelle à toute argumentation par le concret, car lorsque Minkowski lui fait remarquer qu'il ne lui est jamais rien arrivé de semblable à ce jour le patient lui répond : « Jusqu'à présent, vous avez eu raison, mais qui me prouve que vous aurez encore raison demain ? » Il n'y a pas dans ces propos la moindre espérance d'un changement, le moindre espace de doute : « Le temps se fragmente, semble s'arrêter, le lendemain n'étant destiné qu'à fournir la confirmation de ce que le délire a fixé une fois pour toutes » note Minkowski. Cette idée de *retour aux choses mêmes* qui anime son attention de clinicien, nous la retrouverons chez Henri Ey et sa description inégalée des maladies mentales.

Cette étude des essences ou plus simplement des qualités et de leurs nuances, nous devons toujours la tenir en éveil. Ainsi la *bonne humeur* explosive, virevoltante, toute puissante, grosse d'un humour difficile à saisir lors des états maniaques se distingue de l'optimisme béat, de ce bonheur naïf et constant de certains déficients mentaux et se différencie encore du bonheur que l'on souhaiterait à son semblable. Le sentiment d'euphorie, ce même terme employé pour ces états désigne des vécus différents. Ces distinctions valent autant pour l'angoisse que nous évoquions que pour les idées de grandeur. Celles-ci peuvent naître chez une personnalité narcissique dans la limite de la normale comme compensation ou constituer, et c'est une autre histoire, le thème d'un délire paranoïaque. Il serait vain et artificiel de quantifier ces états différents par nature sur une échelle d'intensité. Sinon, un trouble du jugement pourrait, en fonction de son degré, caractériser soit un manque léger de discernement, soit un trouble de la *jugeote*, soit à l'extrême, un délire d'interprétation diagnostiqué par un haut score à l'échelle de *jugeotabilité*.

Minkowski parle du *ternissement* des mots et du *schématisme verbal*, de ces mots que l'on ne questionne plus et dont le sens semble aller de soi. L'usure du sens risque de s'accentuer encore dans l'utilisation d'acronymes pour désigner des affections psychiatriques. L'acronyme, cette télégraphie savante pour gens pressés n'est plus un mot dont le sens peut toujours être éveillé, mais un indice. L'attitude phénoménologique consiste d'abord à interroger les actes de conscience , ce que veulent dire agir, pâtir, vouloir, imaginer, etc. Quels sont ces actes et que visent-ils ? En un mot, il s'agit pour nous d'éveiller leur sens, leur mode particulier d'être *conscience de quelque chose*.

Avant que le regard phénoménologique s'applique, la perception était décrite comme un processus passif : l'objet réel, l'objet vu provoquait une image, une trace cérébrale, une représentation de l'objet imprimée qui, stockée en mémoire, retravaillée par l'esprit, déclenchait selon les besoins une réponse motrice. Cette conception au modèle mécanique éludait en passant le travail de l'esprit et ne traitait pas de la relation entre la chose perçue et le sujet percevant. Que la conscience dans la perception soit constituante signifie qu'elle intervient activement, concrètement et intelligemment dans la perception de l'objet , bref, qu'elle le *constitue*. La conscience est toujours intention de signification et il n'est pas d'intentionnalité sans recherche d'un sens.

Ainsi que le note Emmanuel Lévinas, les premières descriptions de l'intentionnalité exposées dans la *Première recherche logique* de Husserl partent du domaine des significations verbales. Husserl souligne la nécessité, avant d'entrer dans le domaine de la logique, de réfléchir au langage et il cite Stuart Mill :

> Le langage est un des principaux auxiliaires et instruments de la pensée, et toute imperfection de l'instrument et de la manière dont on en use doit nécessairement, comme chacun le voit avec évidence, entraver et embrouiller l'exercice de cette technique, plus encore qu'elle ne le ferait pour toute autre, et détruire toute confiance dans la valeur de ses résultats... Aborder l'étude des méthodes scientifiques avant de s'être familiarisé avec la signification et l'usage correct de différentes espèces de mots, c'est là une démarche aussi incorrecte que si l'on voulait faire des observations astronomiques avant d'avoir appris à bien se servir de télescope.

Ces mots valent pour toute activité de conscience que le langage accompagne. Que deviendraient les jugements de perception privés des démonstratifs comme *ceci* ou *cela*, des adverbes comme *là-bas*, des noms de choses, des adjectifs exprimant leurs qualités, etc. ?

Ricœur dans une conférence consacrée au langage chez Husserl et Wittgenstein marque bien la différence entre le système de signes réglé par des rapports internes (sémantiques dans le lexique et morphologiques dans la syntaxe) et son utilisation dans la parole qui est le temps de l'échange et du retour au monde. Dans le système de signes, il y a une coupure entre le signe et la chose, mais dans l'utilisation par la parole s'opère un retour vers les choses, leur mise en cohérence, l'*adequatio rei* et *intellectus* (l'adéquation de la chose et de l'intellect qui pour saint Thomas définit la compréhension), la concordance de la conscience et du monde.

L'acte de parler nécessite une cohérence grammaticale (la phrase doit avoir un certain ordre), sémantique (elle doit avoir un sens), elle doit de plus obéir à ce que Husserl nommait une logique de la signification de la vérité qui veille à la concordance de l'exprimé par le langage et de l'expérience vécue. Si je dis : « Je ne veux pas le voir à mon enterrement », mon énoncé est irréprochable au plan des logiques syntaxique et sémantique, mais en ce qui concerne la logique de la vérité, cela est une autre affaire !

Que Minkowski se soit livré ou non à l'étude de ces textes ardus que sont les *Recherches logiques* ne nous semble pas une question essentielle. Plus sensible sommes-nous à son travail de mise en concordance des états cliniques observés et du langage précis avec lequel il les traduit. Être attentif au ternissement des mots : voilà une précaution que Stuart Mill aurait approuvée .

L'utilisation du terme *arriération affective* traduit un autre exemple de ce ternissement. Appliqué autant à la schizophrénie qu'aux perversions, aux troubles caractériels qu'aux névroses, le concept n'est en rien spécifique, car sa nature est liée au *fond mental* sur lequel elle survient. Le terme *immaturité* a supplanté celui d'arriération, trop marqué par la notion de retard intellectuel qu'il suggère. Mais ce terme évoque la croissance… végétale où, au temps *vert* du jeune fruit succède l'âge *mûr*. Que serait, face à cette immaturité, l'*adultisme* demande malicieusement Minkowski, car en nous, une grande part de l'affectivité de l'enfance subsiste sans qu'il s'agisse pour cela d'un trouble psychique ! Ainsi, le ternissement des mots nous fait retrouver les questions de la normalité, de la liberté, de l'utilisation du langage.

Plus spécifique encore de la psychiatrie, le terme de *dépersonnalisation* peut désigner des états très divers. Dans le délire de filiation qui convainc le malade d'une ascendance illustre (et pas toujours glorieuse), la dépersonnalisation est une réalité. Par contre, lorsque l'être humain est maltraité, qu'il est déconsidéré comme personne, cette situation, pour douloureuse et inhumaine qu'elle soit, ne correspond pas à un état de dépersonnalisation. Car, se sentir nié dans sa personne fait jaillir sur un mode douloureusement concret le sentiment même d'être une personne.

Dans son examen des phénomènes fondamentaux en psychopathologie, Minkowski met en lumière le phénomène de la perte des catégories du *hasard* et de la *contingence* lors des délires d'interprétation et de persécution. Tout y est déterminé, tout y a un sens, tout y est polarisé et se rapporte au patient qui en souffre. Le monde dans lequel il vit est rétréci, résumé, car tous les phénomènes, tous les événements le visent dans une inexorable persécution. De tels troubles sont à examiner à la lumière des modes de connaissance tels que nous les montre la phénoménologie. Ainsi dans la perception, l'objet se constitue à partir des esquisses et des rectifications, des illusions et des précisions jusqu'à ce qu'il nous apparaisse *en chair et en os* (dans sa *leibhaftigkeit* écrit Husserl). Pourtant, nous n'avons pas eu besoin pour cela de le voir sous toutes ses faces. Héritière de ce contact perceptif avec le monde, nos pensées contiennent le hasard et la contingence. Le hasard est l'ouverture au possible, à l'imprévu. La contingence vient nous signifier que tout n'a pas à recevoir de signification. La conscience vécue de la contingence et du hasard n'est pas un défaut de notre existence, elle permet au contraire que cette existence soit possible, vivable, vivante[111].

Bien des choses nous échappent : ainsi, nous ne pouvons pas percevoir… la perception.

Différence ? Ressemblance ? Karl Jaspers, psychiatre et philosophe allemand, confrère d'outre-Rhin a écrit lui aussi un traité, une *Psychopathologie générale* (tel en est le titre) dont la première édition date de 1913. Jaspers ne fut pas pour Minkowski une authentique source d'inspiration, ceci n'empêche leurs parentés. L'un et l'autre conçoivent l'existence humaine dans sa liberté, sa

111 Emmanuel Lévinas *En découvrant l'existence avec Husserl et Heidegger* p 21 Ed Vrin 1967.

situation dans l'existence et ses liens à autrui. À propos de la *phénoménologie* appliquée à la psychiatrie, chez ces deux auteurs, le sens diverge. Ainsi Jaspers écrit-il :

> La phénoménologie a pour objet l'étude des états d'âme tels que les malades les éprouvent ; elle veut nous les représenter sous une forme concrète et considérer leurs rapports de parenté. Elle essaie de les délimiter avec le plus de précision possible, de les distinguer, de les nommer par des termes fixes... À cette compréhension concourent avant tout les confidences des malades notées le plus complètement et avec le plus de clarté possible au cours d'une conversation.

Mais ces données, ces vécus, ces confidences biographiques, bien que précieux, ne sont pour Minkowski qu'une surface qu'il faut traverser afin d'atteindre le trouble essentiel qui les sous-tend et les intégrer à la structure de l'existence. Ainsi, au-delà des états psychiques éprouvés par le patient mélancolique de la *politique des restes*, il y a dans la conscience de cet homme tout un bouleversement de la structure de la temporalité.

Surtout, Minkowski ne comprend pas que l'analyse phénoménologique puisse séparer formellement les phénomènes subjectifs de la vie psychique morbide et les manifestations extérieures de la vie mentale et délimiter ainsi les domaines d'une psychologie subjective et d'une psychologie objective. Cependant et sans équivoque, le traité de Jaspers établit la frontière et sépare les phénomènes appartenant à la subjectivité et ceux relevant de l'objectivité.

Aux phénomènes subjectifs, tels que les décrit Jaspers, appartiennent les troubles tels qu'ils sont vécus par le patient : dans la conscience des objets, ce sont les illusions, les hallucinations ; dans la conscience du moi, la dépersonnalisation, le dédoublement ou la conscience de la transformation de sa propre personnalité. Aux phénomènes subjectifs appartiennent les sentiments et les états affectifs, les pulsions (que Jaspers nomme instincts) et la volonté. Aux phénomènes objectivement analysables correspondent les troubles de la perception, de la compréhension, des associations d'idées, de la mémoire, de la motricité, du langage.

Il semble à Minkowski qu'un tel abord se prive d'une psychologie en *deuxième personne* : celle à laquelle il se réfère, inspirée du *Je-Tu* de Buber et qu'il distingue d'une psychologie objective, *extrospective* et d'une psychologie subjective, *introspective*. Mais cette psychologie en *deuxième personne* nous semble incluse à sa manière dans le terme de compréhension tel que l'entend Jaspers. Car, ces vécus et ces constatations objectives, s'ils ne veulent pas constituer deux mondes séparés et devenir l'un et l'autre et l'un pour l'autre lettre morte, nécessitent qu'un *Je-Tu* s'instaure.

La compréhension ? Quel grand thème de la psychologie et de l'existence ! Lacan a pu évoquer la *catégorie nauséeuse* de la compréhension et dans le cadre de la psychanalyse, recommander d'éviter de trop vouloir comprendre. Nous... comprenons bien que dans le cadre d'une cure, un « Je vous ai compris », même s'il n'a pas d'accents gaulliens puisse compromettre le flux des associations libres et l'expression de l'inconscient. Et cette prétention à la compréhension d'autrui alors qu'il est si difficile de se comprendre soi-même semble délicate, surtout lorsqu'autrui n'a pas dit son dernier mot !

Mais il nous faut replacer cette notion dans l'histoire. La deuxième édition de *Psychopathologie générale* paraît en 1918-1919. Nous sommes dans la période d'une psychiatrie organiciste et de troubles mentaux liés aux encéphalites diverses, à la syphilis du système nerveux et aux traumatismes cérébraux provoqués par les blessures des combats. La médecine de guerre formée à réparer les corps, les réarmer et remettre les cervelles à l'endroit et pourquoi pas dans le *bon chemin*, à débusquer les *simulateurs* n'a guère le temps de s'attarder à la *compréhension*. Sans doute est-elle sidérée par le nombre et la gravité des blessures, aggravées encore d'infections, des délabrements provoqués par les machines de l'industrie de guerre. L'idée de psychogenèse ainsi que la compréhension des patients blessés à laquelle la psychanalyse a eu le mérite de contribuer, passent plutôt pour des lubies de l'esprit. Ces fruits fantaisistes de l'imagination semblent loin du sérieux des réalités cérébrales et d'une anatomoclinique qui, il faut tout de même le dire, s'enfle au-dessus de ses réels mérites.

D'ailleurs, Jaspers ne l'oublie pas et lorsqu'il examine les préjugés à fuir : le préjugé *somatique* (du cérébral avant toute chose), le préjugé *philosophique* (et ses systèmes construits pour expliquer le tout de la vie), le préjugé *religieux* (la psychiatrie psychiste allemande a traîné son boulet théologique) ; il n'oublie pas non plus les préjugés... *psychologiques*. Il évoque alors ces médecins qui « influencés par l'état d'esprit né de la guerre et favorisant la dictature de l'état » ont fait preuve d'une compréhension primitive et d'une psychogenèse archaïque, en voyant, en pistant, en dénonçant la simulation, là où seule la frayeur était active. Sinon dans une grande ironie, il n'est guère possible d'évoquer à propos de telles attitudes, la psychogenèse et la compréhension !

La catégorie de la *compréhension* telle que la conçoit Jaspers ne nous semble pas démodée, tentons de l'expliquer. Cette compréhension s'adresse aux états vécus et exprimés par le sujet ainsi qu'à leur genèse dans une relation que Jaspers nomme *einfühlung*, interpénétration psychologique ou intropathie. À l'opposé se situe l'*explication* : l'*erklärung*, lorsque nous découvrons du dehors (par les méthodes des sciences naturelles), un lien objectif de cause à effet. Nous sommes dans le domaine de la compréhension lorsque le sens d'un état affectif, une peur, une joie, une détresse, apparaît clairement lié à une situation vécue. Par contre, nous sommes dans le champ de l'explication lorsque nous observons que certains troubles psychiques sont provoqués par les lésions de zones cérébrales déterminées.

Ainsi, nous comprendrions les êtres et nous expliquerions les choses. Mais nous pouvons aussi expliquer les êtres lorsque nous étudions chez l'homme l'une de ses faces : par la psychanalyse, la sociologie ou les neurosciences. Cette explication doit retrouver la compréhension de l'être humain qui ne peut, lui, se résumer à l'un de ces aspects et être réduit à un *inconscient*, un *animal politique* ou être l'effet du fonctionnement de millions de neurones. En psychiatrie, le débat reste vif entre l'origine cérébrale ou psychique de certains troubles et la précaution de Minkowski de ne pas être « hanté par la question des causes » semble oubliée. Ce débat permanent n'est pas clos et l'épigenèse, c'est-à-dire l'influence de l'existence et des interrelations sociales sur la structuration du système nerveux brouille encore une alternative qui n'aura jamais été simple.

Pourtant, la compréhension existentielle et l'explication scientifique sont l'une et l'autre utiles et l'une l'autre se complètent. L'une et l'autre peuvent au dédain et au silence préférer le dialogue. Ainsi, nous pouvons noter lors d'un état délirant, objectivement et scientifiquement, l'existence de néologismes. C'est-à-dire de mots créés afin d'exprimer ce que le langage ordinaire ne peut faire. Nous pouvons trouver à cet état un lien à une pathologie cérébrale. Nous sommes là dans le champ de l'explication : linguistique en étudiant les néologismes, neurologique en explorant la maladie du cerveau. Par contre, que l'un de ces néologismes soit : *Sinnliche Gewehre*, c'est-à-dire *fusils sensoriels*, et nous percevons alors par *intropathie* la violence et l'étrangeté du monde délirant dans lequel vit le patient.

Lorsqu'il étudie la *conscience du moi*, Jaspers en décrit l'essentiel. Il distingue quatre caractères.

La conscience du moi s'oppose à celle de l'extérieur et des autres : moi c'est moi, les autres sont les autres et le monde est le monde. Elle accompagne tous les phénomènes psychiques : les perceptions, sensations du corps, actions, souvenirs, sentiments sont vécus comme miens et cette sorte de *tonus spécial* se nomme personnalisation. Elle est *conscience d'identité* : je suis le même que jadis et toujours. Enfin, elle est *conscience d'unité* : je ne suis qu'un au même instant. Description épurée de la conscience du moi dont s'inspirera Ricœur.

Et lorsque Jaspers écrit : « Ainsi, l'origine de la philosophie réside dans la faculté de s'étonner, de douter, de faire l'expérience des situations limites, mais en dernier lieu et en incluant tout cela dans la volonté d'une communication véritable[112] », nous ne pouvons que rapprocher sa pratique de la philosophie, de celle de Minkowski.

L'affectivité est la mère de toutes les intentionnalités, elle les élève et les nourrit, elle nous tourne vers les autres et le monde. *Nature et forme de la sympathie*, le livre de Scheler est une grande rencontre de Minkowski. Nous l'avons déjà évoquée au chapitre de l'affectivité. Cette philosophie de l'affectivité éclairée de la phénoménologie de Scheler explique la grande place que dans son traité il accorde à ce thème. Jaspers dans sa *Psychopathologie* lui accorde moins d'attention: il envisage d'abord les troubles de la perception et de la conscience des objets, les perturbations affectives ne constituant que l'un des éléments de la vie psychique anormale au côté des troubles de la conscience du moi et des perturbations des instincts et de la volonté.

Cette attention de Minkowski pour l'affectivité n'est pas étrangère à la formation clinique qu'il a reçue en 1914-1915 chez Eugène Bleuler, car l'autisme et la schizophrénie lui ont fait découvrir les troubles du contact affectif. Et la question de l'affectivité le conduisait au cœur du problème de la compréhension.

Le bouleversement de la compréhension des autres et du monde dont souffre le schizophrène appelle inévitablement la question universelle de ce que peut être la compréhension d'un homme par un autre homme. Comment cette compréhension est-elle possible et quelle en est sa nature ? Que pouvons-nous *comprendre* de l'autre humain ? Cette question se pose autant au philosophe qu'au psychiatre. Quel est ce sentiment vital et mystérieux ? Car la sympathie est un phénomène vital, elle touche selon les mots de Pradines « la présence de cet autre dont notre pensée dépend et dont l'absence totale serait notre négation même ». Alors, l'absence absolue de l'autre nous priverait non seulement d'interlocuteur, mais nous viderait totalement de notre être.

L'autre, ces autres humains, Scheler en parle comme de personnes spirituelles nous valant en dignité et en humanité. La spiritualisation qu'il confère à tout homme s'étend à la nature et le

112 Jaspers *Introduction à la philosophie* Op cité p 24.

monde alors devient un univers vivant, peuplé d'êtres vivants et non un espace empli de choses inertes et disponibles dont nous userions à notre caprice. Dans son ouvrage *Formalismus in der Ethik und die materiale Wertethic*, Scheler aborde cet *autre* potentiel et pourtant bien présent, cette *évidence du Toi* et les lie à cette expérience intime qu'il nomme *la conscience du vide*. « Robinson isolé, écrit-il, savait que la société existe pour ainsi dire à l'intérieur de chaque individu ». Ce vide dont nous sommes conscients est « l'absence d'un objet qui réponde à des actes d'amour ou de pensée qui le supposent ou qui l'appellent ».

Cet objet particulier n'est pas à la manière de l'aliment ou du partenaire sexuel, un objet qui viendrait nous satisfaire, nous complémenter, mais un autre que moi, un autre attendu. Comme dans le dialogue de Platon (*Le Banquet*), nous sommes cette créature grotesque que Zeus a séparée de la moitié d'elle-même et qui passe toute son existence à la retrouver. À la recherche de cette part essentielle de lui-même, il (ou elle) consacre ses forces et sa vie, car il y a, dans l'amour auquel le dialogue est consacré, quelque chose de vital. La psychologie infantile est invitée au *Banquet platonicien* : sous le terme de syncrétisme, elle décrit cette période de la vie du petit enfant lors de laquelle le *moi* et l'autre , le moi et l'objet d'abord englobés l'un dans l'autre se distinguent progressivement. De ce processus de perte naîtra la conscience d'un vide qui ne cessera d'appeler ces parts perdues de nous-mêmes : part de l'autre et part du monde.

La sympathie est peut-être la réminiscence de cette période: à la fusion du syncrétisme initial aura succédé la distinction d'avec l'autre, je ne suis plus fondu en lui, il est devenu mon horizon proche, attendu et cherché.

Ce privilège que Scheler accorde à la sympathie ne doit pas nous conduire à déprécier les autres modes de sentiments sociaux, à n'y voir que des formes inachevées, imparfaites. Cela doit plutôt nous inciter à en rechercher le sens. Ainsi, la *contagion des émotions*, jugée comme une sorte d'emprise brouillant la claire conscience, peut être vue, ainsi que Prandl en a développé l'hypothèse, comme une réaction adaptative de l'individu au milieu : les impressions visuelles que nous donne le corps des autres devenant régulatrices de nos propres mouvements dans un processus de similarité.

Cette similarité est-elle, le miroir, le reflet ou plutôt l'effet du fonctionnement de ces *neurones miroirs* des modernes neurosciences ? Dans la contagion des émotions, Autrui ne nous *agit* pas, car, au-delà d'une passivité d'apparence, c'est nous qui nous fondons dans l'image que nous captons de lui. Il y a là de quoi faire vaciller l'opposition trop simple de la passivité et de l'activité. L'imitation est un comportement que nous assimilons parfois hâtivement à une mécanique qui procèderait plus de l'instinct ou du réflexe que de l'intelligence. En un mot, elle serait… animale et l'*homo sapiens* de sourire supérieurement des grimaces du singe qui, pense-t-il, imite l'homme. Et si le singe imitait l'homme en train de l'imiter !

L'imitation, la contagion des émotions ne visent pas, à l'inverse de la sympathie, la conscience d'autrui, car des êtres semblables ne sont pas pour autant des êtres liés, unis. L'imitation trouve l'un de ses modèles dans les phénomènes d'homochromie mimétique : certains animaux adoptent la couleur de l'environnement et se fondent littéralement dans le milieu afin de se protéger du prédateur ou capturer la proie. L'homme sait imiter l'animal et la dictature retrouve l'homochromie parfaite, elle revêt d'uniformes les populations et assure efficacement… l'uniformité.

Cependant, à moins d'être réduite à un pur automatisme, l'imitation n'est pas sans liens avec la compréhension, car il nous faut comprendre pour pouvoir imiter et l'homme peut imiter pour une part celui qu'il admire. L'imitation est d'ailleurs au cœur des apprentissages et il nous faut imiter avant d'inventer. Quant à l'imitation purement mécanique, l'imitation sans compréhension, nous pouvons l'observer dans certaines manifestations pathologiques telles que l'écholalie ou l'échopraxie : le patient reproduisant automatiquement les mots entendus (écholalie) ou les gestes observés (échopraxie).

La question de ce qu'est autrui pour un être humain est le lieu de rencontre de Minkowski, de Scheler, de Husserl. Mais quelle philosophie, quelle sociologie quelle psychologie cette question ne concernerait-elle pas ?

Husserl a consacré à ce thème la cinquième de ses *Méditations cartésiennes*, ces conférences qu'il fit à la Sorbonne, invité de l'Institut d'études germaniques et de la Société française de philosophie en février 1929. Le professeur Xavier Léon, administrateur de la Société française de philosophie, évoquait dans son allocution la mort de Scheler, quelques mois plus tôt et soulignait la vocation pacifiante de la philosophie, sa fondation dans la sympathie, et marquait sa confiance dans la Société des Nations. L'esprit kantien et son projet de paix perpétuelle étaient les invités d'honneur de cette digne assemblée. Nous ne nous livrerons pas à une étude approfondie de cette *Méditation* que Paul Ricœur qualifie de « monde de pensées » et à laquelle il s'est lui-même attaché. Souhaitons très simplement pour nos propos en recueillir quelques lumières.

Tout part de Descartes, de son *Ego Cogito* : « je pense donc je suis » et c'est à partir de lui que Husserl entame sa réflexion. Ce *Je* avec sa pensée, ses perceptions, ses représentations, ses souvenirs, constitue un monde interne, une *monade* disent les philosophes depuis Leibnitz. Alors, comment ce sujet pensant, cet être enclos dans l'intériorité de son monde, dans le *solipsisme* (de *solus ipse*, seul soi-même) peut-il accéder à la conscience d'autrui comme d'un *alter ego* ? Car il faut *constituer*, au sens phénoménologique, l'autre en moi et le constituer comme un autre que moi.

L'autre ne peut être la représentation d'un clone de moi-même que je créerais et agiterais sur le théâtre de ma conscience, les accessoiristes de cette *monade* tirant à mon gré les ficelles. Cet autrui existant doit m'être présent lui-même. Comme Descartes, comme tout homme, je perçois l'autre homme comme un objet du monde. Nous le devinons, il y a de subtils degrés de la conscience de l'autre ; de la constatation lointaine : « Oui, cet être se meut, a deux bras, deux jambes et de loin quelque chose qui dodeline et ressemble à une tête, oui, mais bon sang, oui, bien sûr ! cela ressemble ma foi à un *Homo sapiens* ! » jusqu'à la rencontre dans le dialogue, l'échange.

Pour comprendre notre accès à la conscience d'autrui, nous devons partir de ce qui nous est propre. Le sens d'autrui nous vient d'une forme de soustraction, sorte de lapalissade : l'étranger au sens le plus vaste est ce qui n'est pas moi, il est, pour reprendre le terme de Husserl, hors de ma « sphère d'appartenance ». Cette sphère, ce monde qui m'appartient est un « moi psychophysique avec chair, âme et moi personnel ». La chair (*leib*) en question désigne le corps propre : le corps des mouvements, des perceptions, de l'expression, le corps qui agit et subit (des douleurs, des blessures…), en un mot : le corps vécu. La chair contient la vie dont les actes de se mouvoir, de percevoir, de s'exprimer, d'agir et de subir forment la texture.

Nous sommes loin d'un corps abstrait, centre des perspectives géométriques d'où partiraient nos actes et vers lequel convergeraient nos perceptions. Ce corps vécu qui me fait me saisir m'appartenant, ce corps qui fonde mon identité a, selon les mots de Ricœur « la densité d'un *je suis* qui toujours précède le *je pense* ». Comment cette expérience de nous-même nous conduit-elle à l'expérience d'autrui ?

L'expérience de notre corps va nous permettre ce que Husserl appelle une *saisie analogisante*, car je perçois simplement mon corps et cette perception, par analogie, me conduit à la perception du corps d'autrui et à autrui pourvu de ses diverses composantes. Je perçois autrui comme corps matériel et corps vécu, puis je le reconnais comme *Ego*, car je me sens moi-même corps matériel, corps vécu et *ego*.

Ainsi, autrui devient mon analogue dans une sorte de *projection physiologique* de notre expérience corporelle. Husserl nomme ce processus le *transfert aperceptif* (car je ressens mon corps vécu, mais non le corps vécu de l'autre humain, je ressens mon *ego*, mais non le sien) ou *appariement* (*paarung*), car *j'accouple* d'une certaine manière cet autre à moi.

Puis, cet autre, qui n'est encore qu'un analogue de moi-même va, par son comportement « changeant, mais toujours concordant », par la concordance des signes expressifs qu'il produit, m'indiquer l'existence en dehors de moi d'une vie étrangère. Alors, cet analogue devient un autre que moi.

L'*imagination* va fournir le troisième degré de la constitution d'autrui. Je peux imaginer que je suis ici et l'autre est là-bas, mais là-bas, c'est là où je pourrais être. L'imagination confère à l'appariement tout son mouvement, car je n'apparie plus autrui seulement à mon expérience effective de l'instant, mais aussi à mon expérience potentielle. L'imagination projette ce lien dans le temps, dans un jeu de suppositions et de possibles.

Cette saisie analogique d'autrui nous montre la différence toujours soulignée par Husserl entre la perspective phénoménologique et l'explication psychologique : la première telle que nous l'avons brièvement décrite développe les moments de la conscience dans l'acte de constitution d'autrui alors que la seconde en marque la genèse. Car cette conscience n'est pas une génération spontanée, elle est une création affective, éducative et les personnes qui donnent vie à notre existence, à notre histoire, donnent vie à notre conscience de l'autre.

La place accordée par Husserl au corps tel que nous le vivons, dans la prise de conscience d'autrui, donne à la perspective morale une assise concrète et irremplaçable. En effet, lorsque par l'imagination, nous pouvons nous situer à la place d'autrui et lui à la nôtre, il ne s'agit plus d'une formulation désincarnée touchant à la géométrie des corps, mais d'une incarnation existentielle; « Que ferais-je à sa place ? », « Que ressentirais-je si je souffrais de la même maladie ? », « C'est moi qui devrais être à sa place »... en sont des expressions habituelles.

La phénoménologie de Husserl, en donnant au corps sa juste et indispensable place, n'oublie jamais que la connaissance primitive est une connaissance corporelle. Assister à la souffrance et à la douleur d'autrui, vivre soi-même avec lui des douleurs et des souffrances semblables donne à cette notion d'expérience corporelle toute la densité qu'il lui est possible.

Voilà qui rend cet accès à autrui plus concret. Plus concret, mais encore mystérieux, car le *monde* de cette méditation, rappelons-nous le mot de Ricœur, est un monde sans fin.

2 - Bergson : *Les données immédiates de la conscience* et l'*Élan vital.*

La philosophie de Bergson est une autre source d'inspiration de Minkowski, une source essentielle. D'ailleurs, Minkowski découvre l'*Essai sur les données immédiates de la conscience* dans le même temps que le livre de Scheler consacré à la sympathie.

L'opposition du temps vécu et du temps mesurable, ce grand thème bergsonien de l'*Essai* accompagne sa compréhension de la schizophrénie et la compréhension de ce symptôme particulier qu'il décrit dans sa thèse sous les termes de *rationalisme morbide* et de *géométrisme morbide.*

Rappelons que cette symptomatologie désigne pour Minkowski le raisonnement épuré jusqu'à l'absurde, la conceptualisation sèche et distante qui nous place loin des choses et de nous-mêmes, le conçu séparé totalement du vécu ; cette construction pseudo-rationnelle palliant mal les troubles que la pathologie provoque.

La notion d'élan vital que Bergson expose dans *L'Évolution créatrice* conduit Minkowski à l'idée de l'*élan personnel*, éclairant mieux selon lui la perspective du rapport au temps et la clinique des dépressions mélancoliques. L'élan vital, cette force qui pénètre la matière et conduit à la création des formes vivantes, ce vaste principe créateur de la vie assurant la continuité des espèces et l'évolution des êtres appartient peut-être à ces grandes idées auxquelles on voudrait croire, à l'idée d'un grand principe qui guide le monde dans son évolution vers un perfectionnement. Grand principe qu'il faut nuancer, car la continuité de l'espèce est pour grande part assurée par une tendance à la conservation de ce qui est efficace et non par des créations, des perfectionnements physiologiques inutiles vitalement. L'élan personnel est plus modeste et concerne l'être humain. Il est ce qui le pousse vers l'avenir, un avenir qu'il refuse de voir comme l'image d'un passé projetée devant lui.

Les Deux sources de la morale et de la religion est pour Minkowski, une autre référence précieuse, plus précieuse sans doute que les écrits ultérieurs de Bergson lorsqu'ils s'infléchissent vers la biologie. Non que Minkowski mésestime la biologie, simplement, pour importante qu'elle soit, elle n'éclaire pas la compréhension phénoménologique qui est un autre champ d'investigation reposant sur d'autres fondements. Comprendre ce qu'est le remords ne réclame pas la connaissance du fonctionnement neuronal qui accompagne cet état de conscience. Ainsi que Lichtenberg le notait, la connaissance plus poussée des muscles et des nerfs ne produit pas de meilleurs pianistes ou danseurs !

Science et philosophie pourraient-elles dialoguer, même si le dialogue se heurte aux différences de langage ?[113] Sans doute et Bergson l'avait bien compris, car sa réflexion est un dialogue avec la science : avec la psychophysique qu'il récuse dans l'*Essai sur les données immédiates de la conscience*, avec la neurologie et la psychologie dans *Matière et Mémoire*, avec la biologie dans *L'Évolution créatrice*, avec la physique et la mécanique dans *Durée et simultanéité*.

Il serait peu probable que Minkowski ne se soit pas intéressé à ce dialogue, car pour le psychiatre qu'il était, les questions de la mémoire, des rapports de l'esprit et du cerveau exposés dans *L'Énergie spirituelle* ne pouvaient rester lettres vaines. Et à l'anthropologue qu'il était, la place de l'instinct, de l'intuition et de l'intelligence chez l'homme, le lien de la personne et de la société dans laquelle il vit ne pouvaient constituer des thèmes secondaires.

D'ailleurs, ce lien de l'homme et de la société que Bergson examine dans *Les deux sources de la morale et de la religion* a beaucoup intéressé Minkowski. Rappelons l'opposition que Bergson y marque entre la morale close, faite d'obligations, d'interdits et de

---

113 Jean Pierre Changeux Paul Ricœur *Ce qui nous fait penser - La nature et la règle* Ed Odile Jacob 1998.

règles garantes de la cohésion sociale ; et la morale que porte l'individu, morale ouverte d'aspiration à des valeurs. Une morale élevée opposée à une morale du strict exigé, une morale minimale.

Ces deux types de morale forment un alliage mouvant aux proportions variables d'un homme à l'autre et chez le même homme, en fonction de l'existence. Morale d'aspiration et morale de contrainte : la première est une grâce, spontanée, elle nous porte, nous transporte ; mais la seconde qui nous contraint réclame notre volonté. Mais la contrainte se convertit parfois, l'homme renonce à son caprice et même sans sympathie, renonce à nuire, alors là sans doute naît l'aspiration, la morale d'aspiration. Dans la *Considération sur Cicéron*, Montaigne cite Horace (*Chant séculaire* 51) : « Qu'il commande ; qu'il vainque l'ennemi qui résiste, qu'il soit clément à l'adversaire terrassé ». La clémence, cette vertu est peut-être le début de la grâce.

L'examen de l'œuvre de Bergson, sous le regard des neurosciences, donne des points de vue divers. Pour certains chercheurs, la vision de l'évolution qu'elle décrit est biologiquement dépassée, car elle a contourné la génétique pourtant présente à l'époque. L'élan vital, cette notion accueillie dans son temps avec quelque enthousiasme n'est pas sans connotation religieuse, évoquant le souffle divin créateur façonnant ses créatures. Concernant le domaine du fonctionnement cérébral, soulignons que Bergson n'avait tout au plus à sa disposition que les manifestations pathologiques conséquences de lésions. Les neurologues n'avaient alors que leurs talents d'observation et, quels talents, pour avoir légué une clinique si précise des troubles des fonctions corticales supérieures de l'homme !

Certaines intuitions de Bergson ont été relevées par des chercheurs modernes tels Marc Jeannerod ou Alain Berthoz. Ainsi, Marc Jeannerod évoque-t-il, dans son ouvrage, *La Nature de l'Esprit*, ces prémonitions.

> Bergson compare le cerveau à un central téléphonique qui relie les stimulations périphériques et le mécanisme moteur ; il distribue l'information et donne la communication. Il y a des

> mouvements réflexes, médullaires, où l'excitation se propage directement aux mécanismes moteurs et l'action est immédiate. Lorsque l'action est plus complexe, en lien avec une perception, l'excitation fait un détour par les cellules sensorielles du cortex cérébral avant de redescendre dans la moelle. Ce détour n'a pas pour but qu'elle se transforme en représentation, mais qu'elle puisse se connecter par les cellules du cortex moteur à l'ensemble des mécanismes moteurs de la moelle.

Toute perception est action et cette idée de Bergson trouve écho dans la récente théorie écologique de la perception de l'Américain J.J. Gibson. Selon Gibson, l'environnement est perçu comme le théâtre de nos actions, l'information que nous y puisons ne procède pas d'une construction mentale, ni d'un jugement conscient, mais elle se calque sur la réalité des objets et de leurs relations. Elle est le reflet de l'adéquation de nos actions au monde. « Percevoir l'environnement, c'est se co-percevoir soi-même », écrit Gibson. Ses propres déplacements renseignent le sujet sur la structure de son environnement, mais aussi sur lui-même et le terme d'écologie traduit cette étroite relation entre le sujet et le monde extérieur.

L'environnement est ce qui nous offre d'emblée une potentialité d'action : ainsi la vue d'une chaise nous incite à nous asseoir. Janet écrivait déjà que reconnaître un objet consiste surtout à savoir s'en servir. Cette étroite relation entre le sujet et le monde extérieur, cette intime résonance de la conscience et de son objet, nous tient proches de Bergson, de Husserl et de Minkowski avec la notion de contact vital avec la réalité.

« La perception est une action simulée » rappelle Alain Berthoz et cette capacité de représentation, de simulation de l'action repose sur le fonctionnement des neurones miroirs découverts autour de 1992 chez le singe par Rizzolatti et Di Pellegrino. Ces neurones du cortex prémoteur intègrent les informations venant d'autres régions du cerveau et les utilisent pour constituer des ensembles coordonnés de mouvements en fonction d'un but et sont activés lorsque le geste se réalise. En étudiant leur fonctionnement, les chercheurs ont constaté avec surprise que ces mêmes neurones s'activaient lorsque l'animal immobile observait l'acte exécuté, en l'occurrence, le geste des chercheurs qui se nourrissaient lors de leur pause-déjeuner pizza.

Ainsi, la constatation que ces mêmes neurones qui s'activent lors d'une action effectuée peuvent *s'allumer* lorsque la même action est observée devait stimuler les recherches sur les mécanismes de la cognition sociale et éclairer la question de ce qu'est l'autre pour l'être humain.

Tout à coup, le temps d'une pause-pizza et d'une observation pertinente, la clef de ce problème séculaire, psychologique et philosophique semblait s'offrir. L'étude des relations entre les neurones miroirs du singe et le système de reconnaissance de l'action chez l'être humain ouvrait alors à de grandes perspectives. Ces neurones miroirs se répartissent dans l'aire du cortex prémoteur ventral, région qui pourrait bien être l'homologue de l'aire du langage de Broca chez l'homme.

Forts de cette constatation et de cette supposition, Rizzolatti et Arbib (1998) ont formulé l'hypothèse que ces neurones miroirs pourraient constituer une communication fondée sur la reconnaissance du geste annonçant dans l'évolution la reconnaissance du langage parlé.

Am Anfang war die Tat, au commencement était l'action, écrit Goethe dans *Faust*. Il est tentant de lier le fonctionnement de ces neurones particuliers (ou du fonctionnement particulier de ces neurones) et la saisie analogique dont fait état Husserl dans la cinquième méditation cartésienne et d'identifier ce fonctionnement à la base physiologique de ce que Nédoncelle appelait la « communication des consciences ». Les neurones miroirs *s'allumant* éclaireront-ils nos ignorances, redresseront-ils les boiteries de nos savoirs sur le lien interhumain et la vérité sortira-t-elle toute nue de pied en cape du puits de la science ?

Tout cela est porteur d'espoir, un espoir nécessaire à soutenir, non sans prudence. Qu'une zone cérébrale *s'allume* lors de certaines opérations de l'esprit et en déduire alors qu'elle participe au langage, à l'affectivité ou à l'empathie ; voilà un fait. Ceci ne nous expliquera pas pour autant ce qu'est le langage, l'affectivité ou l'empathie.

L'explorateur des mers qui aperçoit dans la nuit une lumière sur une terre lointaine peut déduire que cette terre est habitée, que ses habitants y font du feu, et peut-être formuler certaines hypothèses sur leurs aptitudes techniques, mais que peut-il savoir de leurs coutumes, de la nature de leurs outils, de la structure de leur langage, des éléments de parenté de leur société ? Jusqu'où déduire raisonnablement d'une telle découverte ?

Ainsi jusqu'où soutenir que, sans ces neurones miroirs, sans l'empathie qu'ils produisent, le psychisme serait voué à la psychose ou à la perversion ? Base de l'empathie, ils seraient à l'origine de la culture et de la relation interhumaine. D'un côté, aurions-nous l'ivraie des malades et des monstres et de l'autre, le bon grain des gens normaux, des personnes ordinaires ? Si les personnes ordinaires étaient le bon grain, que la vie sur terre serait paisible !

Le terme de *personne ordinaire* doit tinter à notre oreille, évoquer la banalité du mal dont parle Hannah Arendt à propos de Eichmann : ni pervers, ni psychotique, épouvantablement normal, ordinaire, indifférent et même un peu kantien dira-t-il dans sa défense[114]. Et ces personnalités épouvantablement normales sont-elles indemnes de toute empathie, n'éprouvent-elles aucunement ce sentiment pour leurs proches, pour leurs semblables, pour leurs… miroirs ?

Les neurones miroirs seraient-ils une forme de structure fonctionnant sur le registre de l'automatisme comme celles qui règlent le fonctionnement respiratoire ou cardiaque ? Nous pouvons tout de même penser, nous défiant des déterminismes étroits, que ces neurones miroirs, que ce système de réflexion implicite, silencieuse, inconsciente entretient avec l'environnement et le contexte humain et relationnel les liens les plus étroits. Par notre histoire, nous aurons appris l'empathie à la mesure de l'empathie que nous aurons reçue, mais parfois le contexte familial ou social nous aura instillé le fiel de

114 Parlant de sa lecture de Kant, Eichmann se référait à la notion d'impératif catégorique. Celui-ci commande que lorsque nous agissons, nous pensons que notre action se conforme à une loi qui a une valeur universelle. Mais pour Eichmann, l'univers s'était réduit à l'état national-socialiste et l'impératif catégorique à la volonté du dictateur.

l'indifférence ou le poison de la haine. Ah, si les neurones miroirs pouvaient de leur simple pouvoir nous en protéger, être à ce poison le bienfaisant antidote, nous serions des créatures… angéliques !

Mais comme l'écrit Jankélévitch avec lucidité :

> L'homme est un être virtuellement éthique qui existe comme tel, c'est-à-dire comme être moral de temps en temps et de loin en loin - de très loin en très loin ! Car les intermittences sont ici anormalement fréquentes, les éclipses de conscience démesurément prolongées : pendant ces longues pauses, la conscience apparemment vide de tout scrupule semble frappée d'anesthésie morale, d'adiaphorie morale, c'est-à-dire incapable de distinguer entre le *bien* et le *mal*… Dans la suite des jours, l'homme moyen qu'on peut appeler *Homo ethicus* va à ses grandes affaires, court à ses petits plaisirs et ne se pose aucun problème ; il n'est même pas un chrétien *du dimanche matin* ! L'être pensant est bien loin de penser tout le temps. À plus forte raison, l'instinct dans l'animal moral ne dort-il que d'un œil : les revanches de la naturalité, sensualité ou voracité sont fréquentes ; non moins fréquentes les retombées de l'amour propre ; quant aux somnolences et aux distractions de la conscience morale, elles occupent la majeure partie de notre vie quotidienne[115].

La sympathie, ce sentiment social, ce sentiment moral serait plus un battement occasionnel qu'une systole régulière. Et l'événement peut abolir la systole, la violence subie faire surgir haine et violence de l'être le plus pacifique. L'empathie ne siège pas dans une zone cérébrale spécifique et elle s'appuie sur des perceptions très diverses comme l'expression faciale, le ton de la voix, le contenu sémantique des mots, la mémoire, etc.

Que cette conduite existe chez les animaux et à l'évidence chez nos parents primates, ce qui nous touche de près, laisse penser l'existence dans ce comportement d'une part innée, instinctuelle et très intriquée, une composante acquise sur laquelle nous avons

115 V.Jankélévitch *Le paradoxe de la morale* p 10 Ed Point Seuil.
Aurions-nous la conscience du Père Ubu ? *« Cornegidouille, de par notre chandelle verte, nous allons prendre conseil de notre Conscience. Elle est là, dans cette valise, toute couverte de toiles d'araignée. On voit bien qu'elle ne nous sert pas souvent »* (Ubu cocu scène IV).

quelque prise. Quoi qu'il en soit, les êtres humains ne sont pas égaux face à l'empathie, du fait peut-être de leur héritage neuronal, du fait sûrement de leur histoire.

La connaissance que nous avons d'autrui joue-t-elle ? Sans doute et je pense à un garçon de six ans que j'avais reçu en consultation pour des difficultés de relation avec ses camarades, redoutablement intelligent, il pouvait être violent et souvent la parole lui suffisait. Il demande à dessiner : c'est une guerre de chars, il est dans un gros tank et tue tous ses adversaires, sans état d'âme. Je lui demande : « Et pourquoi tu les tues ? » et je pensais à une réponse comme : « Ce sont des ennemis, des salauds (il connaît ce mot), c'est eux qui ont commencé ! », « Non ! me dit-il, me regardant bien en face, comme s'il proférait une évidence, je les tue parce que je ne les connais pas ». Dit autrement : « Non seulement je ne les ai pas rencontrés, mais ils n'ont même pas pour moi figure humaine » ou, phénoménologiquement : « Je ne peux avoir de ces choses aucune saisie analogique ».

Connaître l'autre nous est possible par la perception *en chair et en os* que nous avons de lui, par la présence et l'existence concrètes que nous en saisissons dans une intuition fondamentale et qu'il exprime par son corps et ses mots. Mais connaître ne nécessite pas la perception réelle particulière et nous pouvons, comme à la lecture de *Refus de témoigner* de Ruth Klüger nous sentir profondément touchés par le récit de ce qu'elle a vécu. D'une autre façon, nous pouvons laisser notre curiosité et notre imagination nous servir de guides. Notre imagination prolonge, multiplie, généralise cette connaissance concrète en *chair et en os* que nous avons de l'autre. Réveillant notre imagination, suscités, ressuscités par le langage, les histoires, les romans, les nouvelles de Balzac, Zola, Maupassant, Tolstoï, Tchekhov nous enchantent, car ils nous plongent au cœur des personnages et la philosophie de l'existence qu'ils nous transmettent est un enseignement plein de vie.

La compréhension de l'autre tout comme la sympathie suscitent, sous le nom de cognitions sociales, les travaux de neuro-scientifiques comme Alain Berthoz ou Jean Decety. Il est important de constater l'existence très précoce chez les bébés d'une intersubjectivité à laquelle participent les échanges mimiques, la voix (« de la musique avant toute chose » cher Verlaine, les accents de la voix ont un sens qui préfigure celui des mots), les odeurs. Il y a chez le petit bébé une capacité corporelle d'imitation mimique à partir de laquelle, il va saisir les intentions de l'autre et par là, ressentir empathiquement ce qu'il ressent pour aboutir à une *théorie de l'esprit*.

La théorie de l'esprit : ce terme désigne la capacité d'attribuer à l'autre des états d'esprit et d'en comprendre la signification, elle s'acquiert vers l'âge de trois ans. Une telle évolution ressemble bien à une *constitution* au sens husserlien du terme et l'imitation, à une *saisie analogique* au berceau !

D'ailleurs, l'imitation n'a rien de mécanique ou plutôt, elle se détache très vite de la mécanicité et l'acte imité devient au moins partiellement un acte personnel. Ainsi, dans cet exemple cité par Marc Jeannerod se référant aux observations de Andrew Meltzoff sur le très jeune enfant. Celui-ci tend à reproduire non pas ce que l'agent observé a réellement fait, mais ce qu'il avait l'intention de faire ! Si l'on montre à l'enfant un geste raté, celui-ci refera le geste abouti et non le geste raté. Ainsi, l'enfant ne simule pas seulement ce qu'il a vu, mais il anticipe l'intention de l'acteur à partir de ce qu'il voit.

Le cerveau humain est un cerveau social dit Decety ; il tourne l'homme vers autrui et la place du visage, des mimiques de la prime expression corporelle, serait universelle et non culturelle. Elle existerait bien avant que l'homme n'ait accès au langage parlé. Innée, elle témoignerait de ce même homme dont parle Pascal, de ce thème unique sur lequel comme en musique, la culture écrirait ses multiples variations.

Les tenants d'un culturalisme *dur* pourraient considérer cette innéité comme une sorte de butée, de limite de l'homme à agir sur lui-même. Nous pouvons y voir concrètement et simplement l'existence de structures cérébrales soutenant un type d'activité, de la même manière que les motoneurones de la zone frontale ascendante du cerveau permettent la motricité. Qui pourrait un seul instant considérer l'existence de neurones moteurs et les mouvements qu'ils permettent comme une… entrave à la liberté !

La question de sa liberté se pose à l'homme, elle rejoint la préoccupation bergsonienne des rapports de la conscience et du cerveau.

La conscience est souvent apparue comme une sorte de fonction supérieure, qui telle une grande dame venue dans l'évolution activerait le travail du petit personnel, c'est-à-dire les capacités rudimentaires des australopithèques puis des *Homo habilis*. L'*Homo sapiens* accompli se caractérisant, lui, par la présence de la dame en question dont il s'honore, ainsi que du langage et de l'intelligence opposée à l'instinct.

Des trois logiques évoquées par Auguste Comte : la logique affective, la logique des images et la logique des signes, doit-on restreindre l'intelligence à cette dernière ou bien, pour que le mot ait un sens, ne doit-on pas plutôt y voir le fruit de leur dialogue ? Et sur un autre registre, l'activité cérébrale n'est-elle pas aussi une mise en commun, un dialogue.

Les observations effectuées chez les primates supérieurs permettent de comprendre que les représentations mentales résultent de multiples formes de cartographie cérébrale associant des neurones entre eux. Ces associations ont d'abord lieu au sein d'un groupe limité et restreint de neurones (entre 50 et 10000) pour un cerveau qui en possède plusieurs dizaines de milliards. Chacun de ces groupes de neurones est spécialisé dans le traitement d'une catégorie d'informations. Les associations établissent des liens entre ces groupes de neurones ou modules et permettent la mise en commun de leurs informations spécifiques. Elles permettent ensuite que ces informations soient échangées avec les régions du cerveau concernées. Les termes de *modèles modulaires* et de *modèles connexionnistes* désignent en neurobiologie ce type de fonctionnement. Ainsi, chaque module serait spécialiste et les spécialistes dialogueraient dans un éclaircissement mutuel et en informeraient la population (neuronale) entière.

Mais ce fonctionnement nous est à peine conscient comme le souligne Jeannerod :

> Le cerveau peut fonctionner de manière totalement inconsciente (par exemple prendre la décision d'exécuter un mouvement)... et résoudre inconsciemment des problèmes complexes dans tous les domaines y compris ceux de la pensée et de la créativité. L'idée que les opérations sensorimotrices pourraient être effectuées de manière implicite alors que les opérations cognitives le seraient de manière explicite doit être abandonnée[116].

La conscience serait ce maître de maison : il s'installe à table, ignore les recettes des plats, tout au plus a-t-il parfois une vague notion de leurs ingrédients. Seul lui importe ce qui lui est servi. À quoi bon se charger de toutes ces tâches alors qu'il y a le *petit personnel* peut-il se dire ! N'a-t-il pas d'autre affaire plus importante à traiter ? Mais là, comble du comble, il remarque que ces travaux inventifs et créateurs dont il se pensait seul capable peuvent être en très grande part réalisés par ce petit personnel neuronal humble et silencieux.

Car le système nerveux, ce central téléphonique dont parlait Bergson est silencieux, éloquent et très complexe. Éloquent, d'une vraie éloquence, car les messages modulaires « disent ce qu'ils ont à dire » et discret. Et complexe, car le système nerveux des animaux les plus primitifs (éponges, polypes, méduses) est déjà constitué de circuits réverbérants associatifs et ne se réduit pas, contrairement aux hypothèses classiques, au schéma stimulus-réponse. Les neurones dits d'*association* ont une existence très ancienne, ils ne reçoivent aucune information directe de l'extérieur, sensorielle, et ne produisent directement vers lui aucun message comme une réponse motrice. Ces neurones constituent les circuits réverbérants dans lesquels sont traités les signaux (y compris les signaux internes) afin qu'il y soit répondu de la façon la plus adaptée. Ces neurones d'association constituent l'écrasante majorité de la population neuronale (99,98 pour cent), les voies nerveuses de la vie de

---

116 Hochmann et Jeannerod *Esprit où es-tu? Psychanalyse et neuro-sciences* Ed Odile Jacob 1991.

relation, sensorielles et motrices, couplant l'organisme avec le monde extérieur n'en constituant que 0,02 pour cent[117].

Et de ce travail naît la conscience. La conscience et ses sens les plus divers : conscience de soi et des autres, du monde et de ses objets ou conscience au sens moral (« l'avoir sur la conscience », « en mon âme et conscience »). Cette conscience est notre activité et notre être présent lorsque nous percevons, agissons… ainsi que notre personne dans sa mémoire, son histoire.

Ces deux formes de conscience suffisent à notre vie. Quel sens aurait une autre forme de conscience qui, en dehors de l'action, s'observerait, s'épierait elle-même ? Heine se moquait de Fichte, ce philosophe proche de Kant, fervent observateur de l'esprit par lui-même et parlait avec humour de cette hasardeuse opération :

> Le moi doit faire des observations sur ses actes intellectuels pendant qu'il les exécute ; la pensée doit s'espionner pendant qu'elle pense, pendant qu'elle s'échauffe peu à peu jusqu'à devenir bouillante. Cette opération nous fait penser au singe assis auprès d'un foyer, devant une marmite dans laquelle il cuit sa propre queue ; car il pensait que le véritable art culinaire ne consistait pas seulement à cuire objectivement, mais bien à avoir la conscience subjective de la cuisson[118].

Le singe dont parle Heine ne se serait pas cuit la queue avec complaisance. Peut-être aurait-il partagé avec cet animal du laboratoire de Rizzolatti et Di Pellegrino, cet autre singe, la pizza que celui-ci profitant de la distraction des chercheurs captivés par le fonctionnement des neurones miroirs leur aurait dérobée ! La conscience tout à la fois nous *remplit* et nous échappe. Malgré les limitations de ses pouvoirs, que ferions-nous sans elle ?

L'inconscient de la psychanalyse que Freud liait au refoulement et à la sexualité en avait déjà amoindri le domaine. Sans doute espérait-elle gouverner ce qui lui en restait. Mais une forme d'inconscient neuro-fonctionnel vient empiéter efficacement sur ce pouvoir, il est là, dans ces opérations mentales qui se déroulent à

117 Max de Ceccaty *L'Aube des savoirs et des dieux* Op cité p 52-53.

118 Henri Heine *de l'Allemagne* p 127 Ed Tel Gallimard.

travers nous et qui n'obéissent pas au travail vif et clair de l'attention et du rassemblement en toute lumière de nos capacités cognitives. Cela nous semble proche de ce que désigne la vaste notion d'intuition, cet acte créateur et spontané qui nous traverse et dont nous ignorons les sources.

Le singe de Heine, décidément notre bon compagnon de phylogenèse ne parlait pas, ne scrutait pas ses pensées, mais comme Lucy, il rêvait. Et le rêve est cette autre forme de pensée, qui tout au moins à demi, nous échappe. Freud y a reconnu la *voie royale* qui mène à l'inconscient. Mais le rêve nous conduit peut-être plus radicalement encore aux origines de la pensée. La fonction du rêve demeure en grande part une énigme à laquelle l'homme de tout temps a voulu donner un sens, celui de révéler une réalité à venir ou d'exprimer le psychisme profond.

Dans une perspective neurobiologique, le rêve suscite certains modèles d'interprétations. Ainsi, pourrait-il effectuer une sorte de *nettoyage du cerveau.* Celui-ci dans l'état de veille s'encombrerait, sans que nous en ayons conscience, de contenus inutiles tels que des associations bizarres, des obsessions et le travail du rêve serait de nous en purger. Nous rêverions pour oublier nos erreurs. Dans un autre modèle d'interprétation scientifique, le rêve serait une sorte d'entretien des possibilités cérébrales et nous rêverions alors pour nous souvenir et entretenir ces possibilités[119]. Ces hypothèses ne sont pas incompatibles avec la fonction du rêve chez Freud. L'inconscient à la manière d'un artiste pourrait utiliser ces fragments d'images, ces scories du travail neuronal et à la manière d'un artiste les disposer, les ordonner, effectuer ses collages comme un peintre sur la toile de la conscience qui s'éveille.

Quoi qu'il en soit, le rêve nous met en contact avec notre propre esprit.

> Le songe spiritualise le cerveau parce qu'il le désinstrumentalise ; il le libère de son rôle moteur. S'il y a vraiment un début phylogénétique à la religiosité humaine, peut-être est-il dans la prise de conscience de ce mystère :

119 Michel Jouvet *Le sommeil et le rêve* Ed Odile Jacob(1992).

> l'indéchiffrable présence onirique de soi-même à soi-même, première découverte du moi corporel et psychique.

écrit Max de Ceccaty[120] qui reconnaît le rêve en l'homme comme le témoin du fonctionnement de son propre esprit. Dans l'évolution, l'apparition du rêve a précédé l'apparition du langage de plusieurs millions d'années. Ce rêve et ses images, ces restes perceptifs modifiés, échangés dans les sociétés animales grâce aux modes d'expression les plus rudimentaires, les plus corporels, les plus concrets ont pu constituer le germe de l'esprit. De cet esprit qui était d'abord affectif et social. Un esprit que possédait Lucy, unie à ses semblables par les nécessités de la défense et des besoins[121].

Touchant les liens de la conscience et du cerveau, les querelles de l'inné et de l'acquis plus vives sur certains thèmes n'ont pas perdu de leur tranchant. Quand bien même la notion d'épigenèse aurait émoussé leurs raisons d'être et que la plasticité du système nerveux permette certaines récupérations fonctionnelles. De plus, les capacités d'apprentissage de générations en générations, dont les exemples fourmillent chez les animaux et qui ne peuvent être mises en doute ont pu à tort, faire croire à l'hérédité des caractères acquis (théorie de Lamarck). Mais, loin de se contredire, l'inné et l'acquis se complètent et les structures cérébrales innées creusent le lit dans lequel se couleront les acquisitions.

La notion d'apprentissage mérite toute attention, car au-delà du savoir-faire qu'il transmet, l'apprentissage est une relation. Il diffère de la simple imitation qui a lieu lorsque nous copions l'autre sans qu'il y ait chez lui la moindre intention de nous montrer quoi que ce soit. « L'humain est fait pour rencontrer l'humain » écrivait Minkowski, peut-être ne pressentait-il pas la grande précocité du phénomène à l'œuvre déjà chez nos lointains ancêtres ! Et cette rencontre témoignait d'une conscience éveillée.

Chez le très jeune enfant, nous trouvons la précocité de cette rencontre dans ce mode de pensée que, faute d'autres mots, nous appelons le *ressentir*. Cette action est plus élaborée que l'activité

120 Max de Ceccaty *L'aube des savoirs et des dieux* Op cité p111.

121 Max de Ceccaty Op cité p 106 à 114.

automatique réflexe, immuable et dont on n'apprend rien. Ici, chez l'enfant, tout au contraire se nouent dans une réflexion au sens propre du terme : l'action et la perception, la mémoire, l'affectivité, dans ce va-et-vient entre l'intérieur et l'extérieur, le corps et le psychisme, le *moi* et l'autre naissants. L'autre nous est *donné* par son expression, dans notre intuition, et cette connaissance authentique se révèle à nous sans que nous ayons conscience des ressorts pourtant bien réels qui l'animent. Cette rencontre se noue au futur, car autrui nous fait quitter le monde de l'attendu, du prévisible.

Imperceptiblement et par le biais d'éléments neuroscientifiques, la représentation de l'action nous a reconduits à ce centre de gravité que constitue la relation à autrui, en nous égarant brièvement, mais utilement, elle nous a fait envisager quelques liens de la philosophie de Bergson avec les neurosciences. Aller plus loin dans cette voie n'est pas notre propos, revenons aux sources bergsoniennes de la pensée de Minkowski.

3 - L'espace vécu

Malgré une grande communauté de réflexion et une admiration profonde, il serait inexact de voir en Minkowski une sorte de *psychiatre bergsonien* dont il faudrait définir les propriétés ! La parenté d'esprit ne réclame ni la fusion des perspectives ni le pur mimétisme, au contraire. Une œuvre est source de suggestion si elle n'est pas un dogme, si elle nous permet en tordant sa pensée d'extraire notre propre réflexion, parfois bien loin de son point de naissance. Ainsi, de la durée.

La durée est une notion fondamentale de la psychopathologie de Minkowski. Cette durée dont Bergson dit qu'elle est « la vie continue d'une mémoire qui prolonge le passé dans le présent » et qu'il rattache au moi profond. Au terme de *durée pure* dont Bergson use dans l'*Essai*, Minkowski préfère celui de *durée vécue* et il considère le vécu comme une notion plus fondamentale encore que le conscient. Car ce vécu dans ses tonalités affectives détermine la nature même de ce qui nous est conscient : nous sommes *aux êtres* et *au monde*, mais tout peut se ternir dans le détachement et nous n'avons plus alors de ces êtres et de ce monde qu'une conscience floue, périphérique, en halo.

À l'extrême, il y a chez ces patients schizophrènes dont Minkowski cite l'exemple, la souffrance radicale de ne rien ressentir qui peut conduire au suicide. Ce « sentiment de ne rien ressentir », paradoxal au plan logique est bien concret au niveau de l'existence. Au-delà de l'attachement ou du détachement que nous pouvons vivre au quotidien, au-delà des événements que nous traversons, il y a un sentiment de fond, un attachement basal qui nous lie à ce que nous vivons et nous fait ressentir que « cela est bien à nous », « cela est bien nous », que « nous sommes cela ».

Situer aussi fondamentalement le vécu n'est pas pour autant refuser à la conscience la place première que lui accorde la phénoménologie. Savoir lequel précède l'autre, du vécu ou du conscient, deviendrait vite un débat stérile. Les exemples cliniques de schizophrénie dont parle Minkowski illustrent combien tout le rapport au monde, toute l'intentionnalité y sont ébranlés. Si le *conscient* relève « du clair, du lucide, du précis » ainsi que l'écrit Minkowski, à un niveau plus radical, la *conscience* est cette capacité d'être touché, de ressentir et, à ce niveau, elle est sans aucun doute synonyme de vécu. « Ce vécu s'adresse vraisemblablement en premier lieu à notre vie affective » écrit Minkowski et la temporalité vécue est cet élan qui nous projette vers l'avenir et nous attache au passé des souvenirs, des regrets, des remords ou des instants précieusement gardés. Le temps vécu et l'affectivité sont très profondément liés.

L'espace que Minkowski anime et poétise tient une autre place que celle que lui accorde Bergson.

L'espace tel que le décrit Bergson est une construction de l'esprit : il nous permet de percevoir les choses, il est le domaine de la géométrie, de la technique, de l'exercice de l'intelligence, du *quantitatif*. Cet espace, selon Bergson, s'oppose à la durée qui est le lieu du moi, du qualitatif, du tissu intime de notre existence. Mais l'espace est aussi le monde de ces objets que l'imagination peut recouvrir de poésie, les recouvrir jusqu'à les transfigurer.

Bachelard nous invite à rencontrer cet espace, à ouvrir la maison, les tiroirs, les coffres, les armoires et retrouver les souvenirs et les rêves que nous leur avions confiés. « La maison tient l'enfance immobile dans ses bras », écrit-il. Cette maison ressemble à une mère, une mère spatiale dont l'amour n'est pas une mélodie qui dure et s'éteint. Immobile, car l'enfance subsiste dans la mémoire et la maison la tient en elle, contre elle. Permanences vivantes que l'enfance et la maison, l'une avec l'autre. L'immobilité n'est pas ici l'inertie, le silence minéral. La maison vit, car elle fait vivre l'enfance, comme un passé présent.

L'espace vécu de Minkowski, tout en étant pratique et concret nous aspire vers la poésie, car intime et partagé, il s'offre à la liberté, à l'imagination. Et l'espace heureux de Bachelard est peut-être en définitive la belle part de l'espace vécu que Minkowski décrit, sa part de rêve. Cet espace vécu est une donnée immédiate de la conscience, différent de l'espace construit des géomètres ou encore de l'espace pratique dans lequel nous pouvons nous situer, identifier et utiliser les objets et dont les apraxies (difficulté à utiliser les objets) ou les agnosies (difficultés à les reconnaître) caractérisent les troubles. « Nous vivons et agissons dans l'espace et pour vivre nous avons besoin d'étendue et de perspective », écrit Minkowski. La durée pure semble bien abstraite tant il est difficile au niveau des vécus d'opposer le temps à l'espace : les lieux que Bachelard visite dans sa poétique de l'espace sont remplis d'histoires et racontent donc le temps.

L'espace vécu est une sorte d'extension du moi. Cette extension possède quelque chose d'absolu et s'oppose à la relativité et à la réversibilité des rapports spatiaux au sens géométrique du terme. Il y a entre le monde et le moi, une distance vécue, l'espace de ma liberté, car la vie qui m'entoure et que j'observe ne me *touche* pas au sens concret du terme. Je garde vis-à-vis d'elle une indépendance. Entre elle et moi, il n'y a pas de contact immédiat, d'interactions mécaniques comme les corps matériels peuvent en présenter, pas de fusion : la solidarité que j'éprouve pour elle n'est pas la solidification. Cette distance vécue n'est pas un enfermement de soi, mais une condition des liens avec le monde.

En évoquant la nuit et le jour, Minkowski illustre les formes diverses sous lesquelles l'espace vécu peut se révéler à nous. La nuit nous enveloppe et nous pénètre, elle nous touche plus que l'espace clair que la vision anime et précise. Elle nous tient dans un tête-à-tête aveugle et une oppression, dont les stimulations sensorielles bienfaisantes nous libèrent. Comme la lumière lunaire de Verlaine vient animer la nuit :

Rêvons, c'est l'heure
Un vaste et tendre
Apaisement
Semble descendre
Du firmament
Que l'astre irise
C'est l'heure exquise

La distance vécue qui nous protège d'une coalescence avec le monde nous donne le sentiment de l'ampleur de la vie, de cette vie qui se déroule autour de nous et à laquelle nous appartenons.

Cette ampleur, Minkowski le souligne, n'est pas identique à la grandeur morale ni bien sûr à une quelconque forme de distance en surplomb qui nous ferait percevoir nos semblables comme de petites créatures. Cette distance n'est pas une ascension : ne sommes-nous pas tous des êtres de plain-pied avec nos durées et nos espaces vécus ? Nous vivons avec ces êtres dans un espace commun, nous les croisons, nous les rencontrons, mais entre eux et nous, il y a toujours un espace libre permettant à chacun de vivre sa propre vie.

Afin de nous rendre cette notion plus concrète, Minkowski envisage les concepts rationnels d'*imprévu*, de *hasard*, de *coïncidence*, de *contingence*. Si nous pensons que certaines choses qui nous arrivent puissent être imprévues, survenir par hasard, que deux événements puissent surgir en même temps sans lien de causalité ou que quelque chose puisse se produire sans revêtir de signification particulière et n'être pas importante ; alors, pour nous, la distance vécue n'est pas un vain mot.

L'ampleur de la vie (« l'immensité de l'intime » dirait Bachelard) nous la saisissons à la mesure de son contraire : le rétrécissement, le ratatinement d'un espace où tout est déterminé, où le hasard est aboli. Le monde y est petit, non pas intimement, mais dramatiquement, car la coagulation des événements qui y surviennent ne laisse aucun interstice à la liberté. Nous pouvons saisir l'enfermement dans l'espace et l'enfermement dans les modes de pensées comme les deux faces d'une même réalité et saisir combien l'impossibilité d'échapper à ce monde sans partage peut conduire au désespoir et au suicide. Si la folie a pu être comparée à un rêve éveillé, il n'y a dans ce monde que des cauchemars et Minkowski insistera avec raison sur le caractère dramatique de la maladie mentale.

La pathologie psychiatrique montre, à travers l'altération profonde qu'il subit, combien cet espace vécu est nécessaire à l'existence humaine.

Ainsi, lors des psychoses hallucinatoires chroniques où les pensées sont devinées, imposées et réduisent à néant cet espace de liberté interposé entre le moi et le monde. Ainsi, lors du syndrome de Cotard, forme délirante de la mélancolie où, aux idées de négation (négation de l'existence des organes, de l'existence du corps, de la famille, des lieux, du temps, du monde) s'associent des idées d'immortalité, de damnation, de souffrance éternelle et d'énormité du corps qui s'enfle et envahit l'univers, abolissant l'espace personnel vécu.

Cet espace dont parle Minkowski et l'espace transitionnel que Winnicott, pédiatre, psychiatre et psychanalyste anglais décrivait ne sont pas sans parenté. Dans notre ouverture au monde, il y eut la mère et le sein. Puis un objet qui la prolongeait comme une couche imprégnée de son odeur et nous la rappelait. Puis un nounours et un espace nounours : un espace *transitionnel* entre réalité extérieure et réalité intérieure. Et le nounours a grandi et l'espace, autant externe qu'intime, est devenu le lieu de nos affections et de nos créations.

Minkowski ne porte pas en affection la psychologie *physiologique*, prompte à faire sortir du chapeau les normes qu'elle y aura mises et sa réflexion sur l'espace vécu est sous-tendue par la clinique. Ce qui lui importe est la nature, la consistance de cet espace que les pathologies altèrent, ce qui peut rapprocher et ce qui différencie fondamentalement la perception de l'hallucination. Le titre même de son travail (*Vers une psychopathologie de l'espace*[122]) indique le centre de sa préoccupation. Et nous saisissons combien cette préoccupation n'est pas d'embellir, d'apporter la petite touche poétique à un espace bergsonien qui serait réduit à l'intellect.

L'hallucination a pu être définie comme une *perception sans objet*. Pourtant et bien qu'elle se compose d'éléments d'ordre sensoriel, ce monde a ses principes propres, bien différents des modalités de la perception. Car les voix, piqûres, courants d'air, étincelles, sensations de chaud et froid ; tous ces éléments éphémères qui vont, viennent et se succèdent, ne parviennent pas à se *cristalliser*, à s'organiser comme cela a lieu dans la perception où l'union des *esquisses*, où l'association des éléments sensoriels constitue l'objet. Par contre, ces éléments hétérogènes de nature et n'ayant aucun rapport entre eux se fondent en une sorte de conglomérat que le malade ne peut qu'attribuer à une force mystérieuse.

De plus, cette force vient détacher des éléments de la vie courante, elle trouve au banal et à l'ordinaire un sens mystérieux, comme si le mode hallucinatoire aspirait à lui l'activité perceptive.

Enfin, la *réalité pathologique* enveloppe l'individu tout entier et ne se déroule pas devant lui comme un spectacle perceptif. Le contact est si fort que le monde morbide pénètre l'individu par tous ses pores et dissout ce qu'il a d'intime. Le moi n'est plus personnel, il est privé de liberté et livré aux phénomènes hallucinatoires qui s'imposent.

Afin de préciser encore cette différence des deux états de conscience que sont la perception et l'hallucination, Minkowski se réfère à deux façons de vivre l'espace. Il y a l'espace clair, étendu devant moi, offert à la vision, espace toile de fond des choses,

122 Minkowski *Le temps vécu* p 366 à 382 "Vers une psychopathologie de l'espace vécu", chapitre auquel Merleau Ponty dans sa *Phénoménologie de la perception* au chapitre "La chose et le monde naturel" se réfère. *Vers une cosmologie* comporte de nombreuses études touchant au thème de l'espace vécu, citons "La triade psychologique","L'espace primitif", "Retentir", "Se répandre", "Le silence et l'obscurité", "Toucher".

espace libre offert et ouvert entre ces choses, espace non problématique, socialisé que je partage avec mes semblables. Et s'opposant à lui, il y a l'espace obscur qui me touche, m'entoure et dont la seule et unique dimension est la profondeur, espace non socialisé sans être pour cela subjectif.

Minkowski établit une analogie entre le mode de constitution de l'espace noir et celui du monde morbide de ce patient qu'il observe. Analogie ou métaphore ? Métaphore, si nous l'entendons au sens de Bergson : « Ne soyons pas dupes des apparences : il y a des cas où c'est le langage imagé qui parle sciemment au propre, et le langage abstrait qui parle inconsciemment au figuré » et l'on peut imaginer et étudier toutes les formes d'obscurcissement de cet espace vécu dans les différentes affections psychiatriques.

> Sur le quai de la gare, j'accompagne une personne qui m'est chère. Son départ est un déchirement pour moi. Les minutes s'écoulent, on ferme les portières, puis le train s'ébranle. Instinctivement, je me mets à courir, je suis la voiture, je tends encore une fois la main. Mais le train marche plus vite que moi. Bientôt je m'arrête ; du regard maintenant je suis le convoi, je cherche à apercevoir une dernière fois la main qui me fait signe. Puis le train disparaît à un tournant ; je ne vois plus rien maintenant, pourtant je ne me suis point arrêté dans mon mouvement ; ma pensée suit le train, s'associe à sa marche qui emporte avec elle, vers le lointain, tout une partie de mon être… Le train emporte une partie de moi. Comme accolé à lui, je parcours l'espace, je parcours des étendues où souffle le vent glacial de la séparation, de sorte que même après avoir fait demi-tour pour regagner la sortie de la gare, je me sens emporté, pour paradoxal que cela puisse paraître, en sens inverse par le train qui fuit vers des régions lointaines.

Voici décrit, dans ses accents poétiques ce que Minkowski nomme l'espace primitif, espace que l'affectivité nous fait vivre dans son intimité et sa plénitude. Cet espace dynamique s'anime d'une même intention, d'un même mouvement et c'est artificiellement que nous y différencierions le déplacement, le regard et la représentation. Serais-je aveugle ou impotent, ce mouvement, je pourrais le réaliser. Ce mouvement véritable est ce mouvement de l'âme que Minkowski déjà évoquait dans son ouvrage sur le temps lorsqu'il parlait à propos de phénomènes tels que : « J'existe », « j'ai » et « j'appartiens à », de *mouvements sans déplacement*.

Rappelons-nous : « Au commencement était l'acte ! » Dans cet espace primitif, au commencement était le mouvement et dans cet espace spirituel se sont mus et se meuvent ainsi que l'écrit Minkowski autant nos corps, que nos pensées, nos désirs et notre âme entière. Mouvement de l'âme ? Voilà un terme peu scientifique et cependant concret, car l'espace primitif, spirituel nous fait saisir les mouvements essentiels de notre âme : l'élévation (de nos actes), la profondeur (de nos sentiments), l'éloignement et la prise de distance ou l'extension (de notre savoir).

Cet espace est celui de notre être moral, de notre être affectif et les *mouvements sans déplacement* aspirent notre âme, la font se mouvoir dans la solitude profonde face au train qui s'éloigne.

Dans un autre fragment de *Vers une cosmologie* intitulé *La triade psychologique*, Minkowski évoque à nouveau l'espace vécu. La triade de la psychologie classique faite d'intelligence, d'affectivité et de volonté caractérise insuffisamment nos états de conscience et le *flux de la vie*. Cette triade, cette couche superficielle est le reflet d'un aspect plus profond de la vie, d'une autre triade. Cette autre triade est constituée des trois dimensions de la position de l'être dans le monde et de l'action qu'elles y déploient. Cet espace spiritualisé et ses trois dimensions (la verticalité qui nous ouvre à l'élévation de nos actions, la profondeur à la profondeur de nos sentiments ou de nos pensées et l'étendue à la largeur ou à l'étroitesse de nos idées) gardent un parfum de mystère. Et pourtant, la spiritualisation accompagne l'espace à mesure qu'il se constitue ; elle lui confère un autre sens que l'esprit de géométrie lui accorde, une autre valeur.

Jeune enfant, dans une poussette que guidait l'amour parental, l'espace s'offrait à nous dans un devenir que nous pressentions, il s'y ajoutait le sentiment de profondeur ou plutôt celui de fond, d'assise, de soutien et en haut qui n'était pas le *Très-Haut*, mais un haut accessible, le regard parental nous élevait, nous invitait avec tendresse à grandir, à nous élever.

À « l'élan vital », à ce dynamisme créateur, principe du vivant pour Bergson, pensons un instant à la formidable usine que peut constituer ce minuscule organite cellulaire qu'est une mitochondrie ; Minkowski substitue, comme nous le notions, « l'élan personnel », proche de la clinique, éloquent au psychiatre qu'il est.

Cet élan personnel touché dans les états dépressifs et brisé dans la mélancolie diffère du contact vital avec la réalité ou synchronisme vécu qui, lui, est altéré dans la schizophrénie. Élan vital, contact vital, le terme de vie revient souvent sous la plume de Minkowski, de vie vécue qui dépasse le phénomène *d'être en vie*. Terme peu précis que cette vie ergoterait le philosophe de la rigueur, lui préférant celui d'existence, de *da-sein*. Mais, peu importe la précision du mot s'il nous parle.

Quant aux liens du cerveau et de la pensée, Minkowski s'y consacre peu. Admettre qu'il puisse y avoir dans la schizophrénie d'éventuels troubles d'origine diencéphalique ne doit pas, selon lui, estomper voire annuler la place de la subjectivité du patient et sa prise en considération. Il nous faut au contraire y être attentifs et lui accorder une importance que les découvertes neurobiologiques risqueraient de rendre secondaire, car la maladie mentale est un événement qui touche la personne dans sa globalité et son humanité. Ses mots sur ce sujet sont sans équivoque :

> La folie se situe d'emblée sur le plan anthropologique. À côté de la médecine humaine, nous avons la médecine vétérinaire ; nous parlons également des maladies des plantes, voire celles des vieilles pierres. La psychose reste humaine. Sans doute il a été parlé des psychoses expérimentales, à la suite d'expériences ayant trait aux réflexes conditionnés. Il est incontestable que nous pouvons provoquer ainsi chez l'animal des états d'excitation, d'inquiétude, de crainte, de malaise, de comportement désordonné, mais nous voilà combien loin encore de la psychose avec tout ce qu'elle comporte de facteurs humains[123].

---

123 Minkowski *Au-delà du rationalisme morbide* Ed L'harmattan p126.

Les liens de la matière et de l'esprit constituent un grand sujet de la philosophie bergsonienne et concernant l'homme, les liens du cerveau et de la conscience. Retrouvons la métaphore géniale de l'avant-propos de *Matière et mémoire*.

> Qu'il y ait solidarité entre l'état de conscience et le cerveau, c'est incontestable. Mais il y a aussi solidarité entre le vêtement et le clou auquel il est accroché, car si l'on arrache le clou, le vêtement tombe. Dira-t-on pour cela que la forme du clou dessine la forme du vêtement ou nous permette en aucune façon de le pressentir ?

Comme nous l'écrivions, le crochet ne peut… nous habiller pas plus que le vêtement se suspendre à lui-même ! Le crochet ne peut nous habiller comme le cerveau ne peut, à proprement parler, penser ; au cerveau les mouvements des neuromédiateurs, sa matière, sa chimie et à la conscience, nos états de conscience, notre vie, notre existence.

Le tissu de la conscience et le métal de la chimie nous semblent des matériaux bien hétérogènes et peu destinés à se transformer l'un en l'autre. Un crochet destiné à ne soutenir aucun vêtement n'aurait guère de sens : autant penser à un cerveau dont la finalité se réduirait à son propre fonctionnement. Autant imaginer un instrument qui ne serait l'instrument que de lui-même : un marteau dont la raison d'être serait de se… marteler ! Que l'action de la conscience nécessite, pour qu'elle se produise, un fonctionnement cérébral ne signifie pas qu'elle s'y réduise ni que ce fonctionnement soit un simple automatisme.

L'outil est destiné à une création qui le dépasse et dans ce sens, l'esprit dépasse le cerveau, cette matière vivante qui a contribué à sa naissance et a organisé les conditions de sa liberté. Que notre sensorialité nous transporte au-delà du simplement utile n'a pas d'autre signification. Malgré l'hétérogénéité, notion qu'il convient de nuancer tant il y a en elle de degrés comme il y en a dans la ressemblance ; il doit bien se produire un nécessaire passage de l'un à l'autre état, du cérébral au mental. Alors, pourquoi ne pas penser avec Raymond Ruyer, l'existence dans le *Panpsychisme* d'une sorte de psychisme neuronal dont le murmure deviendrait petit à petit audible à cette oreille qu'est notre conscience, car, n'y a-t-il pas, pour reprendre le titre du livre de Max de Ceccatty, des *conversations cellulaires* ?

Nous sommes loin du vêtement et du crochet de la métaphore bergsonienne et la *transmutation* du vêtement en crochet et du crochet en vêtement conserve encore bien des mystères !

Dans un autre registre, les rapports du cerveau et de l'activité mentale ont dû constituer, pour le docteur Minkowski comme pour tout psychiatre, une source de questionnement. La psychiatrie dans son histoire a vécu un mouvement de balancier, des allers et retours d'une *Gehirnpathologie*, d'une médecine du cerveau pour laquelle le trouble mental est par définition un trouble cérébral ; à une médecine de l'esprit dans laquelle le cerveau joue à peine le rôle du crochet et la genèse psychologique tient une place majeure.

Minkowski a vécu cette psychiatrie du cerveau qui portait haut ses espoirs et pourtant était tellement désespérante. Que l'on pense à Kraepelin, le célèbre psychiatre allemand et à la *Démence précoce*, cette affection du sujet jeune qu'il décrivait marquée par le déterminisme cérébral et la détérioration, l'inéluctabilité d'un destin ne laissant aucune perspective, aucun élan vital.

Cette oscillation, ce mouvement de balancier a été guidé et continue de l'être par la pensée causale vis-à-vis de laquelle Minkowski observe toujours de sages précautions. Non que la recherche des causes soit inutile, au contraire, car soigner la syphilis a permis d'éradiquer la paralysie générale et la folie liée à la méningo-encéphalite qu'elle provoquait. Simplement, la recherche des causes ne doit pas obnubiler notre regard et écarter comme secondaires tous les traitements qui ne seraient pas *étiologiques*. Il serait absurde et inhumain de penser impossible et inutile un traitement psychothérapeutique d'un patient dont les troubles psychiatriques relèveraient d'une cause cérébrale.

Minkowski a traité cliniquement de l'intelligence que Bergson opposait à l'intuition. En décrivant le *rationalisme morbide* et le *géométrisme morbide*, il nous a montré ce que l'intelligence ne doit pas être. Car le rationalisme morbide et le géométrisme morbide, ces manifestations de la pensée schizophrénique, témoignent de l'usage inadapté, rigidifié, mécanique d'une intelligence immergée dans un rationalisme sans recul. Cette pathologie donne au terme d'intelligence-obstacle employé par Bergson son sens le plus fort. Rationalisme et géométrisme morbides, ces troubles qui appartiennent à la maladie mentale marquent par un effet de contraste ce que la rationalité doit être pour ne pas sombrer dans la caricature d'elle-même.

Le thème de la conscience morale, crucial pour Bergson, l'est également pour Minkowski. La morale est intimement liée à cette présence en nous de l'autre et ce caractère concret d'autrui est une sorte de centre de gravité autour duquel se rassemble l'œuvre du psychiatre-philosophe.

« Il n'y a pas, par essence, de zoologie des peuples. »

(E.Husserl)

1 - Science de la nature et science de l'esprit

E. Minkowski évoque dans ses *Souvenirs du temps de l'étoile jaune* l'angoissante histoire de ce jour où la vie pouvait basculer, où l'arrestation et la déportation étaient imminentes et dont il n'échappa que grâce à la ténacité et à l'amitié efficace et profonde du docteur Cénac. Cela, pour une dérisoire histoire de race.

En juillet 1937, Edmund Husserl et sa femme Malvine déménagent et quittent leur appartement de la *Lorretostrasse* pour une petite maison sur une colline au-dessus de Fribourg. Husserl a soixante-dix-huit ans, il y décédera quelques mois plus tard. Husserl veut se protéger des vexations et des dénonciations toujours possibles. Des nazis habitant l'immeuble les suspectaient d'employer une cuisinière de moins de quarante-cinq ans. Une des lois du 15 septembre 1935 interdisait aux juifs d'employer du personnel de moins de quarante-cinq ans, loi parmi d'autres ignominieuse, car suspectant les juifs de viols, de dépravation sexuelle possible et de souillure de la race[124].

Après le vote de ces lois de Nuremberg, Husserl éprouvait un profond dégoût. Il avait déjà subi l'humiliation et l'exclusion universitaire : *émeritiert* (mis en retraite) en 1928, puis éloigné en 1929 de toute activité publique d'enseignement. La gravité de la situation historique et le danger du national-socialisme, tant pour la vie de la pensée que pour l'existence quotidienne, Husserl les avait mesurés précocement. Son exclusion fut encore plus radicale lorsqu'on lui eut interdit de participer au Congrès international qui devait se tenir à Paris en 1937.

124 Mentionné par François De Gandt dans son ouvrage *Husserl et Galilée sur la crise des sciences européennes* p 25 à 27 Ed Vrin 2004.

Les nazis souhaitaient pour cette occasion les accents nationaux d'un guide, d'un porte-parole derrière lequel se regrouperaient à l'unisson les voix ou les échos des philosophes allemands. Ils craignaient de Husserl qu'il s'exprimât librement et appréhendaient à juste titre l'hommage qui lui serait rendu. Malgré ce climat mortifère, Husserl avait décliné la proposition d'enseigner à l'université de Los Angeles et, quant à retrouver sa *vieille patrie* (la Tchécoslovaquie), le rêve lui semblait trop lointain.

Dans ce contexte naissait *La crise de l'humanité européenne et la philosophie*, conférence que Husserl prononcera au *Kultur-bund* de Vienne le 7 mai 1935[125].

La violence des préjugés raciaux dont Minkowski et Husserl auraient à souffrir dans leur vie éclaire sans doute une sensibilité commune et il est facile d'imaginer Minkowski adoptant à bras ouverts « Qu'il n'existe pas par essence de zoologie des peuples ».

Comme à son habitude lors de ses conférences, Husserl dans *La crise de l'humanité européenne et la philosophie* va au cœur du sujet. La crise de l'Europe évoque bien sûr la crise d'un continent en proie aux guerres attisées par les nationalismes, mais également et plus profondément, une crise de la pensée. Car l'Europe dont parle Husserl est l'Europe de la pensée, celle qui puise ses racines à la philosophie grecque et plus lointainement dans la protohistoire, aux Perses et aux Égyptiens.

Cette Europe n'est pas l'Europe des Nations et des puissances, des frontières fluctuantes, une Europe de la supériorité et des colonisations, mais une Europe de l'esprit et des valeurs que la raison révèle.

Husserl établit une forte distinction entre les sciences de l'esprit et les sciences de la nature. La médecine est le modèle de sciences de la nature : elle s'appuie sur le fonctionnement du corps humain et des sciences que sont l'anatomie et la physiologie, elles-mêmes reposant sur la physique et la chimie. Les sciences dites de l'esprit, quant à elles, concernent les personnes, leur vie et leur activité de

125 Edmund Husserl *La crise de l'humanité européenne et la philosophie* traduction Paul Ricœur préface du Docteur Strasser Ed bilingue Aubier Montaigne 1977.

personnes vivant au sein de communautés. « La vie n'a pas ici un sens physiologique : c'est une vie dont l'activité poursuit des fins et qui engendre des œuvres psychiques. D'elles procèdent des créations culturelles au sens le plus large du mot dans l'unité d'une historicité » écrit Husserl qui regrette bien que nous ne soyons jamais parvenus à une forme de médecine des nations et des communautés supranationales ! Les sciences de l'esprit n'atteignent pas, contrairement aux sciences de la nature, la possibilité d'une explication exacte, matérielle, physicochimique des phénomènes qu'elle observe.

Dans ce contexte, pourquoi ne pas vouloir expliquer l'esprit par la nature, même si la tâche est infiniment plus délicate qu'expliquer la pluie par le passage du nuage ? Car c'est l'esprit qui a tout d'abord expliqué la nature, formulé des hypothèses, rassemblé et analysé des faits, élaboré les lois scientifiques : esprit que tout cela. Alors, comment la nature pourrait-elle expliquer l'esprit qui lui a donné le jour ?

Surtout, Husserl met en garde contre les *préjugés néfastes* du naturalisme et des conséquences désastreuses auxquelles il peut conduire. Il soutient qu'une science de l'esprit est possible, indépendante des sciences de la nature. N'est-ce pas elle l'origine de l'esprit philosophique, du questionnement rationnel sur le monde ?

La rationalité, mais aussi l'humanité et la poésie imprègnent le texte de cette conférence, que l'on en juge. Évoquant le processus de filiation spirituelle, Husserl écrit :

> Ce procès fait apparaître l'humanité comme une unique vie embrassant hommes et peuples et liée seulement par des traits spirituels ; elle enveloppe une multitude de types d'humanité et de culture, mais qui par transitions insensibles, se fondent les unes dans les autres. On dirait une mer dont les hommes et les peuples seraient les vagues […] Quelle que soit l'hostilité mutuelle des nations européennes, elles conservent sur le plan de l'esprit une parenté intérieure qui les pénètre de part en part et surmonte les différences nationales. C'est comme un lien entre frères et sœurs qui suscite au sein de ce cercle la conscience d'un chez-soi.

À l'unicité de l'esprit comme concept et visée, la référence à la parenté ajoute la dimension affective, fraternelle.

Ainsi, « il n'y a pas, par essence, de zoologie des peuples » signifie que la vie des peuples ne peut être comparée à la vie des organismes vivants, animaux ou végétaux qui naissent, grandissent, atteignent leur maturité, dépérissent et meurent. Cette part du *même homme*, cette vague sur la mer de l'humanité, cet « être vivant doué de raison », Husserl l'illustre en évoquant le Papou qui… lui aussi, « poursuit des fins et agit intelligemment en soumettant les possibilités pratiques à la réflexion ». En introduisant son *Traité* par la définition du terme de *zoologie* (science qui étudie les animaux dans leur description anatomique, physiologique, mais aussi leur évolution), Pierre Paul Grassé[126] nous rappelle que certaines populations côtières de la Nouvelle-Guinée savent séparer près de 80 espèces d'Holothuries, ces concombres de mer riches en protéines et que les Pygmées vivant isolés au cœur de la forêt équatoriale africaine sont d'extraordinaires naturalistes et connaissent un très grand nombre d'insectes, de mollusques, de vertébrés et de plantes.

Et ce travail, fruit de l'observation, de l'analyse, de la synthèse, de cette rationalité en action est l'œuvre d'un zoologiste, du même homme zoologiste, de cette même vague zoologiste qui lie dans l'étude du monde vivant le Pygmée, Aristote, Harvey, Linné et Buffon. Ainsi, il n'y aurait pas non plus de zoologie des zoologistes !

Husserl incite à nous méfier des idées à la mode dont la phraséologie masque le caractère infondé, il défend le rationalisme contre « cet intellectualisme qui se perd en théories aux marges du réel ».

Sans doute Husserl pense-t-il à quelque texte et à leur auteur lorsqu'il évoque les vastes prétentions de systèmes philosophiques qu'une pseudo-rationalité viendrait rendre présentables. « Il sait du grec, il sait du grec », Molière, *Les Femmes Savantes* et Philaminte ont traversé le temps. Rappelons-nous : « Quoi ? Monsieur sait du grec ! Ah ! Permettez de grâce que pour l'amour du grec, Monsieur

126 Pierre-Paul Grassé *Zoologie Tome I* Ed La Pléiade 1963 p5.

on vous embrasse » et plus loin, Philaminte au comble de la dévotion : « Monsieur, avec du grec on ne peut gâter rien ». Mais il ne suffit pas de *savoir du grec*, extraire à tout propos Platon de sa caverne et Philaminte se trompe, car l'usage fasciné des grands mots peut *gâter tout*, désarmer la critique, étouffer la pensée. Pompeux, ouverts aux quatre vents des significations, les grands termes abritent peu les grandes choses qu'ils prétendent.

Mais ici, dans la philosophie allemande des années trente, l'enjeu est vital, il n'est plus une simple querelle de mots, car les pensées passent à l'acte sans qu'il soit trop nécessaire de les y pousser. Les pensées ou plutôt les penseurs.

Alors, lorsqu'il rédige sa conférence, auquel de ses confrères Husserl pense-t-il ? À Baeumler ou à Krick, à Heyse ou à Heidegger ? À l'un, à tous ou à d'autres encore ? Car nombreux sont les philosophes (mais aussi les médecins, professeurs, avocats, membres de professions libérales) ralliés au national-socialisme par croyance, opportunisme ou crainte.

Parmi eux, Oscar Becker tient pour Husserl une place privilégiée[127]. Spécialiste de la phénoménologie des mathématiques et de la physique, Oscar Becker est très estimé professionnellement de Husserl et lui est proche affectivement. La dérive de son allégeance au nazisme date de 1933. Becker est un fervent apologiste de la nature organique des peuples et de la pureté raciale qu'il faut défendre dans une forme de *lutte pour la vie*.

Faire surgir l'être et l'esprit d'une biologie créée pour les besoins de la cause est aux antipodes de ce que pense Husserl dans son grand soin de différencier le domaine de l'esprit de celui de la nature (*Recherches phénoménologiques pour la constitution.* Troisième section : *La constitution du monde de l'esprit*). « L'essence funeste du judaïsme » est un thème de prédilection des écrits de Becker qui collaborera à la revue *Rasse* consacrée aux

127 À propos de Oskar Becker nous nous référons à l'ouvrage de François de Gandt op cité ainsi qu'à Emmanuel Faye *Heidegger l'introduction du nazisme dans la philosophie* Ed Albin Michel 2005.

justifications raciales du nazisme. Il s'éloignera de Karl Löwith, assistant comme lui de Heidegger à cause de ses origines juives.

En 1937, Becker participe au neuvième congrès international de philosophie, congrès Descartes de Paris dont Husserl avait été écarté. Sélectionné par le régime pour ce congrès, il y présente une conférence intitulée *Transcendance et Paratranscendance*. Il y développe la séparation de l'idée traditionnelle de transcendance en une transcendance proprement dite (*en un sens éminent*) et une forme nouvelle jusqu'ici insuffisamment considérée, la *paratranscendance*. Celle-ci correspond à ce qui en l'homme est *naturel*, à la croissance organique, aux « puissances maternelles, sang et terre ». La recherche qui la concerne fonde une nouvelle discipline métaphysique de même genre que l'ontologie : la *parontologie*. Nous sommes très loin de la communauté humaine vivante des personnes qui y habitent et la créent et qui constitue la grande part de notre être social, car il s'agit ici simplement et exclusivement de déterminer l'être par sa race.

Dans la droite ligne de l'idéologie nazie, Becker formule l'idée de *La métaphysique nordique*, titre de son article de la revue *Rasse*. L'Allemagne est le peuple métaphysique par excellence y est-il écrit, et le *nordique* se confronte à l'*asiatique* (entendons dans cet euphémisme les juifs et les bolcheviques) dans son être et son destin. Au fil de ce texte dans lequel le terme d'essence est répété à l'envi, Héraclite apparaît comme « l'ancien penseur nordique de la première époque grecque ».

Comment cet élément qui exige d'être très concret : la race, parvient-il à créer cet ensemble si complexe qu'est un être humain et comment cette race parvient-elle à sécréter et infuser dans l'individu cette *essence* germanique ? Tout cela procède du mystère et bien malin qui donnerait une quelconque réalité à la *voix du sang* !

Cependant, l'être *tout court*, l'être de l'individu et l'être racial défini par son appartenance à l'état ne peuvent pas cohabiter sans contradiction profonde au sein d'une même personne. De même que ne peuvent y cohabiter une pensée critique et une pensée sans critique. Celui qui n'est pas avec moi est contre moi, voilà ce qu'exprime sans ambiguïté *Mein Kampf* rêvant d'un être nouveau : « Celui qui ne voit dans le national-socialisme qu'un mouvement politique n'y comprend presque rien. C'est davantage encore qu'une religion ; c'est la volonté d'une création humaine nouvelle. Sans base biologique et sans but biologique, la politique est aujourd'hui complètement aveugle ».

Husserl avait pressenti cette intoxication de tous les domaines de la vie : la philosophie autant que la biologie, la médecine, le droit ou les arts. Mais l'orientation prise par la philosophie et son inféodation au national-socialisme l'affectaient plus que tout et dans sa conférence, il ne cesse d'insister sur la fonction rectrice de la philosophie. La fonction rectrice est ce cap que la philosophie doit tenir, car elle perd son sens et son âme lorsqu'elle se fourvoie dans des interrogations sur la race et le peuple.

Dans ce couple d'éléments mythiques (la terre, la mère) et matériels (la race dont la biologie est largement imaginaire) , la rationalité ne peut *retrouver ses petits*.

Il y a dans la crise évoquée par Husserl, un échec apparent du rationalisme, mais cet échec n'est pas lié à l'essence du rationalisme lui-même « mais seulement dans le fait qu'il s'est enlisé dans le naturalisme et l'objectivisme ». Les beaux esprits qui plus tard trouveront dans le rationalisme la source du national-socialisme auraient dû réviser leur histoire.

2 - La nature déifiée

Le naturalisme dans l'air du temps darwinien est indissociable de la figure de Haeckel biologiste, médecin et philosophe allemand (1834-1919)[128].

Nous connaissons Haeckel par la *loi de récapitulation* qui porte son nom et qui énonce que « l'ontogenèse est une récapitulation accélérée de la phylogenèse » : la croissance d'un individu récapitule en les accélérant les phases du développement que son

128 Nous nous référons à l'article de Maino Pulliero *Le darwinisme en Allemagne* et à l'article de Carole Reynaud-Palligot *Mesurer, Classer, Hiérarchiser* parus dans l'ouvrage *Une médecine de mort* Ed Vendémiaire 2014.

espèce aura traversées au cours de l'évolution. Cela signifie que dans sa conception, le petit d'homme aura franchi les mêmes stades qui jalonnent l'évolution animale depuis l'apparition de la vie sur terre, jusqu'à lui : de cellulaire (mais par l'union du spermatozoïde et de l'ovule il est bicellulaire), il devient aquatique (le fœtus est dans l'amnios), puis reptilien, simien, etc. pour parvenir à l'*homo sapiens*, l'homme savant.

Cette loi a été discutée et critiquée, car il existe de grandes différences embryonnaires entre les espèces, la continuité établie par Haeckel semble bien artificielle et l'embryon humain n'a pas de... branchies ! Qui plus est, dans ce temps qui ne disposait pas des techniques d'imagerie actuelles, la confiance était accordée aux croquis et il fut reproché à Haeckel à tort ou à raison d'avoir enlevé des organes dans certains de ses dessins et en avoir rajouté dans d'autres afin de conforter sa théorie .

La vive hostilité manifestée par les milieux religieux vis-à-vis desquels il n'était pas en odeur de sainteté, l'évolutionnisme étant la négation même du *créationnisme*, c'est-à-dire de la création du monde et de l'homme par Dieu ; avait valu à Haeckel d'être traité de *professeur simien* ! Les *créationnistes* préfèrent un dieu magicien sortant de son chapeau le monde et l'homme, à un dieu artisan besogneux, un dieu d'atelier ou de laboratoire qui aurait comme il le pouvait, bricolé des créatures et une évolution avec ses tâtonnements, ses essais et erreurs.

L'évolution est un sujet qui place toujours la recherche en effervescence et la foi qui déplace les montagnes transporte aisément de l'hypothèse à la quasi-certitude. La loi de récapitulation de Haeckel a soulevé trop de querelles de mots pour ne pas se méfier d'une interprétation littérale qui dissimulerait sa valeur réelle, écrit Max de Ceccatty[129] lequel ajoute malicieusement « car sous prétexte qu'un embryon puisse répéter certaines étapes de l'histoire familiale, ne se trouverait-il pas des rêveurs plus doués que les autres, pour vouloir absolument qu'un fœtus de Français présente à un moment donné la moustache de Vercingétorix ? ».

129 Max de Ceccatty *La vie de la cellule à l'homme* p 15 Ed du Seuil.

Cependant, si nous tenons compte de certaines restrictions, la loi de récapitulation dans ses grands traits garderait sa valeur. Au-delà de cette histoire, ce qui touche plus notre propos est la foi inébranlable de Haeckel en une biologie qui expliquerait le tout de l'être humain. Et le terme de foi n'est pas trop fort, car Haeckel, auteur de nombreux écrits consacrés au darwinisme, à l'évolution et à la sélection naturelle des espèces, en fondant en 1906 la *Deutschmonistenbund* (union moniste allemande) crée une véritable religion.

Le *Monisme biologique* de Haeckel, ce lieu de débats qui attire des personnalités du monde scientifique, littéraire, des pasteurs dissidents, s'infléchit vers une orthodoxie qui substitue aux lois de Moïse les lois de la nature. Les plus religieux de cette nouvelle religion proposent un culte qui ne néglige rien, car les sermons monistes remplacent les prêches classiques, le quatuor à cordes chasse l'orgue et les *enfants du soleil* célèbrent le solstice, le culte des aïeux et de Wotan.

Haeckel était-il eugéniste ? La réponse doit être nuancée. Lorsqu'il évoque les situations de cancers, les souffrances et les douleurs qui, dépassant les ressources thérapeutiques, rendent la mort attendue par le malade, demandée par lui, et souhaite « qu'une commission de médecins compétents et consciencieux accompagne cette décision », alors nous sommes dans l'éthique et la modernité. D'autant qu'il nous faut resituer ces propos dans une époque où la pharmacopée et l'usage des antalgiques tenaient une trop petite place, réduite encore par l'idéalisation religieuse de la souffrance[130]. Haeckel pratiqua peu la médecine lui préférant très tôt la biologie : doit-on en penser que la rencontre de la maladie et des malades lui était insupportable ?

Mais Haeckel quitte le plan individuel de la pathologie et de ses douleurs. Lorsqu'il évoque « les malades inguérissables : aliénés, lépreux, cancéreux maintenus artificiellement en vie sans aucune utilité pour eux ni la société », il abandonne le plan de la souffrance

130 La question de la douleur est remarquablement abordée par Roselyne Rey dans son ouvrage *Histoire de la douleur* Ed la découverte 1993

personnelle pour celui des pertes financières que la maladie occasionne aux proches et à l'état. Ainsi retrouve-t-il le terrain très fréquenté à l'époque, de l'euthanasie.

Le monisme de Haeckel nous conduit au cœur d'une doctrine où la biologie est la clef de tous les savoirs comme de toutes les actions, y compris et surtout politiques. L'homme d'État, écrit-il, doit posséder cette connaissance des rapports sociaux dont les modèles organiques nous sont livrés par la zoologie comparée et l'histoire de l'évolution, par la théorie des cellules et la connaissance des protistes.

Que l'on puisse extraire de la connaissance des mœurs de ces êtres monocellulaires flagellés que sont les protistes (ressemblant plus au spermatozoïde qu'à la moustache de Vercingétorix) des règles de fonctionnement pour la société humaine, laisse rêveur. Cependant… que le spermatozoïde humain ne soit pas, comme le pensait Hartsoeker (1656-1729), un minuscule petit homme, une reproduction miniature de l'adulte qui en naîtra et que la spermatide (stade de la gamétogenèse mâle précédant immédiatement le spermatozoïde) de la quasi-totalité des animaux pluricellulaires complexes : des éponges jusqu'aux insectes, aux vertébrés et à l'homme, puisse être comparée à un flagellé comme le bodonidé donnent à la loi de Haeckel des accents de vérité (Duboscq et Grassé 1933)[131].

Quoi qu'il en soit, le monisme trouvera dans l'organisation biologique le modèle du fonctionnement de la société : de même que les cellules unissent dans les tissus et les organes leur travail pour la vie du corps entier, les individus unissent leur force pour le bon fonctionnement de l'état.

Cette analogie très familière à l'eugénisme national-socialisme ne sera plus un simple mot lorsqu'elle se réalisera très concrètement, lorsque la médecine sera chargée de soigner le corps de la société et chargée de détruire les éléments qui pourraient à la manière de microbes lui être nuisibles. Le modèle biologique du fonctionnement social, le social-darwinisme qui en découle et les positions

131 Max de Ceccaty op cité p 13-14.

eugénistes, tout cela éclaire une certaine affection de la pensée national-socialiste pour cette biologie devenue doctrine. Affection toute relative puisque, en 1933, les nazis craignant cette *école de libre pensée* interdiront le monisme. Comme si la dictature de la biologie devait s'arrêter à la porte du dictateur.

Haeckel considérait la science de la nature comme « ayant dépassé toutes les autres et absorbé les sciences dites de l'esprit ». Le chimiste Wilhelm Ostwald, président de la ligue moniste ne voyait pas les sciences de l'esprit « comme de vraies sciences, mais comme des semblants de sciences » et Jacques Loeb, biologiste acquis au monisme définissait l'homme comme *une machine chimique*.

Cette incursion dans les thèses de Haeckel et de ses disciples nous fait entendre l'écho d'un darwinisme amplifié par une science devenue religion. C'est à ce fond de science et plutôt de scientisme biologique que Husserl doit porter la contradiction. Il lui faut, mais n'est-ce pas la possibilité même de la philosophie qui se joue là, démarquer comme Bergson, mais d'une autre manière, le domaine de l'esprit de celui de la matière biologique qui prétend l'expliquer.

Haeckel croyait aux progrès de l'évolution y voyant les garants d'une amélioration du développement. Soulignons que l'évolution et l'amélioration, notions auxquelles Haeckel accorde une grande valeur, s'opposent à la dégénérescence, cette véritable ennemie que l'action eugénique doit détruire.

Alors, Haeckel au tréfonds de lui-même était-il eugéniste ? Probablement pas diront ses défenseurs. Cependant, son racisme ne fait guère de doute , la race à ses yeux la plus évoluée est l'indo-germanique qui comprend les Allemands, les Anglo-Saxons et les Scandinaves. Quant à la race noire, elle est, selon lui, la plus proche du singe. Raciste, Haeckel ? Sans doute, mais l'est-il plus que beaucoup d'autres, qu'ils soient médecins, scientifiques, écrivains, bourgeois intellectuels et notables non intellectuels, attentifs à leur supériorité raciale ? Car détenir un pouvoir n'incline pas naturellement à penser l'égalité des hommes.

L'égalité des hommes existe devant le racisme qui n'épargne pas les plus modestes socialement, comme si ce sentiment de supériorité assurait une consistance de soi, comme si les manques et les souffrances trouvaient dans l'inférieur imaginé leur exutoire et leur bouc émissaire.

Et les philosophes alors ? Animés de la conscience d'autrui, auraient-ils échappé à l'attitude commune ? Husserl parle de l'héritage des Grecs, mais la philosophie a-t-elle défendu de tout temps l'idée qu'il n'existe pas de zoologie des hommes ? Si l'on suit les analyses de Louis Sala-Molins[132] et de Maurice Maschimo[133], leurs regards sur cette question, de Aristote à Hegel ne dépasse guère celui du commun des mortels[134], Pascal et Montaigne appartiennent aux rares exceptions. « La plupart des peuples des côtes de l'Afrique sont sauvages ou barbares », assène Montesquieu. « Leurs yeux ronds, leur nez épaté, leurs lèvres toujours grosses, leurs oreilles différemment figurées, la laine de leur tête, la mesure même de leur intelligence mettent entre eux et les autres espèces d'hommes des différences prodigieuses », écrit Voltaire. Finalement, tout dans leur être les désigne à l'esclavage : telle est l'opinion courante aux dix-septième et dix-huitième siècles en France. Au siècle des Lumières, le contraste est frappant entre la grandeur des déclarations humanistes et la cruauté des faits. Rappelons que la France est le seul pays à avoir légalisé l'esclavage. Le *Code noir* paru en 1685 en est le véritable manuel de gestion. Il prescrit le jour d'achat des esclaves (religion oblige : ni le dimanche ni le jour des fêtes religieuses), la façon de les nourrir, la réglementation de leur vie

132 Louis Sala-Molins *Le Code Noir* Ed P.U.F 1987 et *Les misères des lumières* Ed Laffont 1992.

133 Maurice T Maschino *Oubliez les philosophes* chapitre *Penseurs ou Dupont-la joie* p 191 à 207 Ed Complexe 2001.

134 La controverse de Valadolid eut lieu en Espagne en 1550. Le thème en était « Les Indiens sont-ils des hommes comme les autres ? » Elle opposa dans un débat passionné le dominicain Las Casas défenseur de la cause indienne au philosophe Sépulvéda selon lequel certains peuples seraient nés pour être dominés. Chanoine de Cordoue, Juan Gines de Sépulvéda (1490-1573) était un remarquable helléniste et un grand commentateur d'Aristote. Il justifiait les guerres menées contre les Indiens, le triomphe des armes relevant de la divine providence : la conquête du Mexique avait soixante ans. Cet événement est relaté par Jean Claude Carrière *La controverse de Valladolid* Ed Flammarion 2006.

sexuelle et quel châtiment leur infliger (couper une oreille ou deux, quelques doigts ou la main entière) selon la faute commise. Justification et fruit vénéneux des colonisations, ce racisme est celui de l'exploitation des hommes et des ressources. Les impératifs commerciaux étouffent toute autre considération : Voltaire, Montesquieu, la famille Diderot tireront avantage de la traite des esclaves. « Le sucre serait trop cher si l'on ne faisait travailler la plante qui le produit par des esclaves », écrit Montesquieu dans *De l'esprit des lois*. Un siècle plus tard, Hegel dans son *Introduction à la Philosophie de l'histoire* peut écrire des peuplades d'Amérique du Nord « privées d'intelligence elles montrent peu de disposition à recevoir une éducation ». Il écrit encore « le nègre représente l'homme naturel dans toute sa barbarie et son absence de discipline... On ne peut rien trouver dans son caractère qui s'accorde à l'humain ». Comme si l'Europe de l'époque hégélienne ne produisait pas son lot de barbares ! Et irrémédiablement... « Celui qui veut connaître les manifestations épouvantables de la nature humaine peut les trouver en Afrique ». Ces jugements prononcés par des hommes dont la raison est le métier, à propos d'êtres humains qu'ils ne connaissent que par ouï-dire, nécessitaient une assise scientifique.

La notion de supériorité raciale va alors s'emparer des travaux de Darwin, comme elle tentera plus tard de fourbir ses preuves dans l'anthropologie biologique. Selon Darwin, la sélection naturelle est intervenue tout au long de l'évolution du règne animal. Tous les individus d'une population animale n'ont pas les mêmes caractéristiques morphologiques ou fonctionnelles et cette variabilité est l'expression d'une variabilité génétique. Quelques individus seront plus aptes que d'autres à affronter les conditions du milieu, à *lutter pour la vie* et ainsi, à se reproduire.

Mais il est important de préciser la position de Darwin face aux dérives, aux interprétations et aux métaphores tirées de sa théorie. Nous pensons en premier lieu au *darwinisme social*, terme que crée Herbert Spencer pour désigner sa doctrine évolutionniste. Spencer considère les conflits comme une source de progrès, ainsi pense-t-il nécessaire de supprimer les mesures d'assistance et de soutien aux plus faibles afin que la *sélection naturelle* fasse… naturellement son office. Ce racisme social est proche de l'eugénisme, de cette *bonne naissance* qu'il faut favoriser par tous les moyens, quelle que soit leur nature.

Rappelons que Charles Darwin s'est vivement opposé à l'application de la sélection naturelle dans les sociétés humaines. Contre le *spencérisme*, il développera dans son livre *La filiation de l'homme et la sélection liée au sexe* (1871), l'idée que la sociabilité et l'empathie sont des fruits de l'évolution humaine.

Selon Spencer, il est des peuples moins capables d'adaptation, car demeurés à un stade primitif. L'idée d'une élite dominant la masse justifie assez uniformément le colonialisme, l'eugénisme ou le nazisme.

Contre une idéologie de l'élimination des plus faibles, le sociologue Jacques Novicow, en 1910, exprimait par ces termes sa critique « Le darwinisme social peut être défini ainsi : la doctrine qui considère l'homicide collectif comme la cause du progrès du genre humain ». Et dans "La filiation de l'homme" paru en 1871, Darwin précisait sa position :

> Nous autres hommes civilisés, au contraire, nous faisons tout notre possible pour mettre un frein au processus de l'élimination, nous construisons des asiles pour les idiots, les estropiés et les malades ; nous instituons des lois sur les pauvres et nos médecins déplacent toute leur habileté pour conserver la vie de chacun jusqu'au dernier moment. Il y a lieu de croire que la vaccination a préservé des milliers d'individus qui à cause d'une faible constitution auraient autrefois succombé à la variole.

Ainsi pour Darwin, l'adaptation n'est pas tout. L'évolution biologique a créé le cerveau humain, elle en a fait jaillir un esprit capable parfois de créer un monde attentif, soucieux d'autrui . Et si nous retrouvions les Pygmées dont parle Grassé et leurs talents de naturalistes, et si le darwinisme social était vraiment darwinien, il nous faudrait montrer alors en quoi l'Esquimau qui troue la glace et pêche son poisson est moins apte à la *lutte pour la vie* que le dolichocéphale blond qui achète son caviar au magasin des beaux quartiers.

3 - Au-delà de Darwin

L'eugénisme (étymologiquement : bonne naissance)[135] est un prolongement du darwinisme social. Galton, cousin de Darwin, a créé ce courant de pensée dont le principe est la régulation des unions humaines afin que les individus les meilleurs, biologiquement sélectionnés, produisent les meilleures sociétés.

Cette idéologie n'est pas subitement née à la fin du 19e, déjà à l'œuvre chez les philosophes et les médecins de l'Antiquité, elle traverse le temps. Comme le montre l'histoire, ce qui traverse le temps ressurgit parfois dans une violence extrême. À Lacédémone, la pratique était courante.

Plutarque évoque dans *La vie de Lycurgue* le législateur spartiate :

> Les malvenus et les difformes qui étaient envoyés dans un précipice du Taygète… il valait mieux pour eux-mêmes et pour l'état de ne pas les laisser vivre quand ils étaient mal doués dès la naissance en santé et en force.

Sparte voulait des hommes sains pour alimenter ses armées. Poussés au précipice ou simplement abandonnés et recueillis, comme le dit l'histoire, par une âme compatissante, le plus souvent un Hilote, c'est-à-dire un esclave.

Réalité ou légende ? Peu de squelettes de nouveau-nés auraient été retrouvés au fond du Taygète ! Le sport et les exercices physiques marquaient la vie des femmes, car leur santé était la sage précaution pour de saines gestations. De même, une continence sexuelle était de mise afin que le nouveau-né puisse concentrer en lui les bonnes et abondantes affluences de ses géniteurs.

Dans son *Dialogue sur la République*, Platon recommande pour la réalisation d'une république idéale, que « *l'élite des hommes ait*

---

135 Sur l'histoire et les données de la science concernant ce thème, le livre de Jacques Testart *Le Désir du gène* Ed Champs Flammarion 1994 est une source précieuse.

commerce avec l'élite des femmes » et que *« leurs rejetons soient élevés aux frais de l'état contrairement aux rejetons des sujets inférieurs afin de maintenir au troupeau toute son excellence »*. Platon comme Aristote limitent à quarante ans l'âge de la procréation et suggèrent que les enfants mal formés soient éliminés. De telles euthanasies ont existé et chez les Romains et les anciens Germains, le père tenait dans la décision de l'acte, une place prépondérante.

La christianisation marquera le déclin, du moins en apparence, de cette pratique. « Tu ne tueras pas », le commandement de la loi mosaïque inscrivait déjà l'interdit. Cette loi novatrice et humaniste venait en rupture d'un temps où les sacrifices humains appartenaient aux rites religieux. La charité, le respect de l'autre, la possibilité attribuée au seul dieu créateur d'ôter la vie prolongeaient dans l'évangile le commandement légué à Moïse .

« Maintenir le troupeau dans toute son excellence », la médecine a toujours veillé à cette prescription platonicienne, produisant au cours de son histoire nombre de *Guides de bonnes pratiques* de la *fabrication* des bébés.

La première loi eugénique est née en Suède, en 1757 interdisant le mariage entre épileptiques. En Allemagne, le médecin Johann Peter Frank publie un ouvrage au titre éloquent *Système complet de police médicale* (1779) où il réclame « La sélection sévère parmi ceux qui de nos jours répandent exclusivement la mauvaise semence sur le champ de la vie collective et l'impossibilité à tous les dégénérés et les misérables de continuer à sacrifier une moitié de l'humanité en fonction de leurs impulsions déraisonnées »[136]. En France, à cette même époque, Condorcet, le défenseur des droits de l'homme rêve en *pédagogue du peuple* le perfectionnement de l'espèce humaine dans une perspective républicaine qu'éclaireraient les lumières de la science. Les expériences d'insémination artificielle dans diverses espèces animales telles que les pratique alors Spallanzani, véritable visionnaire, incitent à penser un avenir où « la naissance d'un enfant ne suppose plus l'union de sa mère

136 J.Testart op cité p31.

avec un homme ». Dans son projet de perfectionnement de l'espèce humaine, Condorcet inclut autant l'allongement de la vie que l'amélioration des *facultés humaines*. Son eugénisme *républicain*, très proche de l'hygiénisme physique et mental, n'a pas l'esprit de ségrégation. Car Condorcet croit en l'hérédité des caractères acquis et les réformes sociales et le développement de l'instruction publique lui semblent les voies sûres de l'amélioration de l'*espèce humaine*.

Traitant de l'évolution et de l'hérédité, il est des textes polémiques tel l'essai de Gobineau *Sur l'inégalité des races humaines*. Il y a surtout les ouvrages scientifiques : *L'origine des espèces* de Darwin (1860) et les interprétations qui lui seront données.

Dans le domaine de la maladie mentale, Bénédict Augustin Morel écrira le *Traité des dégénérescences physiques, intellectuelles et morales de l'espèce humaine* (1857). Proche de Claude Bernard et sensible au positivisme de Lamarck et de Auguste Comte, Morel fonde une conception de la maladie mentale non plus sur la clinique telle que l'avaient établie les aliénistes, mais, sur la cause qui est selon lui organique, c'est-à-dire cérébrale. Il construit à partir d'affluences diverses le concept de *dégénérescence* qui expliquerait en totalité la pathologie mentale. La transmission en serait héréditaire, quand bien même y participeraient des facteurs sociaux, des carences, des intoxications, alcoolique notamment. Son espoir, en bonne rationalité, repose sur le traitement des causes sans lequel la psychiatrie ne peut que se réduire à une forme d'assistance. Cette thérapeutique selon lui est possible, car l'hérédité sur laquelle il s'appuie se réfère à Lamarck : si les caractères acquis se transmettent, pourquoi ne pas agir alors sur leur acquisition ?

Nous entrevoyons le chemin ouvert de la prévention et de l'hygiénisme. Morel dans le "Traité des dégénérescences" écrit :

> Nous devons prouver, quelle que soit la difficulté de la situation, que la médecine, bien loin d'être frappée d'impuissance comme le prétendent quelques-uns de ses détracteurs peut encore malgré la prédominance des cas incurables, devenir pour la société un

> précieux moyen de salut. Elle seule peut bien apprécier la nature des causes qui produisent les dégénérescences dans l'espèce humaine, à elle seule appartient l'indication positive des remèdes à employer… Elle convie à cette œuvre de régénération ceux auxquels sont confiés le bien-être et les destinées des populations, et qui possèdent les moyens de réaliser les projets que la science médicale soumet à leur examen

Le médecin n'est plus le simple soignant d'individus, mais le régénérateur d'une société que menacent les maux les plus divers : les maladies, mais aussi, les marginalités et les déviances. Ainsi, Morel projettera de réaliser en Seine Inférieure, une grande enquête portant sur la moralité des populations, le nombre d'enfants illégitimes, les attentats contre les personnes et les biens, les suicides, l'importance de la prostitution, la mortalité et la morbidité, les conditions d'alimentation, d'hygiène et d'instruction. Car le concept de dégénérescence contient des ingrédients divers unis dans des causalités réciproques : la misère, l'alcoolisme, la dénutrition, le manque d'instruction.

Le moralisme omniprésent habite la doctrine de Morel, l'hygiénisme y est *pavé de bonnes intentions* et la très souhaitée régénérescence possède le parfum religieux de la rédemption. Dans la société bourgeoise qui s'industrialise et s'enrichit, dans ce monde qui doit se protéger, où le mérite et le rang social sont de hautes valeurs ; être dégénéré est avant tout être pauvre.

La description du contexte social dans les mots de Victor Hugo est irremplaçable, la voici :

> Détruire la misère ! Oui, cela est possible ! Les législateurs et les gouvernants doivent y songer sans cesse, car, en pareille matière, tant que le possible n'est pas fait, le devoir n'est pas rempli… Et tenez, s'il faut dire toute ma pensée, je voudrais qu'il sortît de cette assemblée une grande et solennelle enquête sur la situation vraie des classes laborieuses et souffrantes en France. Voici donc les faits : il y a dans Paris, dans ces faubourgs de Paris que le vent de l'émeute soulevait naguère si aisément, il y a des rues, des maisons, des cloaques où des familles, des familles entières vivent pêle-mêle, hommes, femmes, jeunes filles, enfants, n'ayant pour couvertures, j'ai presque dit pour vêtements, que

> des monceaux infects de chiffons en fermentation, espèce de fumier des villes où des créatures humaines s'enfouissent toutes vivantes pour échapper au froid de l'hiver. Vous n'avez rien fait tant qu'il y a au-dessous de vous une partie du peuple qui désespère ! Vous n'avez rien fait tant que ceux qui sont dans la force de l'âge et qui travaillent peuvent être sans pain ! Tant que ceux qui sont vieux et ont travaillé peuvent être sans asile.

Ce *Discours sur la misère*, Hugo le prononça à l'Assemblée le 8 juillet 1849.

Sous la plume de Magnan, le successeur de Morel, nous pouvons lire :

> Nous ne sommes plus à Sparte où l'on précipitait dans l'Eurotas les êtres qui naissaient incapables de concourir au maintien du bien-être collectif, et bien des considérations condamneraient un pareil procédé, pour peu que l'idée en vînt à quelqu'un. Et pourtant, le dégénéré est un danger social, danger immédiat et surtout danger futur en ce sens qu'il produit un dégénéré, c'est-à-dire une moins valeur et par suite un nouvel être dangereux.

Nous ne sommes plus à Sparte et cela ne serait *pas bien* d'éliminer les dégénérés… et pourtant, que faire, car tout de même il faut bien faire quelque chose ![137]

Ainsi, la vision d'un ordre social fondé sur l'eugénisme se précise. À son origine, nous trouvons l'impuissance des ressources thérapeutiques laissant le médecin démuni et la peur de la société d'être noyée dans le flot toujours croissant d'aliénés à assister et de marginaux à contrôler. Alors, il semble plus efficace de contrôler le mal à sa racine. Encore faut-il à l'eugénisme prouver son caractère de véritable science et démontrer la supériorité de certaines catégories d'hommes et l'infériorité de certaines autres.

L'Anthropologie a réalisé déjà une part du chemin. L'anthropologie est cette science, cette connaissance de l'homme, ce vaste domaine allant des données anatomiques, archéologiques,

137 À propos de l'hygiénisme et de l'eugénisme citons le livre de Anne-Laure Simonnot *Hygiénisme et eugénisme au vingtième siècle* Ed Seli Arslan1999 et l'ouvrage de Armand Zaloszyc *Le sacrifice au dieu obscur. Ténèbre et pureté dans la communauté* Nice Z'éditions 1994.

linguistiques jusqu'à la réflexion sur les rites funéraires. Elle regroupe des domaines aussi divers que l'évolution, la biologie, l'étude des liens sociaux ou du langage articulé. Sciences de la nature et sciences humaines s'efforcent, non sans s'affronter, d'y déterminer le *propre de l'homme*. Mais, le domaine de l'anthropologie institutionnalisée en France dans la deuxième moitié du dix-neuvième siècle, sous l'impulsion du chirurgien Paul Broca, est la morphologie et plus précisément la craniométrie.[138] Le nombre de mensurations effectuées par Broca (250.000) est impressionnant. De la taille et de la forme du crâne se déduit la taille du cerveau qui elle-même détermine ces caractères essentiels de l'homme que sont l'intelligence et le sens moral. Les glissements d'une catégorie à une autre, de la forme du crâne à la taille du cerveau, de la taille du cerveau aux caractères de l'homme se font avec certitude.

L'idée de hiérarchie raciale est très présente et l'Institut d'ethnologie de l'université de Paris créé en 1925 par Lucien Lévy-Bruhl, Paul Rivet et Marcel Mauss forme des ethnologues professionnels, mais aussi des administrateurs, médecins, missionnaires afin qu'ils participent sur place aux recherches ethnologiques. Le mouvement regroupe des républicains, libres penseurs, francs-maçons, politiciens et très souvent médecins : il n'y a là aucune préfiguration du fascisme, mais une pensée qui se veut moderne et libérale . Cependant, de la hiérarchie raciale au racisme, la nuance est infime et Broca pouvait (en 1861) conclure de ses vastes travaux sur des cerveaux de cadavres :

> En moyenne, la masse de l'encéphale est plus considérable chez l'adulte que chez le vieillard, chez l'homme que chez la femme, chez les hommes éminents que chez les hommes médiocres, et chez les races supérieures que chez les races inférieures. Toutes choses égales par ailleurs, il y a un rapport remarquable entre le développement de l'intelligence et le volume du cerveau.

Et le psychologue Gustave Le Bon, élève de Broca tirait de sa propre recherche (en 1879) cette conclusion :

138 David Vinson *Quand les hommes mesuraient les hommes Anthropométrie et anthropologie physique au XIX eme siècle* GAVROCHE Revue d'histoire populaire Oct-Dec 2008.

> Dans les races les plus intelligentes comme les Parisiens (sic), il y a une notable proportion de la population féminine dont les crânes se rapprochent plus par le volume de ceux des gorilles que des crânes du sexe masculin les plus développés. Cette infériorité est trop évidente pour être contestée un instant et on ne peut guère discuter que sur son degré. Tous les psychologues qui ont étudié l'intelligence des femmes… reconnaissent aujourd'hui qu'elles représentent les formes les plus inférieures de l'évolution humaine et sont beaucoup plus près des enfants et des sauvages que de l'homme adulte civilisé.

Madame Marie Curie aurait apprécié ! Ces citations empruntées au livre de Georges Peters[139] placent sous une lumière crue l'affirmation péremptoire de la supériorité de l'homme sur la femme (le machisme est un racisme), des Blancs sur les Noirs, des gens bien nés sur le petit peuple.

Guidés par la perspective évolutionniste, à la recherche du *chaînon manquant*, les anthropologues, soucieux d'asseoir scientifiquement la hiérarchie raciale accumulent une masse considérable de mensurations de crânes et de squelettes. Il leur faut démontrer que la race noire est bien l'étape intermédiaire, le *chaînon manquant* entre les anthropoïdes et l'homme blanc.

Les dizaines d'années de recherches et d'essais de classification de la diversité humaine ne donneront que de piètres résultats, car, migrations et métissages rendent *in vivo* l'isolement d'une race pure plus que problématique ! Il est pertinent de parler non de races ainsi que l'indiquera Albert Jacquard[140], mais de groupes de population.

Voilà illustré l'échec de ce naturalisme plus imaginé que fondé, critiqué par Husserl pour sa prétention à faire jaillir de mensurations, l'essence de l'être humain. Concernant les races blanches européennes, les anthropologues français, dont Broca, se sont refusés à établir hiérarchies et différences. Ils ont critiqué les illuminations de Gobineau et de Vacher de Lapouge pour lesquels la supériorité des *dolichocéphales blonds* (les blonds au crâne allongé) sur les *brachycéphales bruns* (les bruns au crâne aplati) tenait de la

139 Georges Peters *Racisme et races* Ed. d'En bas 1986.

140 Albert Jacquard *Eloge de la différence : la génétique et les hommes* Ed Seuil 1978.

plus claire évidence. L'exposition coloniale de 1930, ce grand salon de l'anthropologie, peu différente d'un zoo temporaire serait réservée aux populations exotiques.

4 - De L'hygiénisme à l'eugénisme et ses conséquences

L'eugénisme, la science du perfectionnement de l'espèce humaine et l'anthropologie qui hiérarchise les races semblent en théorie deux domaines distincts. Et pourtant dans les faits, ces deux mondes ne sont pas séparés. L'anthropologie peut autant cultiver la supériorité raciale et ménager la *race inférieure* comme outil de travail et de production qu'elle peut glisser vers la sélection et l'eugénisme.

L'eugénisme naît en Angleterre : Galton y crée avec son collaborateur le mathématicien Karl Pearson, le *Galton Laboratory for National Eugenics*. Le mouvement, entre science et politique, biologie et propagande pénètre les États-Unis et en Indiana, en 1907, la première loi de stérilisation est promulguée. Dans ce début du vingtième siècle, les sociétés d'eugénique éclosent : en Allemagne, dans les Pays scandinaves, en Tchécoslovaquie, en Roumanie, en URSS. En Angleterre, bien qu'elle en soit la terre de naissance et malgré la promotion qu'en fait Winston Churchill, aucune loi eugénique ne sera votée. En France, en 1942, sous le gouvernement de Vichy, la loi sur l'examen prénuptial verra le jour, cette salutaire mesure d'hygiène comportait le test de Bordet-Wasserman permettant de dépister la syphilis dans ce temps où celle-ci faisait des ravages. Aux USA, entre 1907 et 1949, 50 000 personnes seront stérilisées, la majorité étant constituée d'individus considérés comme *fous* ou *faibles d'esprit* auxquels s'ajoutaient les *malades mentaux*, les pervers sexuels, les criminels de droit commun et les syphilitiques. Dans les pays scandinaves, les lois de stérilisation des criminels et des malades mentaux votées en 1930 seront de 1945 à 1949 appliquées avec fermeté.

En Allemagne, en 1903 la société d'hygiène raciale voit le jour, mais, jusqu'aux années trente, l'eugénisme allemand n'a pas de marque de fabrique : il est semblable à celui des autres pays. En quelques décennies, tout se durcit, tout s'obscurcit jusqu'à l'effroyable. Après le putsch raté de Munich, Hitler est incarcéré à la prison de Landsberg, il y rédige *Mein Kampf*, il s'instruit également des *Principes de l'hérédité humaine et de l'hygiène raciale* de Bauer, Fischer et Lenz.

L'eugénisme allemand a préexisté au national-socialisme, présent dans la république de Weimar comme pensée sociale, comme pensée de la santé sociale. En 1933, au retour du congrès d'eugénique de Copenhague, Hitler publie les lois eugéniques allemandes. Ces lois déjà préparées sous la république de Weimar prescrivent la stérilisation des oligophrènes (arriérés mentaux), des sourds, des aveugles, des épileptiques, des alcooliques, des *malformés*, des malades mentaux.

Les tenants de l'eugénisme ne sont pas des nazis fanatiques, incultes et sanguinaires, mais des médecins *normaux*. Rationnels dans leurs efforts, sans doute sont-ils flattés de cette place de médecin qui ne soigne plus simplement de simples personnes, mais dans sa mission élevée, assure la santé d'un monde, de la patrie.

Et cette santé a un nombre, car l'euthanasie par injection létale, exécution par les gaz d'échappement de camions ou dans les chambres à gaz (le *traitement spécial* des malades mentaux a été le banc d'essai du processus appliqué dans les camps d'extermination) tuera plus de 150 000 patients psychiatriques. Les médecins qui la pratiquèrent furent surtout des psychiatres. Quant à la stérilisation, elle touchera 360 000 patients, dont 96 pour cent souffrant de troubles mentaux. Les professeurs de psychiatrie siégeaient en quasi-totalité dans ces organes décisionnels que constituaient les *tribunaux de santé héréditaire*.

En 1908, Émile Kraepelin, grande figure de la psychiatrie allemande exprimait dans la huitième édition de son célèbre traité, son inquiétude quant à l'évolution d'une société « qui maintient en vie les arriérés mentaux et les malades et leur permet le cas échéant de se reproduire ». Au-delà des années vingt, les psychiatres sont de plus en plus acquis à l'eugénisme et durant la République de Weimar, l'hygiène raciale est enseignée dans toutes les facultés de médecine.

À ce mouvement quasi universel adhèrent des praticiens tels que Kretschmer ou Goldstein dont les qualités professionnelles et humaines ne peuvent être mises en doute. Quant à Karl Bonhoeffer, dont deux des fils et deux des gendres seront pendus pour avoir participé à la conspiration du colonel Von Staufenberg, il semble peu suspect d'avoir même été effleuré par l'idéologie nazie. Cette diffusion du principe d'eugénisme contraste avec la faible pénétration de l'idée d'euthanasie et l'Assemblée des médecins allemands rejettera à l'unanimité, en 1921, le projet de loi autorisant *La suppression des vies indignes d'être vécues*.

En 1920 et 1922, Karl Binding, professeur de droit et Alfred Hoche, professeur de psychiatrie publient un opuscule dont l'intention est de justifier médicalement et juridiquement l'euthanasie des handicapés. Le bien-être, le simple intérêt individuel doivent être sacrifiés au bien-être et à l'intérêt général. La prescription de Binding et Hoche, pour lesquels la curabilité et la productivité sont les maîtres critères, ne vise pas l'hygiène de l'hérédité et le caractère ou non héréditaire de la maladie, mais bien plutôt l'économie produite par la suppression du coût des mesures d'assistance.

L'euthanasie s'appliquera initialement aux nouveau-nés infirmes, difformes, handicapés, à ces « nouveau-nés crétins, idiots, hydrocéphales, microcéphales » ainsi que les décrit Rüdin. Forel, directeur de l'asile du Burghölzi recommande au personnel infirmier de laisser mourir « les petits singes qui avec des yeux révulsés répètent comme des automates des prières qu'on leur a apprises ». Ce portrait plus inspiré du mépris ordinaire ou de la nausée que de la clinique désigne sans doute des enfants victimes d'encéphalopathies ou de psychoses infantiles.

La souffrance de l'enfant ou ce qui en est supposée, la souffrance certaine et consciente de ses parents et enfin et surtout, dans le contexte sociopolitique, le poids économique du fardeau inutile ; tout ceci se conjugue et confère à l'euthanasie sa rationalité. D'autant que les parents n'ayant plus à se consacrer à un enfant infirme pourront, libérés psychiquement et soulagés matériellement, concevoir d'autres enfants qui seront eux, du moins faut-il l'espérer, sains et productifs. Ainsi, par les nouveau-nés, la porte de l'euthanasie s'est ouverte.

Le psychiatre Robert Gaup, que ses études sur la paranoïa ont fait connaître, soutient dans la perspective de l'euthanasie son confrère Hoche et dénonce « la fausse humanité qui protège les vies sans valeur ». L'euthanasie apparaît comme une conséquence naturelle de l'eugénisme et la quasi-totalité des professeurs et chefs de service experts de l'opération T4 auront travaillé avant 1940 dans le cadre de l'eugénisme. Qu'il s'agisse de Werner Heyde (Würzbourg), Paul Nitsche (Dresde), Max de Crinis (Berlin), Kurt Pohlisch (Bonn), Werner Villinger (Breslau) ou de Carl Schneider (Heidelberg).

Que s'est-il passé dans l'esprit de Carl Schneider pour qu'il fasse euthanasier les patients, afin de pouvoir pour ses travaux en disséquer le cerveau ? Ne déclarait-il pas lors d'une conférence quelques années plus tôt :

> Est-ce qu'un docteur devra être obligé dans ces circonstances de lancer une telle condamnation à mort ou serait-ce de la responsabilité de l'État que de le contraindre à agir ainsi ? Ou bien l'État se sera-t-il préparé à créer une classe spéciale de bourreaux professionnels pour effectuer ces mesures ? Ces considérations devraient être énergiquement portées à la connaissance de ceux qui sont au pouvoir. Parce que la création d'une telle classe impliquerait qu'un certain groupe de médecins doive en prendre la responsabilité. La profession médicale serait alors non seulement une profession de soigneurs, mais également de bourreaux[141].

Sans doute, Carl Schneider s'est-il désespéré de la voie eugénique, sans doute a-t-il pensé qu'elle nécessiterait encore des siècles avant qu'elle ne réduise significativement le taux de psychose dans la population. Les raisons profondes pour lesquelles Carl Schneider a abandonné cette éthique qu'il rappelait plus tôt à son auditoire restent obscures. Se suicidant dans sa cellule en 1946

141 *Une médecine de mort* Op cité p 132.

avant d'être jugé, il écrivait à son épouse : « Vous savez aussi bien que moi que je n'ai vécu que pour les patients ».

Paradoxalement ou non, l'effort de modernisation de la psychiatrie allemande débuté pendant la République de Weimar se poursuivait sous le régime nazi et dotait ses services universitaires de moyens thérapeutiques modernes comme les électrochocs, mais malheur à qui ne répondait pas au traitement et tombait dans la *chronicité* !

En France, il n'y eut pas de lois eugéniques, ce qui ne signifie pas que l'idée n'y ait pas reçu de favorables échos. *L'Encyclopédie médico-chirurgicale* (1934), ouvrage de référence médicale préconise la contraception aux femmes « dont les maternités sont dangereuses pour elles-mêmes ou l'avenir de la race, par la qualité inférieure des enfants qu'elles mettent au monde ». Les conditions socio-économiques, la situation de la psychiatrie en France comme en Allemagne se heurtent aux mêmes difficultés.

Dans les deux pays, l'idée de dégénérescence initiée par Morel et Magnan et la conviction que la maladie psychiatrique est une maladie cérébrale ne font guère de doute. Les causes matérielles de cette pathologie seront repérées et traitées : soignons les causes et la maladie disparaîtra. Finies l'assistance et la résignation thérapeutique, finis le gardiennage et l'asile, lieu de misère, de coercition, de punition, mais place à l'hôpital et à la thérapeutique ! La psychiatrie ne doit plus relever de la charité, mais de la médecine. Et comment ne pas le croire, lorsque la syphilis, l'alcoolisme fournissent des contingents de pathologies associant des troubles neurologiques, démentiels et délirants ? Dans ce contexte, l'esprit d'une médecine préventive ne peut que se justifier. Et le progrès s'inscrit également dans la réalisation de *services libres*"qui reçoivent et traitent des patients aigus, non gravement malades : déprimés, névrosés, regroupés sous l'appellation de *petits mentaux*. Cet abord bénéficie tant à la personne qu'à la société, car l'institution qui soigne prévient, pour une part au moins de la chronicité et soulage ainsi la société du poids de l'assistance. Elle permet, par la reprise du travail, de libérer, selon l'expression d'Édouard Toulouse, « les forces sociales momentanément paralysées ».

Tel est l'esprit de l'hygiénisme dont précisément Édouard Toulouse est la figure emblématique et controversée. Marquer la cause des maladies mentales du sceau de l'hérédité ne peut qu'établir une ségrégation entre la *bonne* et la *mauvaise* race, d'autant que l'hérédité invoquée est non pas culturelle, éducative, liée au milieu comme on pourrait raisonnablement le penser, mais organique, corporelle et suit la transmission héréditaire des caractères acquis chère à Lamarck. Échapper à la fatalité lorsqu'à la contagion du mal se surajoute sa transmission héréditaire relève de l'impossible. Ce qu'illustre la notion d'« hérédosyphilis » postulée en 1879 par A. Fournier. Cet éminent spécialiste, professeur de dermatologie et syphiligraphe suppose une contamination de l'œuf au moment de la conception. Il attribue à cette pathologie une part de la mortalité infantile et la suspecte de donner des enfants de *mauvaise qualité*. Ajoutant aux risques transmis à la descendance, la syphilis, ce mal suprême est le signe de l'immoralité et le témoin de la dépravation sexuelle. Elle est surtout et réellement une infection gravissime et les traitements, mercure, arséniaux, ne pourront guère, avant l'utilisation de la pénicilline, enrayer son évolution vers des complications neuropsychiatriques graves. Et quarante ans séparent la découverte de l'agent infectieux , le tréponème pâle en 1905, de celle de la pénicilline salvatrice. La tuberculose, l'alcoolisme constituent les deux autres fléaux, plus que suspects d'être transmis génétiquement, plus que suspects d'être pourvoyeurs de dégénérescence.

Penser aux conséquences psychiatriques de ces pathologies et soigner les infections qui en sont la cause, aucun médecin sensé ne voudrait le contraire. Par contre, inclure ces facteurs pathogènes dans l'hérédité procède de la supposition. Quant à l'utilisation sociopolitique des faits ou plutôt leur travestissement, elle vient justifier une société de classes devenue société de races. Mais l'hygiénisme ne se contente pas de soigner les fléaux qu'il repère, car la psychiatrie devenue science peut juger de tout : de la morale, de la criminalité, du génie, de l'économie, mais aussi de la sexualité, de l'orientation scolaire. Il n'y a guère de domaines qui lui échappent.

Ainsi, E. Toulouse dont la production journalistique est considérable, peut-il s'exprimer à propos de la dépopulation, des taudis et de la misère, des loisirs, de la souffrance, de l'art de vivre, des domestiques, de la technique, de la vie sentimentale, de la hâte, des fêtes populaires, de l'argent de l'éducation, du prêt d'honneur, etc.[142] Prévention, prophylaxie, éducation, mais aussi surveillance et l'alliance avec le politique si elle peut être parfois féconde, place la psychiatrie au côté du pouvoir dans des lieux d'influences et de cautionnements réciproques où elle peut perdre son latin. Son latin, c'est-à-dire sa liberté. Psychiatrie moralisatrice, car l'éducation et la morale se côtoient dans des frontières imprécises. Ainsi écrit E. Toulouse :

> L'éducation du peuple, aussi peu soucieux des règles d'hygiène mentale que des règles d'hygiène ordinaire, doit être entreprise méthodiquement. De même que l'on donne la chasse aux logis malsains dans lesquels se complaît (sic!) l'ouvrier, de même que l'on traque le buveur dans le cabaret où il s'attarde, de même il faut imposer aux masses les règles de l'hygiène mentale. Le prédisposé ne viendra pas spontanément à nous, nous devons aller à lui[143].

L'éducation, la prévention se muent en contrôle et se soigner devient un devoir civique. « C'est pour ton bien », dira le médecin qui en homme de science sait parfaitement la vérité de ses paroles et ajoutera « et le bien des autres ».

Minkowski analyse en 1938 l'idéologie qui nourrit la pensée hygiéniste :

> Nous arrivons au point où il devient clair que l'hygiène mentale ne peut être considérée en elle-même. Elle comporte les mêmes difficultés et les mêmes dangers et peut donner lieu aux mêmes déformations, aux mêmes errements que toute activité *dirigée*. C'est dire qu'au sujet de l'hygiène mentale se pose le problème de l'ordre des valeurs, ainsi que le problème de la portée de notre

142 Anne Laure Simonnot *Hygiénisme et Eugénisme au vingtième siècle* Op cité p 89.
143 id p 94.

> action en général à l'égard de nos semblables. La santé, et encore faudrait-il savoir ce qu'est la santé mentale, est une valeur incontestable, mais ce n'est ni l'unique ni la suprême valeur de la vie […] Chacun de nous au fond éprouve le besoin de conserver en soi un petit coin, une zone réservée qui reste bien à nous et sur laquelle ne viennent point empiéter des prescriptions extérieures, pour hygiéniques et salutaires qu'elles soient ; la possibilité de quelques écarts personnels, de quelques infractions fait partie de l'atmosphère que nous voulons respirer ; il existe, là comme ailleurs une zone de *tolérance* qui demande à être respectée, et être entièrement *embrigadés* nous paraît, ou mieux devrait nous paraître toujours intolérable, même là où il s'agit de notre santé.

Cet article de Minkowski : *À propos de l'hygiène mentale* qui paraît en 1938 est une réflexion sur les valeurs et la liberté personnelle. La question de la normalité qu'il soulève nous fait entrevoir le spectre de la *normopathie*, de la maladie de ces êtres psychorigides, conformes, obsédés de la norme. Car l'ouverture de la psychiatrie vers l'extérieur et l'accueil des *petits mentaux*, pour salutaire qu'il soit, présente le risque dans une application militaire de découvrir à chaque coin de rue des *déserteurs* de la normalité ! Au poids de la norme dans son excès s'ajoutera la culpabilisation, car l'homme qui ne se soumet pas aux prescriptions n'est-il pas responsable de sa propre maladie ? Et pourtant, il y a bien des psychoses et des troubles mentaux dont la cause n'est ni la syphilis ni l'alcool. Mais l'hygiénisme escamote la psychogenèse possible de telles affections et l'éventualité de troubles réactionnels dont les névroses post-traumatiques d'après-guerre donnaient pourtant l'exemple tragique.

L'exigence de la demande hygiéniste dépasse de beaucoup ce qu'elle peut offrir, car, la découverte des antibiotiques, seule arme efficace contre la syphilis et la tuberculose n'est qu'un horizon espéré. Quant aux neuroleptiques et antidépresseurs, il faudra attendre l'après-guerre pour que les patients puissent en bénéficier. Que peut proposer alors comme traitement l'hygiénisme sans faille ? La *Muthiodine* peut-être, mais cette solution d'iodure de bismuth et de sodium que propose le *Vidal* de 1937 pour traiter la syphilis à tous stades et l'hérédosyphilis semble une thérapeutique dérisoire.

L'hygiénisme a-t-il songé à la prévention du suicide des personnes qui ne supportaient pas la prévention dans ses excès ?

En France comme en Allemagne, la psychiatrie qui veut être une science et une médecine comme les autres, regarde avec dédain l'archaïsme asilaire. Elle se dote de thérapeutiques nouvelles comme la malariathérapie et de modernes laboratoires où elle poursuit ses recherches anatomopathologiques sur l'alcoolisme, la syphilis ou l'épilepsie.

Au-delà de l'hygiène stricto sensu, la psychiatrie pénètre, par l'utilisation de la psychologie expérimentale qu'elle construit sur le modèle des recherches de Wundt en Allemagne, le domaine de la sélection et de l'orientation professionnelle. Dans cette psychotechnique, il s'agit de déterminer le juste homme pour la juste place, qu'il soit conducteur de tramway, marin ou artilleur ; qu'elle soit dactylo ou coiffeuse ! Si l'idée d'une orientation professionnelle correspondant aux aptitudes et... aux goûts de chacun (ne les oublions pas) est acceptable, en ce domaine par contre, la place de la psychiatrie et la confiance accordée à la psychotechnique nous semblent discutables.

L'esprit classificateur aboutit, comme à sa conséquence naturelle à la *Biotypologie* proche des classifications de Kretschmer en Allemagne. L'étude des données morphologiques, anthropologiques, associées à la génétique est corrélée aux éléments psychopathologiques aboutissant à une sorte de typage constitutionnel des êtres humains. Ces examens typologiques fournissent une forme d'épidémiologie. Minkowski en critique la méthode, car elle assimile trop aisément la relation de coïncidence entre les éléments observés et la causalité qui pourrait les unir et parvient de ce fait à des conclusions discutables.

La notion de *constitution*, héritière d'Hippocrate, si précise dans son dessein se révélera peu fertile dans les faits. Pour l'heure, l'union des disciplines doit assurer l'avènement de l'homme nouveau. Mais que peut être cet homme nouveau ? Est-ce la personne ou l'élément quantifié dans sa craniométrie, sa morphologie, ses constantes physiologiques, ses traits de caractère vaguement esquissés ; quantifié et fortement déterminé par sa biologie ? Sans doute n'est-il pas la personne malade que le psychiatre rencontre. Cet hygiénisme, cette *biocratie* où la science est la référence essentielle du fonctionnement social est assez proche de l'eugénisme. Quand bien même il n'y aura pas eu en France de lois eugéniques. La force de persuasion de ces idées se mesure à l'écho qu'elles produisent chez un psychiatre comme Toulouse lorsqu'il déclare :

> Le séjour de tous ces chroniques inoffensifs dans nos asiles où la vie est si dispendieuse est presque une extravagance d'assistance. Pourquoi tant dépenser pour cultiver en serre chaude et prolonger indéfiniment l'existence d'un si grand nombre d'idiots et de déments ?

De tels propos nous font entendre plus que le murmure de l'euthanasie. Pourtant, Toulouse, au socialisme viscéral, n'a aucun attrait pour les idées nazies ni pour le régime de Vichy auquel il n'apportera pas sa collaboration. Et ses préoccupations thérapeutiques ne peuvent être mises en doute lorsqu'il dénonce les abus et les rigueurs de l'internement inapproprié, arbitraire, iatrogène ou lorsqu'il s'efforce d'améliorer le traitement des crises d'épilepsie par le bromure, seule thérapeutique avant le gardénal.

Minkowski critiquait la poigne posée sur la liberté par une police de l'hygiène. Il doutait aussi des effets de la sélection raciale sur la culture des génies. Car le génie échappe au chercheur : la source de son éclosion, les ingrédients de son élevage lui échappent, comme ils échappent à une science des *graines*. Et que signifierait le génie multiplié à l'identique ?

L'euthanasie des malades mentaux n'a pas été pratiquée en France, cela ne signifie pas qu'elle n'y ait eu des partisans. Passons sur l'anecdotique Vacher de la Pouge, juriste puis anthropologue (l'anthropologie n'exigeait pas de formation biologique excessive) pour lesquels les héros de Virgile et Homère étaient des dolichocéphales blonds ! Par contre, le physiologiste Charles Richet (1850-1935) est un homme de science. Prix Nobel de médecine en 1913 pour ses travaux sur l'anaphylaxie, il est fondateur et président de la Société française d'eugénique. Son livre *La sélection humaine* (1918) est un plaidoyer pour la sauvegarde de la race qu'il faut préserver du métissage, vecteur de dégénérescence. « Afin de maintenir la vigueur de l'espèce, tout ce qui est imparfait doit être anéanti. Je ne vois aucune nécessité sociale à conserver des enfants tarés. À force d'être pitoyables, nous devenons barbares » y déclare-t-il. Barbarie à force de pitié, désuétude de l'humanisme ? Les *tarés* dont il s'agit ne sont pas seulement les enfants frappés de malformations et encéphalopathies gravissimes ou létales, mais également, ceux qui présentent une polydactylie (enfants ayant un doigt surnuméraire) ou souffrent de fente labiale (appelée communément *bec de lièvre*), troubles qui n'entravent ni l'intelligence, ni l'aptitude au travail, mais qui pour reprendre le mot de Richet sont imparfaits et gâchent le tableau humain dans sa perfection.

Charles Richet, son fils, déporté à Buchenwald pendant la Seconde Guerre mondiale, physiologiste lui aussi, se consacrera à son retour à l'étude de la physiologie alimentaire. Il étudiera la pathologie et les carences liées à la déportation et s'attachera aux problèmes de la faim dans le monde… prouvant que la transmission des conceptions de l'être humain n'obéit pas aux lois de la génétique !

Quant à Alexis Carrel (1873-1943), chirurgien lyonnais, chercheur à l'Institut Rockfeller, ses travaux sur les sutures vasculaires, sur la greffe des organes et des tissus ouvrent à la chirurgie moderne des pontages artériels, des transplantations d'organes ou de membres. Prix Nobel de médecine (1912), Carrel publie en 1933 *L'homme cet inconnu*. Cet ouvrage traduit en vingt langues préconise l'euthanasie pour les criminels et les aliénés dans un établissement *pourvu du gaz approprié*. En 1941, la *Fondation française pour l'étude des problèmes humains* sera créée par Alexis Carrel, revenu en France, à la demande du gouvernement de Vichy. L'hygiénisme et l'eugénisme visent le perfectionnement de la race, la création d'une aristocratie biologique. Ils assurent également à la bourgeoisie industrielle et industrieuse, une main d'œuvre en bonne santé et à la nation, une chair à canon à toute épreuve.

Cette perspective gagne sans effort la faveur des politiques et la caution de la science, mais, amalgamant sans nuances le savoir et l'idéologie, elle n'est pas approuvée de tous. Des voix critiques s'élèvent, écoutons celle de Minkowski : son article *À propos de l'hygiène mentale* paru un an avant la déclaration de guerre annonce le cataclysme. Cataclysme du conflit mondial et cataclysme de l'esprit, lorsque les sciences biologiques traitent de l'homme comme d'un objet parmi d'autres. À ce sujet, Minkowski écrit :

> Il se peut du reste que cette simplification logique des phénomènes de la nature et de la vie soit caractéristique de notre temps. C'est d'elle probablement que souffre surtout notre époque. Progresser, améliorer le sort des hommes ou de la société, par l'intermédiaire d'une race, d'une classe ou d'un groupe, détacher ces facteurs du fond vital qui les sous-tend, centrer ensuite son activité sur l'idée de lutte contre quelqu'un qui en résulte, tel est souvent le tableau que nous voyons devant nous. « L'humain » en a disparu entièrement dirait-on. Pour « agissant » que puisse être ce tableau sur certains plans de l'existence, il n'épuise jamais, aussi peu que ces plans, toute la vie. Et lorsque cette mentalité pénètre partout, lorsqu'elle nous fait apprécier nos semblables non selon leur valeur intrinsèque, mais selon leur origine, leur condition sociale ou la couleur de leurs cheveux, la vie semble s'appauvrir singulièrement puisque violence est faite à sa base la plus profonde : à l'humain. Et c'est là qu'involontairement on arrive à souhaiter que l'humanité puisse enfin, débarrassée de ses « sauveteurs » farouches, chercher son salut elle-même. Pourtant, ce salut, l'humanité ne peut le chercher que par la voix des hommes, ou même par la voix de l'homme.

Car deux conceptions de l'être humain sont inconciliables : ou l'homme reste homme, sans condition, quels que soient ses déficits et ses troubles, ou la qualité d'homme est décernée à la mesure des capacités cognitives et sa normalité jaugée par des processus de sélection et son aptitude au travail et à la discipline.

Lorsqu'en Allemagne, dans les heures les plus noires de l'euthanasie, le professeur Kloos psychiatre déclare : « Les enfants en bas âge profondément arriérés sont scientifiquement comparables à des singes » ou que le professeur Catel, pédiatre parle « d'êtres ayant forme humaine qui se trouvent à un niveau inférieur à celui d'un animal domestique » et compare les handicapés mentaux graves à « une masse de viande », nous pouvons dire que là, dans leur esprit, existe bien une zoologie des peuples, une zoologie des hommes.

L'humanisme de Minkowski trouvera raison dans les faits et dans l'histoire. Car en définitive, la génétique de son époque n'est que balbutiante et sa première parole, la découverte de l'ADN n'est pas même murmurée. Et pourtant, pour l'idéologie qui la portait, elle semblait une voie de découvertes royale et rectiligne. Mais la voie se révélera sinueuse et complexe, car ainsi que nous l'évoquions, le génome n'est pas une matière figée, mais dévoile des caractères inattendus et les chromosomes (les corps colorés) se révèlent être des structures dynamiques en perpétuels remaniements. Cette activité tenant, selon les mots de François Gros plus de « l'astuce du petit bricoleur que du bel et simple ordonnancement précédemment décrit ».

Dans une sorte de frénésie, le génome aurait dû nous révéler chaque particularité de l'être humain. Ainsi devaient naître *le* chromosome du crime, *le* chromosome de l'homosexualité, *le* chromosome de l'intelligence dont l'existence n'a pu être établie, mais que l'amplification et la déformation par les médias ont inscrits dans les mémoires et les croyances[144]. Penser que tout est génétique et inné ou que tout est acquis et l'effet du milieu constitue des positions extrêmes et sans grande signification. D'autant que, dans une sorte de retour du lamarckisme, les gènes peuvent ou non s'exprimer, peuvent se modifier sous l'effet du milieu et ces modifications acquises se transmettront génétiquement.

Ainsi que le rappelle le biologiste Jacques Testart, nous ne sommes pas nos gènes, encore moins ceux de nos parents et il paraît fondamental de tenir compte de l'environnement socio-éducatif, de l'histoire, tout particulièrement dans le domaine de l'intelligence et

144 Bertrand Jordan *Les imposteurs de la génétique* Ed Seuil 2000.

du comportement. L'identité génétique n'est pas la réalité de la personne.

Dans son rêve de perfectionnement de la race, l'eugénisme et ses interdits de procréation n'ont jamais prouvé leur efficacité. Sans doute auraient-ils révélé leur impuissance à *améliorer* l'humanité, quand bien même même ces dispositions se seraient maintenues sur plusieurs générations.

5 - Et demain ?

L'eugénisme n'est pas mort, il a seulement pris d'autres visages. Celui de rencontres organisées et soutenues financièrement par l'état, de partenaires socialement élevés et *universitairement achevés*, à Singapour. Ou encore, l'énoncé par la loi japonaise (1948) de la liste la plus complète de maladies justifiant la stérilisation qu'une législation eugénique n'ait jamais publiée. Ou enfin, la création en Chine, dont l'état contrôle fermement la procréation, de laboratoires de recherche destinés à améliorer la qualité de la race.

Les progrès de la biologie après-guerre ont permis, grâce au *diagnostic prénatal* (DPN), le dépistage de maladies fœtales. Ainsi, par ponction du liquide amniotique ou ponction de l'enveloppe la plus externe de l'amnios (le chorion) et analyse des cellules prélevées, le diagnostic de trisomie 21 a été possible. Certains diagnostics biochimiques (en constatant la quantité anormale de certains enzymes ou les altérations métaboliques de cellules fœtales prélevées) ont permis de dépister des maladies métaboliques telle la maladie de Tay-Sachs ou des malformations comme le spina-bifida ou l'anencéphalie. Ce diagnostic prénatal a permis le recours à l'avortement dit thérapeutique dans les situations où l'on sait que la brève vie de l'enfant ne sera que douleurs et souffrances.

Le *diagnostic préimplantatoire* (DPI) pratiqué depuis 1990 est une alternative au DPN. Il évite le risque d'interruption thérapeutique de grossesse. Il est indiqué lorsque l'un des membres du couple est porteur d'une maladie rare et grave ou lorsqu'un aîné a été touché par une telle affection. En pratique, il consiste en un tri des embryons quelques jours après la fécondation *in vitro*, les embryons *sains*, étant destinés à la grossesse, sont réimplantés. Ce tri des embryons élimine les porteurs d'anomalies génétiques plus ou moins graves ; ainsi, la maladie de Marfan (anomalie de la trame conjonctive dont la gravité est liée à de possibles complications cardiaques) : Lincoln, Mendelssohn, Rachmaninov qui en étaient affectés ont eu la chance de vivre au dix-neuvième siècle et non au vingtième siècle !

En Angleterre, le DPI permet d'éliminer les embryons porteurs d'un risque de strabisme, qui est plus un *défaut* qu'un handicap véritable. Une voie s'est ouverte : il n'y est plus question du risque, mais du risque du risque et bientôt d'un risque à la puissance (ou à l'impuissance) trois. Surtout, ce n'est plus ici l'éventualité d'une maladie gravissime de l'enfant dont la prévention est la raison d'être de la technique qui est en cause, mais une particularité vécue comme une maladie, qu'il ne soit pas parfait. Comme si le seuil de la souffrance s'était abaissé et que la limite de l'acceptable s'était déplacée. L'extension d'un DPI de *complaisance* laisse percevoir un clivage entre la sexualité réservée aux alcôves et la procréation confiée aux laboratoires et malheur à l'enfant conçu trivialement et porteur de tare.

Mais il est difficile de tout prévenir, car les personnes déclarées normales génétiquement peuvent transmettre la maladie du fait de mutations soudaines dans les gonades (un tiers des bébés présentant une myopathie de Duchesne ont des parents sains) ou d'accidents chromosomiques lors de la fécondation comme dans la trisomie 21. Par ailleurs, les effets bénéfiques de certains *mauvais gènes* seraient notés : celui de la maladie de Tay-Sachs protégerait contre la tuberculose , celui de la thalassémie contre le paludisme et une mutation sur un gène nommé CCR5 protégerait du SIDA.

Une certaine utilisation de ces techniques qui se veut rassurante et préventive n'est que conjuratoire. Elle donne au problème de la normalité un caractère plus aigu, car le *pathologique* risque d'être déplacé bien en deçà de la maladie, vers des anomalies du génome dont certaines ne se manifesteront jamais.

Grâce au progrès et à l'affinement de notre carte génétique, nous connaîtrons au berceau les maladies qui nous guettent et après une vie d'attente et de crainte, peut-être mourrons-nous en bonne santé.

Au nom de la santé, nous serons enclos dans la vision de notre avenir et des lendemains qui déchantent et il n'est pas sûr que cette protection nous protège de nous-mêmes.

À vouloir maîtriser notre devenir, nous en serons esclaves. Et notre identité génétique risquera de ne plus nous appartenir, mais d'être scrutée par les *assurances maladies privées* ou les employeurs se garantissant eux-mêmes du risque et du risque du risque, etc.

Francis Crick, co-découvreur de la structure de l'ADN, prix Nobel de médecine en 1962, déclarait :

> « Aucun enfant nouveau-né ne devrait être reconnu humain avant d'avoir passé un certain nombre de tests portant sur sa dotation génétique… S'il ne réussit pas ces tests, il perd le droit à la vie ».

Les hommes ainsi obtenus, génomiquement accomplis, ayant franchi avec succès les épreuves, voilà les *éléments alpha* dont parle Huxley dans *Le meilleur des mondes* ! Seront-ils génétiquement informés que ce monde ouvre à l'enfer ? La race pure ? Quelle utopie ! Albert Jacquard, généticien des populations l'a calculé : pour parler de race pure, il faudrait qu'un groupe humain reste isolé un nombre de générations égal au nombre d'individus qu'il comporte. Par exemple, un groupe de 200 personnes, en comptant 20 ans par génération, devrait rester isolé 4000 ans. Outre les pathologies liées à la consanguinité, un tel isolement, ennuyeux en soi, ne serait guère compatible avec la conquête de l'espace vital !

L'espèce humaine partage 98,6 pour cent de son génome avec les chimpanzés[145] et pour 99,8 pour cent a le même patrimoine génétique. Quant à la compatibilité tissulaire entre donneur et receveur, elle ne dépend nullement du groupe ethnique.

145 Car… « *De tous les animaux du monde, l'homme est le plus proche du singe* » écrivait Georg Christoph Lichtenberg (1746-1799) cf Jean François Billeter Lichtenberg Ed Allia 2014.

La race pure et la pureté du sang appartiennent à l'idéologie, à l'imaginaire, au mythe et le même homme, la *même vague* dont parle Husserl semble (… dans les 99,8 pour cent) concrètement inscrit au tréfonds de ses cellules.

Lorsque A.M. Carpon, médecin et juriste américain, écrit : « Chacun de nous porte cinq à sept gènes récessifs létaux et un nombre indéterminé de gènes qui le rendent susceptible de développer des maladies »[146], cela projette plus loin encore l'utopie d'une *pureté* génomique immunisante. Mais cela suffit-il à ébranler la foi des zélotes de la pureté raciale ? Car nous débarrasser de ces gènes encombrants, n'est-ce pas garantir la santé et permettre la vie immortelle ?

La génétique, en découvrant l'ADN et son expression phénotypique, c'est-à-dire la manière dont à partir de lui se fabriquent les protéines et les hormones et se construisent les organes, aura été un événement majeur de la compréhension du vivant et de l'histoire des sciences du vingtième siècle. Permettant une meilleure connaissance de certaines pathologies, ouvrant à l'élaboration de nouveaux médicaments, elle offre à la médecine de grandes perspectives. Mais elle n'est pas immunisée contre son utilisation au-delà de préoccupations proprement médicales.

Ainsi, nous connaissons la *thérapie génique* : celle-ci ne modifie à des fins thérapeutiques que des cellules localisées et ces cellules ne se transmettront pas à la descendance. Par contre, la *transgenèse*[147], réalisée dans l'œuf, modifie l'ensemble de l'organisme y compris les cellules procréatrices. Elle crée alors des êtres nouveaux susceptibles d'interagir de manière imprévisible avec les autres vivants. Dans le domaine agroalimentaire, les conséquences en termes de qualité des produits, de santé, d'environnement, d'économie et de vie des populations démentent toute forme d'optimisme[148]. La précipitation de l'homme à utiliser la technique, au-delà de la place et du sens

146 Jacques Testart Op cité p 248.

147 C'est à dire l'introduction d'un ou plusieurs gènes étrangers dans le génome d'un organisme afin d'obtenir un organisme génétiquement modifié.

148 Jacques Testart *À qui profitent les OGM ?* CNRS Ed 2013.

qu'il pourrait raisonnablement lui donner, est un phénomène constant , sans doute est-elle inscrite… génétiquement !

L'histoire justifie les doutes, les réticences et l'opposition avec lesquels Minkowski considérait l'hygiénisme et l'eugénisme et la critique qu'il formulait de leur validité et de leurs bienfaits.

La race écrivait François Mauriac est « la plus goulue de toutes les idoles ». Insatiable et goulue, incrédule par essence « qu'il n'y ait pas de zoologie des peuples ».

Le Temps qui vient

Évoquons, dans un retour à la source, le problème du temps tel que Minkowski l'expose dans son ouvrage *Le Temps vécu.* La question de la conscience du temps est sans doute la plus vivante et la plus énigmatique de toute la philosophie de l'existence.

Le temps, la durée impriment à nos pensées, à nos actes, leur signification : que seraient, sans cette conscience du temps, l'espoir, l'attente, la nostalgie, le regret, le remords et toute notre vie affective ? De plus, tous les moments, les intentions, les contenus de notre conscience se déroulent dans le temps. Enfin, le temps, la conscience de ce temps qui s'écoule et s'achève confère à notre vie sa dimension morale : que faire de tous ces moments qui me sont donnés et qui la définissent ?

Le Temps vécu a vu le jour dans une période de guerre et d'incertitude, dans une période où s'attacher à la pensée pouvait être un acte de survie. Dans l'avant-propos de son ouvrage, Minkowski écrit :

> Pourtant la pensée philosophique ne s'éteignit jamais entièrement. Parfois, à la faveur d'une détente passagère, elle essayait de se frayer un passage. C'est ainsi qu'en 1915, j'esquissai deux études, l'une sur « les caractères fondamentaux de l'élan vital » et l'autre sur « la mémoire et l'oubli » ; et, au cours de l'hiver 1916-1917, dans un secteur calme de l'Aisne, profitant d'un gourbi relativement confortable, j'essayais d'arrêter les grandes lignes d'un travail sur la phénoménologie de la mort.

Par cette réflexion, il lui fallait échapper à l'ennui de la monotonie, phénomène éminemment temporel qui, dit-il, « comme une masse morne et gluante s'infiltrait dans notre être et menaçait de le réduire à néant ».

Cette pensée s'appuie sur deux notions : la durée et le temps, ce temps-qualité que Bergson a opposé au temps assimilé à l'espace, au temps réfléchi, mesuré. Husserl dans une autre perspective, plus formelle qu'existentielle, a consacré son cours de l'année 1905 à l'étude de la conscience interne (ou intime) du temps.

Afin de saisir ce temps-qualité sur lequel s'appuie Minkowski, tentons d'imaginer un temps-quantité comme donnée immédiate de notre conscience. Imaginons : c'est la même matière qui coule à l'instant et depuis ma naissance et jusqu'à ma mort, dans un *moi* devenu sablier ou horloge pour lequel une heure du passé et une heure d'avenir se réduiraient à n'être que des quantités équivalentes.

Le temps vécu est autre, l'homme traversé par le temps a conscience de la durée, de sa durée et nul mieux que saint Augustin, au livre XI des Confessions, a décrit cette triple conscience, ce triple présent qui l'habite : présent du présent, présent du passé, présent du futur.

Vie du temps, mais aussi de l'espace, car la conscience du temps sans la conscience de l'espace et des objets serait une conscience vide. Cet espace qui est pratique est aussi poétique, il accueille notre vie, nos affections. Rappelons à nouveau Bachelard : « La maison tient l'enfance immobile dans ses bras ». Privée de cette maison, la nostalgie serait sans lieu, mais privée de nostalgie, la maison ne serait qu'une matière sans histoire.

1 - Le présent et le devenir

Le temps vécu de Minkowski est avant tout le temps du présent, d'un présent futur dans lequel le contact vital, l'élan personnel se tendent vers le devenir immédiat.

L'élan vital : quelle notion évanescente à l'analyse, mais accessible à l'intuition ! Quelle réalité concrète de l'existence ! Surtout lorsqu'elle manque. Minkowski parle à diverses reprises de ce patient qui l'a incontestablement marqué et dont il désigne l'histoire sous le terme de *politique des restes*. Pour ce malade que nous avons déjà évoqué, mélancolique schizophrène, tous les déchets : les mégots de cigarettes, les os de poulet, les épluchures, les bouteilles vides, les cadavres doivent être conservés et réintroduits dans son ventre. Cette histoire de la *politique des restes*, cette submersion de la vie par ces choses mortes, ce délire d'ingestion des restes et de rien d'autre manifeste une personnalité aliénée dans son affectivité, figée dans l'effondrement vital, fixée dans une mort fantasmatique répétée, immense et immobile.

Cet effondrement vital et la perte de la perspective du devenir sont les deux faces d'une même réalité. L'être humain doit nous concerner et nous toucher « dans sa destinée et sa vocation », écrit Minkowski. La destinée et la vocation, car penser le temps est aussi penser l'existence et rien ne nous est plus concret que ce que nous ferons de notre vie, de ce temps qui s'ouvre à nous.

Mais la durée est plus généralement la cheville ouvrière de la conscience du temps. Husserl l'a bien décrit : la succession d'états de conscience l'un après l'autre et la conscience de leur succession sont des réalités différentes et, seule la conscience de la succession qui fonde la durée et l'unité, crée la conscience du temps.

Le temps s'ouvre à nous dans le *Devenir*, ce temps qui vient, temps de la création, de l'élan vital. Nous ne pouvons stagner ni dans le présent, l'éternel présent, car nous serions divins à la manière du *Premier moteur immobile* d'Aristote ! Posture solennelle et sans doute ennuyeuse. Ni dans le passé : impossibilité logique, impossibilité existentielle, même au prix des pires contorsions de la conscience. Nous sommes pris dans le flux, nous ne pouvons pas remonter le courant. Ce passé, à peine si nous pouvons le tenir ou le retenir, si nous pouvons par bribes le laisser éclairer le présent. Les bribes, car il nous offre une certaine prise, il nous permet de le juger, de demander raison à ce qui a été. Le devenir au contraire nous échappe, nous savons qu'il sera, mais nous ignorons ce qu'il sera : peut-être la mort imminente ? Nous savons qu'il sera : dans une intuition du continu, notre esprit le prolonge, un peu plus, toujours un peu plus, jusqu'à nous penser une vie sans fin, une vie qui esquiverait la mort, cet avatar bien inutile.

Et si ce temps qui nous échappe n'était pas, si *en réalité*, il n'existait pas ? Réveillons avec Minkowski les *Esquisses pyrrhoniennes* de Sextus Empiricus, ces jeux logiques qui réduisent le temps à un non-existant. Le futur qui n'est pas encore n'existe pas. Le passé qui n'est plus n'existe plus. Quant au présent, pellicule sans extension, coincée entre deux néants qui l'aspirent l'un et l'autre, mort-né, il ne peut avoir de réalité propre ! Évaporé le temps, car le temps s'évaporerait si la logique des termes était la logique des choses.

Sextus est médecin et philosophe, empiriste, critique des dogmes et d'une logique qu'il peut tordre non sans ironie jusqu'à l'absurde. Car la réalité du temps vécu échappe à la pensée discursive, à cette opération qui tirant une proposition d'une autre par le raisonnement prétend tout expliquer. Et saint Augustin (en bon phénoménologue) ne s'y trompe pas : le temps dans sa densité et son existence est bien concret, il l'est dans la conscience que nous en avons. Il écrit :

> Qui pourrait nier que les choses futures ne sont pas encore ? Et toutefois, l'attente des choses futures est dans notre esprit. Qui pourrait nier que les choses passées ne sont plus ? Et toutefois, la mémoire des choses passées demeure dans notre esprit. Et enfin, qui pourrait nier que le temps présent n'a point d'étendue, puisqu'il passe en un moment ? Et toutefois, notre attention demeure et c'est par elle que ce qui n'est pas encore se hâte d'arriver pour n'être plus.

Et ce temps distendu par le triple présent, cette *image de l'éternité* ainsi que l'exprimait Plotin, crée la durée vécue, cette durée où le temps et l'espace se rencontrent. Nous vivons sous le registre de cette union.

Pensons à nos mouvements corporels, à la fois espace et durée. Pour le bébé qui a faim et attend, le temps long et la distance lointaine qui le séparent du biberon sont une même réalité. Plus tard, nos gestes lient plus fortement encore le temps et l'espace. Alors, comment la durée qui s'écoule en nous rencontre la pure durée des objets du monde ?

Le comprendre et pour le dire avec Plotin, comment « l'âme qui se dilate comme un animal replace le monde en elle et lui confère le temps et l'espace » nécessiterait l'étude attentive de toute la phénoménologie husserlienne !

Au temps, la durée ; à l'espace, sa propre continuité, car la conscience constitue un monde sans néant entre les objets, sans néant entre les parties de l'objet perçu. Et cette intuition d'un continu où trouve-t-elle sa genèse ? Peut-être dans la première continuité vécue, celle du lien affectif qu'enfant nous avons éprouvée. Les psychologues n'ont-ils pas décrit chez de jeunes patients souffrant de carences affectives, cette difficulté à vivre et à concevoir la durée et la permanence ?

D'ailleurs, la durée s'inscrit très tôt dans l'évolution biologique, car la perception scellera l'union du temps et de l'espace. Sur ce travail perceptif, Maurice Pradines (bon philosophe et grand psychologue selon Ricœur) nous aura légué de précieux enseignements.

La durée, selon lui, naît déjà avec l'habitude et l'instinct. C'est-à-dire dans un automatisme qui n'est pas purement réflexe. Le réflexe appartient à la *mens momentanea* de Leibniz et pour être efficace, il doit être pur instant. Par contre, « l'habitude et l'instinct sont le propre d'un être qui dure et dont les desseins se prolongent à travers le cours de la vie et même (en ce qui concerne l'instinct) à travers le cours d'une lignée »[149]. De plus, aux relations purement causales de l'activité réflexe (la cause étant le stimulus et la conséquence, la réponse) s'opposent les relations de finalité de l'habitude et de l'instinct, relations « liées à l'activité propre d'un être qui vit le temps dans lequel ses moments se déroulent »[150].

Minkowski se méfie du principe de causalité invoqué à tout propos et qui ligote les causes et les conséquences, sans doute y flaire-t-il l'odeur de l'activité réflexe ! Et nous imaginons mal la perception, cette activité intelligente et douée de finalité, déterminée par une cascade de réflexes. Comment d'une succession de ces instants que sont les réflexes pourrait naître la durée ? Et, chaque instant n'étant que réaction à l'instant passé, comment pourrait se créer cette âme du temps qu'est le devenir ? Dans ce devenir, dans cette continuité qui se réalise, celle d'une perception par exemple, le

149 Maurice Pradines *Traité de psychologie générale* Op cité tome 1 p 149.
150 Id p 150.

temps n'est jamais séparé de l'espace. Alors que la connaissance du passé est, pour citer Pradines : « la connaissance d'un temps séparé de l'espace et dont aucun espace ne peut être le symbole »; le devenir, notre primitive temporalité contient au contraire cette *solidarité temporo-spatiale* notion précieuse à Minkowski.

L'opposition de l'instant à la durée s'illustre concrètement dans notre conscience du temps lorsqu'elle différencie le *maintenant* et le *présent*.

Alors que le maintenant désigne l'instant ; le présent est la durée, l'étendue temporelle, car il vise au-delà du pur maintenant, le jour que nous vivons, le mois ou l'ère présente. Cette capacité d'unifier la multitude des instants sous de mêmes auspices, Minkowski la nomme *principe d'homogénéisation*. Alors que le maintenant fuit sous notre regard, le présent nous offre le recul et la perspective et le triple présent de saint Augustin fait de nous des existants de la durée.

L'élan vital crée l'avenir qui se présente à nous. Cette force, nous ne la subissons pas, mais elle nous aspire, elle donne un sens à notre vie, à la fois sa direction et sa signification.

L'avenir qui se crée et l'élan vital qui m'anime ont un lien intime, indissociable. L'élan vital a un caractère irrationnel, car il n'est pas une suite mécaniquement logique du passé. Il contient, au contraire, l'incertain, l'imprévisible, il est ouvert aux rencontres, attentif au nouveau. Il permet que « le moi dans le devenir vienne s'affirmer en tant que personnalité vivante », écrit Minkowski.

Opposé à l'avenir ouvert et vivant se place le destin inanimé et clos, l'inéluctable futur, l'irrémédiablement gravé par le passé. Les traumatismes psychiques incarnent une forme implacable de ce destin. Le soin doit percer quelque éclaircie dans un ciel lugubre, tâche parfois insurmontable lorsque l'inhumanité s'est ajoutée à l'effroyable. La *réalisation*, ce mot que Minkowski emploie à propos de l'élan vital traduit cette union dynamique du moi et du monde, du moi et de la chose réalisée et en marque sans équivoque le caractère concret. L'élan vital de la personne, l'élan personnel, est à la fois une force et un mystère, insaisissable aux prétentions de notre moi raisonnant. Il est ce quelque chose (ce *je-ne-sais-quoi* dirait Jankélévitch) qui nous anime, nous dépasse, nous échappe et plonge ses racines loin de nos regards dans notre affectivité et notre histoire.

Cette force dont nous méconnaissons les sources, Minkowski la nomme *inconscient* mais il la distingue de l'inconscient freudien marqué, lui, par la sexualité, les pulsions et le refoulement. De cet inconscient, nous sommes très... conscients, car nous en ressentons la présence, le sens et l'action. Il est le premier mobile de notre élan personnel et de nos motivations. Le *supra-individuel* de Minkowski n'est pas le Surmoi décrit par Freud, il est plus aspiration que contrainte. Quant à la clarté des mobiles conscients de nos actions, Minkowski rejoint Freud : elle est une chimère. Non sans ironie, Minkowski évoque l'être qui se gonfle de sa vertu, mais jusqu'où la connaît-il et jusqu'où en est-il l'artisan ?[151]

Pouvons-nous penser un élan vital dont la volonté serait l'exercice de la force et de la domination ; un élan vital du tyran ? Le rapport personnel de soi à soi et de soi à autrui que vise l'élan vital s'oppose au lien du moi mégalomaniaque avec les êtres et le monde, car ces êtres et ce monde ne sont que de simples objets destinés à le remplir, lui, le centre de l'univers. Élan vital du tyran ? Élan mortifère conviendrait mieux.

L'œuvre est la matérialisation de l'élan vital , imparfaite et perfectible, concrète et spirituelle, elle se détache du moi et s'intègre au monde. Œuvre humaine, dialogue avec autrui, même au-delà des âges, même au-delà du temps. Le psychiatre et psychanalyste Lucien Israël avec humilité et humour parlait ainsi de l'œuvre : « Je n'aurai pas le prix Nobel. On ne conservera pas mon sperme pour engendrer des génies. Se consacrer à la liberté des gens, amener un sourire sur le visage des êtres humains mène à d'autres satisfactions ».[152] L'œuvre n'est pas un monument, un catafalque.

151 ' « *Chaque fois que tu lis l'histoire d'un grand criminel, remercie le ciel, avant de le condamner, qu'avec ton visage honnête, il ne t'ait pas plaçé au commencement d'une telle suite de circonstances* » J.F Billeter *Lichtenberg* Ed Allia 2014 p 67.

152 Lucien Israël *Boiter n'est pas pécher* L'Espace Analytique Ed Denoël 1989 p 314.

Distinct de l'élan personnel et du devenir , le *Contact vital* avec la réalité les complète. Il désigne notre rapport à la vie dans le maintenant. Ce que nous sommes avec le monde et ce qu'il est avec nous, dans un intime va-et-vient. Contact avec les êtres et les choses, il échappe à la notion d'être heureux ou non dans la vie qui se déroule : ainsi, pouvons-nous avoir un contact vital avec la réalité de la maladie qui nous touche.

La vie çà sert à vivre, me disait un petit garçon de sept ans en consultation. L'énoncé est moins tautologique qu'il n'y paraît, il est au contraire d'une grande finesse, car la vie, être en vie au sens biologique est ce qui sert à vivre, c'est-à-dire à exister, à penser, à aimer, à agir. Que serait la vie sans nos raisons de vivre ? Le contact vital, c'est notre existence, notre vie dans le triple présent : le présent du présent, mais aussi le présent de nos souvenirs et le présent de l'avenir qui se dessine.

Le contact vital est une pénétration réciproque, un *synchronisme vécu* entre le monde tel qu'il va et nous qui y sommes. La contemplation est l'exemple choisi par Minkowski d'un tel synchronisme. Elle nous en fait saisir le caractère concret. Entre le moi contemplant et ce qui est contemplé se crée une interpénétration, un échange, une sorte de dialogue, comme le *Je-Tu* de Martin Buber. Ce n'est pas une fascination qui nous rend muet et captif, nous absorbe et nous digère. Comme nous fascine l'idole, mais aussi comme nous fascine l'horreur. Car l'horreur ne se contemple pas et nous ne parlons pas avec elle ni avec tout ce qui nous fascine. Ce qui nous fascine nous hypnotise, nous immobilise. Par contre, la contemplation est habitée de sympathie, d'amitié. Et la sympathie est, pour Minkowski, une forme éminente du contact vital avec la réalité. « Phénomène primitif et essentiel de la vie », « Charpente et support de notre vie », « Ce qu'il y a de plus naturel et de plus humain en nous », « La sympathie nous fait dire que notre être est partout sauf en nous-même » , quels propos exprimeraient mieux la valeur de ce sentiment pour lui.

Une autre forme du contact vital avec autrui se réalise dans le sentiment de mesure et de limites, dans ce tact qui nous rend accessibles aux cas particuliers. Associé à la sympathie, ce tact, cette mesure rend les relations humaines respectueuses et vivantes.

Il est souhaitable que l'esprit puisse être souple, qu'il s'adapte à la réalité humaine et ne se fige pas dans l'application rigide des préceptes généraux. En un mot, qu'il ne tende pas vers… le *rationalisme morbide* ! Ainsi du mensonge, dont on sait qu'il en existe de salutaires. Si Benjamin Constant défendait le droit de mentir par humanité, Kant considérait le mensonge comme une forme d'atteinte à la dignité humaine, une faute morale. Mais Kant n'avait jamais reçu la visite de la Gestapo, sinon il aurait ressenti au plus fort que la vie tient parfois à un fil, au petit fil d'un mensonge. Stuart Mill, dans sa clairvoyance, trouvait le mensonge nécessaire lorsqu'il permet d'épargner à autrui un grand malheur. Rappelons-nous cette méfiance des grandes règles inscrite dans les principes du droit romain et la nécessité de la mesure dans le jugement, rappelons-nous *summum jus, summa injuria*, droit extrême, extrême injustice.

Enfin, nous prenons conscience de la nature et de l'importance du contact vital avec la réalité lorsque celui-ci est gravement altéré par la maladie. Minkowski voit dans cette perte du contact vital, le trouble essentiel de la schizophrénie. Au-delà des manifestations symptomatiques comme les hallucinations, la psychose est une catastrophe vitale de l'être dans son entier. La *Wahnstimmung* de la psychiatrie allemande, cette ambiance délirante que décrit Karl Jaspers traduit ce détachement, cette étrangeté angoissante, cette perte de la familiarité fondamentale que Wolfgang Blankenburg nomme « la perte du sentiment d'évidence naturelle ».

2 - L'Avenir

Au-delà du devenir qui se réalise se place l'*Avenir* que nous apercevons lointain, incertain. Quelle que soit sa nature, nous pressentons qu'il sera. Il nous apparaît comme un horizon et ainsi que le dit Minkowski, comme « le plus stable de tous les points cardinaux du temps ».

Cet avenir, certains phénomènes cruciaux de notre existence le fondent : *l'activité* et *l'attente*, *le désir* et *l'espoir*, *la prière* et *l'acte éthique*. L'avenir s'ouvre à nous dont l'horizon nous donne l'image, temporelle et spatiale.

Au premier plan de l'avenir agissent *l'activité et l'attente*. L'activité appartient au devenir, par elle, l'être vivant se porte en avant dans le temps et l'espace unis dans ce que Minkowski nomme la « solidarité spatio-temporelle ». Dès lors que nous ne sommes plus dans le pur immédiat du réflexe, mais dans l'activité réfléchie, fût-elle la plus élémentaire, le temps et l'espace se nouent, car l'espace vécu est l'espace de l'action et l'action est ce qui dure. Donner à cet espace vécu, à cet espace qui porte le temps en lui, son importance marque l'originalité de la conception de Minkowski face à celle de Bergson.

Dans ce plan de l'avenir qui nous est le plus proche, ce n'est pas la passivité qui, comme phénomène vital, s'oppose à l'activité, mais l'attente. Non pas l'attente d'un événement prévu auquel nous pouvons penser, ni l'attente attentive où nous guettons dans le présent les signes de l'avenir, mais l'attente vide, primitive, angoissée, la « suspension de l'activité qui est la vie même ».

Cette attente est semblable à la douleur physique, elle s'impose à nous, nous livre à l'impuissance et comme elle, nous remplit totalement sans laisser place à un autre objet, à une autre pensée, à quelque forme de désir ou d'action. Elle n'a pas comme l'action, de durée ; elle nous comprime dans la succession des instants. Dans l'attente, il existe un rétrécissement de l'être vivant qui s'oppose à l'expansion de l'activité. L'activité nous fait toucher notre pouvoir et notre *grandeur* et l'attente notre petitesse et notre impuissance. Ces phénomènes de base du devenir nous semblent dessiner les grands traits de notre condition humaine.

Au-delà de l'activité et de l'attente, *le désir et l'espoir* accroissent notre perspective temporelle. Ces actes de conscience affectifs s'appuient sur notre capacité d'imagination. Sur l'un et l'autre s'appuie notre avenir vécu. Le désir est une conscience du *plus loin* qui dépasse l'activité, la soutient, la motive, la suggère. Il ne s'agit pas d'un désir-prison, d'un désir d'Harpagon incarcéré dans sa cassette, recroquevillé dans ses perspectives et figé dans le temps. L'*avoir* visé par le désir a un sens plus large que le monde des biens, car il touche au moi intime et affectif.

À l'inverse de l'activité et du désir, l'espoir comme l'attente nous fait entrer en nous. L'espoir est l'attente d'un mieux : avec lui, nous nous en remettons à l'avenir. L'espoir fait vivre, il serait le baume sur la plaie de la pure et douloureuse attente. Il peut se muer en désir et susciter l'action, mais aussi, nous enfermer dans le rêve : « Quand tu auras appris à désespérer, je t'apprendrai à vouloir" écrit Sénèque.

Minkowski évoque la *prière*, cet acte de conscience qui se tourne vers l'avenir et prolonge l'espoir. Inclure cette notion théologique dans un monde phénoménologique n'est pas commettre un… sacrilège, car la prière ici envisagée, au-delà de toute croyance particulière, est cette attitude de conscience de l'homme qui s'adresse au dieu auquel il croit, si toutefois il est un dieu auquel il croit[153]. Cet acte n'est pas le rituel mécanique tourné vers un dieu toujours disponible et prompt à exaucer sa créature, mais la prière sincère, l'acte de défense et de recours qui survient dans les circonstances exceptionnelles, lors de périls. Cette sorte d'élévation au-dessus de nous-mêmes, de regard vers le lointain, cet appel à une divinité agissante se tourne vers un avenir au-delà du désir et de l'espoir. Nous sommes loin des gesticulations sanglantes d'Agamemnon sacrifiant sa fille Iphigénie pour obtenir la victoire ou des prières que nous adressons à nos semblables lorsque nous leur demandons quelque faveur. La prière nous place très loin et très près du dieu que nous prions, elle est à la fois un recueillement, une intériorisation et une *extrospection*. Ce dernier terme que Minkowski

153 En deçà de l'histoire des religions particulières, ceci nous place face à la question de la genèse du sacré et du divin et de leur place dans la conscience humaine. Selon Mircea Eliade : « Le sacré est un élément dans la structure de la conscience et non un stade de la conscience » ainsi, il n'y a pas de conscience dépourvue du sens du sacré. Cependant chez les primates supérieurs, les activités de conscience sont à l'œuvre : l'identification des objets, la représentation d'autrui et de soi, le mensonge et l'adaptation de la communications, les apprentissages ; sans pour autant qu'il y ait dans leur conscience un élément du sacré, dont le Sinanthrope (-300.000 ans), avec le culte des crânes manifestera la présence..

emploie, montre que nous y sommes à la fois à l'extrême cœur de nous-mêmes et dans l'univers.

L'acte de prier est-il universel, peut-il surprendre l'homme qui ne croit en nul dieu ? Des derniers recoins de son incroyance, dans l'imminence du péril, dans l'immensité du désarroi, l'homme peut-il se mettre à prier ? Ce pari de Pascal jailli de l'urgence serait ce que les croyants, toujours prompts à l'invoquer, appellent la grâce.

Parfois, la prière n'appartient plus au domaine intime, elle s'engage, elle prend la défense. Le père Bernhardt Lichtenberg demandait aux paroissiens de la cathédrale Sainte-Edwidge de Berlin, alors que la Nuit de cristal se déchaînait, de prier pour les Juifs : « Dehors la synagogue brûle, c'est aussi la maison de Dieu ». Torturé par les nazis, il allait mourir sur le chemin de Dachau. Une telle prière est un acte éthique au sens le plus élevé, il est ce « soubassement et couronnement de notre existence » dont parle Minkowski.

L'activité, le désir, l'action éthique, chacun prolongeant et amplifiant l'autre constituent le devenir. Dans la *conscience éthique*, le devenir est proche et souvent immédiat, il nous surprend et nous touche. Minkowski se souvient :

> Deux soldats sont depuis des jours accroupis côte à côte dans une tranchée ; c'est le royaume de la mort ; l'ennemi martèle de ses obus sans répit la tranchée; il prépare une attaque; exténués par le bombardement sans fin, on l'attend presque comme une délivrance; mais voici les gaz ; l'effroi augmente ; on semble atteindre les limites ultimes de la résistance humaine ; le temps s'écoule lentement, l'atmosphère reste irrespirable, délétère ; l'un des soldats tâte machinalement son masque de réserve, il se dit qu'il sera bientôt temps de remplacer celui qu'il a sur lui ; au même moment son voisin lui dit qu'il croit que son masque n'est pas étanche et qu'il n'en a pas d'autre; un moment d'hésitation, un seul; on sent la mort planer autour; elle se dresse devant les yeux de notre soldat ; mais ce n'est qu'un moment d'hésitation; il tend sans mot dire son masque à son compagnon .

L'action éthique était en réserve, l'événement la réveille, simple, silencieuse. Elle ne procède pas d'un long débat entre bien et mal, mais nous emporte. Elle est humble : il n'y a pas de génies éthiques comme il peut y avoir de géniaux logiciens, des artistes sublimes. La tendance éthique est à la portée de tous, elle n'est pas interdite aux enfants et n'a aucun lien avec l'intelligence conceptuelle. Et si une élite éthique, reconnue comme telle et investie du pouvoir existait, tout au plus serait-elle *« capable de donner des conseils à quelques clients cachectiques »,* dit avec humeur Minkowski ! Cachectiques ou plutôt psychasthéniques perdus dans le dédale sans fin des ratiocinations et des scrupules.

L'élan éthique nous donne une pleine conscience de nous-mêmes, il amplifie la conscience quotidienne de notre identité. Il nous procure une forme de joie qui a fait gloser un certain puritanisme moral : l'acte éthique serait dirigé vers nous par le plaisir et le renforcement de l'identité qu'il nous donne et par là, il serait suspect. Mais faut-il comme nous l'écrivions confondre, le plaisir et la joie ? Et par quel tourment faudrait-il que ce rapport vivant à notre semblable soit imprégné de souffrance et de flagellation mentale !

Le temps de l'éthique ne peut jamais se reposer sur le laurier des souvenirs. Alors que la conscience de la faute persiste, insiste dans le remords ; le souvenir de l'action bonne se réduit, se minimise, ne s'habille pas de gloire, n'habite pas le pur repos du devoir accompli. Au mieux persiste-t-il comme un discret trésor.

La mort, le devenir ultime, ne se laisse jamais généraliser, elle est toujours la mort d'un être singulier. Cette mort encadre la vie nous dit Minkowski, elle fait qu'une vie soit, qu'elle s'accomplisse. La mort est organe et obstacle de la vie écrira Jankélévitch dans une pensée voisine : elle est organe, car elle confère à l'existence sa force d'accomplissement, elle accorde au temps sa puissance , elle est ce qui permet la vie, mais en est aussi le terme. La conscience du temps est conscience de l'avenir, mais la marche vers l'avenir se double de l'acheminement vers la mort. Est-ce le commencement de la fin ? La fin du commencement ?

Ce qui permet notre marche vers l'avenir, vers le bout de notre horizon est une part fondamentale de nous qui ne vieillit pas. Quand bien même constatons-nous des ans « l'irréparable outrage », celui qui marque le corps vécu et le corps vu, nous continuons à vivre, tendus vers l'avenir.

Sans doute est-ce cette part d'amour que nous nous portons, sans doute est-ce la conservation de la structure formelle de la conscience comme conscience du temps qui nous permettent de penser l'avenir. Car cette conscience d'avenir est soutenue par la conscience de la durée et la durée vécue nous est familière, elle va de soi, alors, l'horizon se repousse.

La durée appartient à notre conscience, elle l'expérimente, la vit, l'instant succède à l'instant sans surprise alors que de notre mort nous n'avons nulle expérience. Peut-être est-ce cette conscience de la durée qui nous souffle le sentiment de notre possible immortalité : « *Ubi est, mors, Victoria ?* » Ô mort où est ta victoire (1 Cor 15 St Paul), car le temps de l'au-delà, le temps de l'éternité est pour le croyant le temps céleste, à moins que, se sentant coupable d'une inexpiable faute (qui n'est parfois qu'un péché mignon), il se pense destiné au feu infernal. Pour celui qui ne croit pas à l'au-delà et doit selon le mot de J. Rostand recréer chaque jour sa propre lumière ; la mort aurait son absolue victoire si la vie ne subsistait dans le souvenir des consciences, le legs des pensées à travers les générations et les siècles.

Apprendre à mourir est une métaphore vague et vaine. Alors, le dernier mot serait-il que notre mort ou plutôt son pressentiment nous apprenne à vivre, que la conscience de notre éphémère nous invite à plus de fraternité ; car « *Nemo altero fragilor est ; nemo in crastinum sui certor* »: aucun de nous n'est plus fragile que les autres, aucun n'est plus sûr du lendemain, écrit Sénèque à Lucilius.

3 - La Mémoire

Ainsi, le devenir, l'élan personnel et l'horizon de la mort impriment à la conscience son sens, sa vie. Alors, qu'en est-il de la vie passée et du temps révolu ? Si la vie se presse dans le devenir, la mémoire doit bien aider son passage, éclairer ce qui s'annonce, lui servir de guide.

« Notre mémoire semble destinée à enrichir avant tout nos connaissances au sens large du mot », écrit Minkowski. Ce large sens comprend la connaissance des choses et des êtres. Dès lors que nous quittons le plan de l'automatisme du pur et simple réflexe, la mémoire pénètre nos moindres actions, elle est l'élément indispensable de nos perceptions, de nos savoirs ; de ce que Luria appelait « les fonctions corticales supérieures de l'homme ».

Grâce à elle, la conscience ne doit pas à chaque instant tout recréer, mais peut, dans la spontanéité, percevoir et agir.

Cet automatisme n'est pas, rappelons-nous, la forme élaborée d'une activité réflexe, mais la forme condensée d'une activité élaborée qui ramassée sur elle-même permet la libération de l'esprit pour d'autres tâches. Ainsi, cette mémoire nourrit nos connaissances : toute entière tournée vers le présent et vers l'action, car et le rappelle Bergson, reconnaître un objet usuel consiste surtout à en connaître l'utilité. Notre mémoire nourrit nos connaissances et les conforte.

Pradines a décrit admirablement cette genèse et les caractères de cette mémoire prospective et perceptive. Cette mémoire n'est pas encore la conscience du passé, car, pour qu'elle y parvienne, elle devra s'enrichir d'une capacité d'imaginer et de regarder en arrière. Je sais que deux et deux font quatre ; cette mémoire est seule nécessaire au présent, à l'acte de mon calcul. Que je me souvienne du temps de cet apprentissage, de la figure du maître ne sert en rien mon action, mais affectivement, le souvenir de cet homme patient qui m'a appris à compter et à prendre confiance est cher à mon histoire.

La psychologie classique, proche cousine (ou éternelle jumelle) de la philosophie distinguait à la source de la mémoire rétrospective, les capacités d'imagination et de réflexion : l'imagination sauvant les figures du passé comme figures et l'intellect assurant la reconnaissance du passé en tant que tel.

La mémoire intellectuelle rétrospective, ainsi que l'explique Pradines s'appuie sur des signes, des rapports de situation, de dépendance, d'exclusion. Dans ce chemin à rebours, ce travail de reconstitution, toute une logique est à l'œuvre justifiant que Léon Brunsvicg définisse la pensée du passé comme une pensée qui cherche les causes.

Voilà pourquoi la perte de mémoire est une perte de raison, car ce ne sont pas seulement les images du passé qui s'effacent, mais tout ce travail, cette vie de l'esprit, cette logique de soi qui les évoque ou lorsqu'elles surgissent, les met en lien, les anime.

Ainsi, la perte du passé est une perte de soi et la mémoire assure, pour reprendre les mots de Pradines, la constitution de la personne « comme d'un être qui se reconnaît dans un passé et s'anticipe dans un avenir » et pour s'anticiper, encore doit-on se reconnaître.

Cette mémoire assurée par la logique de mise en liens et en perspectives se nourrit d'une autre source, car mon histoire, le récit que la mémoire évoque et organise, est portée par l'histoire plus vaste de mon pays et du monde. Les événements politiques, sociaux s'inscrivent dans notre mémoire et parfois, lorsque nous y avons pris part, nous inscrivent dans le temps de l'événement. Une durée relie alors l'homme à ces moments intenses, car les fils du sens retissent vers eux le temps et l'espace. « Je suis celui qui a été cela » et le passé, même sous la forme douloureuse retrouve le présent, conforte et réconforte l'identité.

Nous comprenons avec Minkowski, très proche ici de la pensée de Pradines, que toute mémoire puisse être prospective, destinée au présent, car la pure rétrospection fût-elle emplie d'absolue nostalgie peut faire vivre l'actuel et le futur d'une conscience. Le bon temps passé console parfois du mauvais présent et du mauvais avenir ; mais la consolation est aigre-douce, car le bon temps est bon de l'avoir été et mauvais de ne plus l'être, de ne laisser de lui que des miettes fugitives.

Entre la composante imaginante et la réflexive de la mémoire rétrospective, l'opposition n'est pas tant marquée et n'est d'ailleurs pas soulignée par Minkowski. Imagination et logique constituent deux actes de conscience différents, cependant des liens profonds les unissent et que serait une intelligence sans imagination ?

Dans le récit, l'évocation des images suscite le travail logique de mise en ordre qui en retour s'appuie sur elle. De plus, l'imagination peut quant à elle, créer un contact plus vif avec la réalité. Cette imagination n'est pas l'ingestion d'images dont les médias modernes nous inondent, l'imagination de ces images qui transforment la vie en spectacle et la banalise. Elle est plutôt l'acte d'entrer en nous, de saisir au-delà de la perception, les faits et leurs conséquences et les tenir au plus près de notre conscience en évitant cette prétention de nous « mettre à la place des autres ». L'imagination participe aussi à la conscience du temps lorsqu'en elle se rencontrent les subtilités grammaticales, lorsque par exemple je m'imagine dans un futur qui regarderait le passé.

La mémoire rétrospective participe à notre conscience morale et «s'il est bien ennuyeux d'avoir oublié un nom, une date, une course à faire, là n'est sans doute pas l'essentiel » note malicieusement Minkowski. Là n'est sans doute pas l'essentiel ni à notre conscience morale, ni à notre personne et Pradines le précisera ainsi : « L'inquiétude de devenir ou de demeurer une personne est une grande chose et non un petit ennui. Il est bien évident d'ailleurs que toutes les préoccupations morales en dépendent ou s'y rattachent ».

Le passé comme l'avenir nous constituent comme personne. Cependant, ces temps ne sont pas équivalents et Minkowski parle à leur propos d'asymétrie. Car le temps de l'attitude éthique est l'avenir. Le passé, au contraire, nous fixe, il peut appuyer sur nous le poids du regret et plus encore celui du remords.

Bien plus que le regret, le remords nous freine, nous fige, nous juge et réécrit sur le mur de notre conscience les mêmes mots que la main écrivit à l'adresse de Belthassar sur le mur de son palais et dont il demanda l'interprétation à Daniel, « *Mene, Mene, Tekel, et Parsin* », « tes jours sont comptés, tu as été pesé, jugé insuffisant, ton royaume sera divisé ». Ou plus trivialement, « Toi qui t'es servi des vases sacrés pour faire la fête, ça va être ta fête ! ». Car avoir utilisé pour une fête les vases sacrés que Nabucco, son père avait pillés au temple de Jérusalem, voilà ce qui lui est reproché et qu'il expie. Il est assassiné la nuit même et les Perses et les Mèdes se partagent son royaume.

Jugement définitif, comme celui du patient mélancolique sur lui-même, sentence implacable et parfois démesurée face à la petitesse ou à l'inexistence de la faute, tel est le remords qui fixe douloureusement la conscience dans l'instant, bouche l'horizon des possibles ! Ah ! si nous pouvions à ce moment définitif n'être qu'un simple roseau, avide de repentir, de ce repentir qui allège, absout et regarde le futur. Alors, notre conscience morale encore convalescente pourrait, ne serait-ce qu'entrevoir, l'horizon des possibles. Qu'elle s'y élance dans l'aspiration ou s'y contraigne dans l'obligation, qu'importerait alors, car de l'avenir, tout peut se recréer, tout peut renaître.

Des trois formes de l'évocation que rappelle Minkowski : le degré *sec*, le degré *émouvant* et le degré *angoissant* ; seul le dernier nous retiendra, car à lui appartient toute la pathologie du traumatisme psychique qui envahit la vie éveillée de ses obsessions et le sommeil de ses cauchemars.

Dans cette conscience du passé, nous trouvons une autre forme d'asymétrie, car nos actions louables ou nos moments heureux ne se rappellent pas à notre conscience de manière semblable. Notre conscience porte en elle l'empreinte tragique ; il n'y a pas en elle l'envers, le symétrique de l'insistance du passé traumatique. Il n'y a pas en elle de « syndrome post-bonheur » qui baignerait notre conscience du présent.

La conception du passé que décrit Minkowski s'inspire des thèses de Maurice Mignard qui dans son ouvrage *L'unité psychique et les troubles mentaux* (Alcan 1928) accorde une grande place à ce qu'il nomme « la masse de l'oublié ».

Dans notre conscience du temps, ce que nous possédons est l'instant juste acquis. C'est notre juste passé, un passé ramassé dans le présent. Avec lui, nous touchons la durée, nous la percevons. À côté de ce passé qui se fond au présent, le passé lointain constitue une *masse confuse* que nous ne percevons pas et dont nous ne voyons pas les détails même si parfois nous en avons de vifs souvenirs. Cela constitue cette *masse de l'oublié* ce confus sentiment d'ensemble qui pèse de tout son poids « sur cette subtile pointe du présent par laquelle le passé trace notre action dans l'avenir ». Cette *masse de l'oublié*, Minkowski la précise ainsi :

> Le passé ne se déploie point devant nos yeux sous forme d'étapes successives dont chacune aurait sa propre valeur indépendante des autres ; il se replie au contraire sur lui-même, se condense au maximum sans rien perdre d'ailleurs de sa force pour cela. C'est un passé concentré, ramassé que nous avons devant nous, passé dont jaillit à nouveau notre élan pour nous emporter vers l'avenir. C'est là le rôle de ce passé et il n'y en a point d'autre[154].

Cette conscience du temps qui oppose le tout juste passé appartenant au présent (le « passant-passé ») à la masse de l'oublié évoque la description de Husserl dans ses cours de 1905. Le *plus tout à fait présent* se fond à ce *passé naissant* que Husserl nomme la *rétention* et qui diffère du *ressouvenir*.

Le diagramme de la conscience du temps tel que l'expose Husserl dans son cours illustre bien, à mesure de l'écoulement temporel, la sédimentation progressive de ces couches présentes et moins présentes et de moins en moins présentes vers les profondeurs.

La masse de l'oublié tient dans son façonnement, dans son architecture, d'une géologie affective et rationnelle. Le regard de Husserl et celui de Minkowski sur la conscience du temps se complètent : à Husserl l'étude formelle des modes de conscience dans leur écoulement temporel quel qu'en soit le contenu , à Minkowski les contenus existentiels, les vécus qui constituent la matière de la trame.

Appuyer la conscience du temps sur la masse de l'oublié ne manque pas d'audace. En effet, dans une vision quantifiante, notre conscience du passé devrait se lier puissamment, par quelque loi mathématique peut-être, au nombre et à l'intensité de nos souvenirs. Plus nombreux et plus précis seraient-ils et plus notre conscience du passé serait riche et vive !

---

154 E.Minkowski *Le temps vécu* P.U.F Quadrige Chap VI Le Passé p 138 à 158.

Mais être conscient du passé nécessite avant tout la conscience de l'irrévocable, cette conscience d'un « Il n'y a plus et il n'y aura plus ». Et cet oublié, cette fausse inertie est une matière vivante. Vers elle, nous nous tournons, c'est elle que nous interrogeons. Qu'elle s'éveille et nous dialoguons avec les êtres de notre histoire, de notre enfance.

Cette matière qui nous anime et que nous animons et dont le néant est exclu est la présence effective et silencieuse de ce passé dont Bergson écrivait qu'il nous suffit de nous retourner pour l'apercevoir tout entier.

L'œuvre, quant à elle, appuyée sur la masse de l'oublié est sans cesse tournée vers l'avenir : « Je mourrai certainement avec une mélodie au bout de ma plume », écrit Jacques Offenbach.

L'œuvre n'est parfois qu'un petit trésor que la mémoire éveille, qu'une petite image qu'elle sort d'une petite boite.

Lors d'un journal télévisé, il y a quelques années, aux alentours d'un 11-Novembre, un *poilu* plus que centenaire est interrogé. On fouille sa mémoire : les camarades morts, l'effroi, la boue des tranchées, Verdun, les Eparges, Mort-Homme. Tout semble enfoui ou presque, lorsque tout à coup du fond de l'oubli surgit un souvenir. Alors, il raconte et tout son être s'anime. Le soldat est prisonnier en Allemagne et travaille dans une ferme. Puis c'est la fin de la guerre, il est libéré et pour son retour en France, la fermière lui a donné une tranche de lard. Alors, il raconte et son être s'anime, sourit, comme si de l'humble souvenir de cette humble nourriture rejaillissait pour lui toute la philosophie du monde.

Pour conclure

Le *triple docteur* Minkowski (Munich puis Kazan et Paris) en qui Merleau-Ponty saluait « le premier témoin parmi nous de la phénoménologie » n'aura pas eu la carrière prestigieuse que les titres et distinctions auréolent. Après tout, travailler à prendre soin des patients lorsque l'on est médecin se suffit et que dire si de surcroît s'y ajoute une œuvre, elle, pleine de... distinction !

Que dire de sa philosophie ? Lorsque Merleau-Ponty explique ce que peut être la place du philosophe et déclare : « On ne peut pas attendre d'un philosophe qu'il aille au-delà de ce qu'il voit lui-même ni qu'il donne des préceptes dont il n'est pas sûr. L'impatience des âmes n'est pas ici un argument ; on ne sert pas les âmes par l'à-peu-près et l'imposture », alors Minkowski, philosophe proche de la vie nous semble tenir cette place, loin des abstractions et des grands systèmes. À propos de ceux qui les professent et promènent sur le monde un regard circulaire et hautain en embellissant les ordinaires lambeaux de la robe de chambre (rappelons-nous H. Heine), Karl Kraus, dans la *Troisième nuit de Walpurgis*[155] citant Goethe recommande la méfiance : « Car là où les fantômes ont pris place, le philosophe est également le bienvenu. »

L'affectivité, l'expression, la normalité, la liberté et tous les grands thèmes qui traitent de l'homme dans son humanité deviendront-ils caducs ? Les neurosciences modifieront peut-être les réponses aux questions que ces thèmes soulèvent. Mais à moins de se distribuer en éléments alpha, bêta et gamma, comme les hommes du *Meilleur des mondes* de Huxley, à moins de prendre le « soma », ce psychotrope universel, il est permis de penser que l'homme demeurera un être « bio-psycho-social » et que les questions étudiées par Minkowski garderont leur raison d'être.

Vers une cosmologie est un ouvrage plus empreint de poésie que de science. Dans ce livre écrit à partir de ce qu'il nomme des *restes détachés*, Minkowski poursuit sa réflexion.

155 Ce propos de Kraus concerne Heidegger.

Face à l'univers immense, le petit homme et sa pensée tentent de se situer ; préoccupation pascalienne que cette limitation du petit moi de l'homme face à l'univers. Minkowski l'évoque en ces termes :

> L'homme prend conscience de lui-même par la limitation de son propre moi en regard de l'univers, par les particularités mentales, par les états d'âme qu'il subit et qui se situent toujours, à cause de leur nature restrictive même, en dehors du point idéal, dominé, lui, par notre désir nostalgique de paix. Dans une antinomie foncière revécue toujours à nouveau, deux forces semblent s'affronter ainsi, les particularités individuelles qui nous limitent et nous emprisonnent et un désir qui nous dépasse et vient se perdre dans l'infini[156].

La pensée ainsi que l'écrivait Bergson dépasse le cerveau, elle repousse les limites, transporte l'homme imaginairement dans l'infini et l'éternel, l'aspire vers ce qu'il pense être l'idéal.

Idéal impossible auquel se heurtent la condition humaine et sa nature conflictuelle. À cette limite existentielle s'en ajoute une autre qui est la *constitution.*

Décrite depuis Hippocrate, cette notion ancienne a beaucoup imprégné la psychiatrie de l'époque de Minkowski. Mais cette *constitution*, ainsi qu'il le note, est semblable au *terrain* en médecine générale[157] : il ne détermine pas la maladie comme devenir inéluctable. Cette participation de la *constitution* dans la genèse d'un trouble mental déterminé soulève la question toujours présente de la liberté et de la responsabilité de l'être humain qui en est affecté.

Face au conflit entre le moi-idéal, ce paradis perdu qui n'a jamais existé et les limitations qui le révèlent à lui-même , l'homme n'a d'autre choix que de créer. Cette création de l'homme qui est au-delà de son moi est toujours, si petite soit-elle, création d'une partie du monde. À l'envers de cette création, la lutte intérieure vaine et sans fin du combat obsessionnel entre l'idée obsédante et l'effort

---

156 *Vers une cosmologie* p 199.

157 Le terrain est une notion biologique vague qui n'a pas le caractère prédictif très marqué d'anomalies génétiques dont on peut craindre avec une probabilité extrême l'apparition de la maladie., par exemple, la chorée de Huntington.

pour la chasser, nous montre l'exemple d'un élan vital tournant en vase clos et s'épuisant dans un combat stérile.

Cette lutte face à ce « plus fort que moi » nous ouvre à la question du débat moral et de la volonté. La volonté n'est pas une faculté naturelle, car une volonté allant de soi serait sa négation même. Elle est plutôt l'effort que rendent nécessaire l'obstacle et la résistance. Efficiente et consistante, elle soutient l'obligation, ce qui ne va pas de soi ni de « gaîté de cœur ». Instrument de la durée, « je décide et je persévère », la volonté détermine notre marche progressive en avant. L'obstacle la révèle, comme la perspective de la mort révèle la vie.

Minkowski marque, dans l'acte moral, l'asymétrie du bien et du mal. Le moi nous apparaît du côté des « forces positives », qui semblent naturelles, ainsi de la conduite éthique penserons-nous : « cela est humain, cela est naturel, cela va de soi ». Le mal quant à lui évoquera l'anomalie, la monstruosité à laquelle nous attribuerons un caractère inhumain. L'asymétrie touche aussi l'effet des conduites, la spiritualité du bien et la matérialité du mal. Alors que le bien dépose en nous des pensées heureuses, le mal nous laisse des plaies et des cicatrices. L'histoire de l'humanité n'a cessé de montrer combien le mal s'appliquait au corps et combien l'homme pouvait l'exercer sans limites ni remords.

L'espace primitif, cette notion chère à Minkowski revient maintes fois dans son œuvre. S'il est une limitation du moi, cette limitation est vivante et riche de création. Dans cet espace poétique, autant que nos corps, se meuvent nos pensées, nos désirs et se déploie notre âme. Habité par notre affectivité, animé par l'élévation (de nos actes), la profondeur (de nos sentiments), l'extension (de notre savoir), cet espace est tourné vers autrui, car l'élévation, la profondeur et l'extension ne sauraient être solitaires. En lui, nos sensations deviennent spirituelles, nos organes des sens se muent en organes de l'esprit. L'auditif crée le « retentir », l'olfactif le « répandre », le voir le « juger » et le toucher, au-delà de toute proprioceptivité crée le tact et la délicatesse avec lesquels nous rencontrons autrui.

Édith Stein a de telles métaphores lorsqu'elle évoque la vie de l'âme qui n'est pas mue de l'extérieur, mais *conduite d'en haut*, un *d'en haut* qui serait en même temps *de l'intérieur*[158].

Nous aurions tort de juger cet espace comme un petit monde sentimental, rétréci et archaïque sur lequel s'élaborerait l'espace adulte et sérieux des géométries, des mesures et des concepts[159]. Non, cet espace primitif est en nous, avec nous. Peut-être est-ce à lui que Minkowski pensait dans son bureau de consultation chez le docteur Genil-Perrin,[160] à l'hôpital Henri Rousselle, lorsqu'il écrivait : « Je me sentais là protégé, à l'abri, bien naïvement peut-être, mais il y a des protections spirituelles sur lesquelles les persécutions n'ont pas de prise ».

Minkowski est soucieux du langage, comme Karl Kraus et Victor Klemperer, conscient que la violence faite aux mots et aux phrases précède la violence faite aux hommes. Minkowski était attaché à cette figure de style qu'est la métaphore. À cette action du langage par laquelle la communication cesse d'être ordinaire et tente de toucher l'esprit. Classiquement, la métaphore est le transfert d'un sens propre à un sens figuré. Mais quel est le sens propre et quel est le sens figuré ? La perception possèderait-elle… en propre le sens propre, le premier usage du langage étant de la nommer ? Dans une obsession de l'origine, nous devrions admettre comme une forme de règle que le sens perceptif est le sens premier dont le sens imagé émanerait. Ainsi, l'expression « Je ne peux pas le sentir », qui signifie l'antipathie que j'éprouve à l'égard de quelqu'un, proviendrait de façon imagée de l'olfaction d'une « mauvaise odeur ». À ce schématisme, à ces images de l'affectivité reposant sur le sens propre de la sensorialité, Minkowski oppose l'existence de *métaphores de base* et prend l'exemple de l'amertume :

158 Édith Stein *De la Personne*, présenté et traduit par P. Secretan p 22 Ed du Cerf Ed Universitaires de Fribourg 1992.

159 Merleau-Ponty se réfère à la pensée de Minkowski dans sa réflexion sur la perception de l'espace dans les hallucinations *Phénoménologie de la perception* op cité p 331 et 337.

160 Dont la thèse parue en 1913 : *Histoire des origines et de l'évolution de l'idée de dégénérescence en médecine mentale* avait contribué à déboulonner la statue de la théorie de la dégénérescence de Magnan.

> L'amertume est comme le veut notre langage toujours la même, qu'il s'agisse du goût ou du sentiment d'amertume. Ce qui varie ce sont seulement les données concomitantes, données qui font que nous parlons de sphère sensorielle dans un cas et de sphère sentimentale dans l'autre… lorsqu'il s'agit de savoir quelle est la signification propre du mot amertume, elle est tout aussi propre dans un cas que dans l'autre[161].

Quoi qu'il en soit, la sensorialité parce qu'elle se lie très précocement à l'affectivité et au langage, inspire notre vie psychique. C'est ainsi qu'elle lui confère ses dimensions lorsque nous parlons de la grandeur d'une action, de la profondeur d'un sentiment ou d'une pensée, de la largeur ou de l'étroitesse de notre esprit. Et que dire du « poids de l'existence » et du « sentiment d'effondrement » que l'homme peut parfois ressentir ? La métaphore, grâce à ses racines sensorielle et affective, en le nourrissant d'images, spiritualise le langage.

Minkowski exprimait la crainte que les sciences ne dépoétisent l'univers et déplorait qu'elles conduisent les techniques au service du pire : canons à longue portée, gaz délétères, guerre bactériologique. L'histoire montrera que cette crainte qu'il exprimait en 1933 se réaliserait au-delà de toute imagination. Et que l'absolu de la liberté méchante, comme la qualifie Jankélévitch, repousserait les frontières de l'horreur.

« L'humain est fait pour rencontrer l'humain », remarque Minkowski. Sans doute l'homme y parvient-il parfois. Sans doute est-il idéal qu'il y parvienne. Sans doute cela lui serait plus simple, s'il n'était « embarqué, englobé dans un monde amorphe, indéterminé » ; « jeté dans un monde informe où le centre est partout et la circonférence nulle part » comme l'écrit Pascal. Mais ce monde informe est surtout l'homme lui-même. La philosophie peut nous aider à mieux connaître ce monde, son centre et sa circonférence, ses facultés et ses limites, pour peu que la lucidité d'un Pascal, d'un Freud, d'un Koestler, d'un Anders par exemple nous tiennent en éveil. Car l'homme peut se voir comme le chef-d'œuvre de l'évolution animale ou penser humblement comme Arthur Koestler

161 Minkowski p 86 *Pour une cosmologie.*

que son équipement originel contient quelque erreur, quelque défectuosité qui le prédestine aux attitudes de destruction[162]. Quelque défectuosité qui fait de lui un animal comme les autres et plutôt pire[163].

Parfois, Minkowski songeait aux traces que laisserait son œuvre. Plus sensible au partage des idées qu'à la reconnaissance de mérites, sans doute souhaitait-il simplement que le dialogue se poursuive, même au-delà du temps. Et l'œuvre aura rencontré l'esprit attentif de psychiatres, psychologues ou psychanalystes : Lantéri-Laura, Tatossian, Pélicier, Granger, Chazaud, Allen, Mahieu, Tellenbach, Blankenburg ou Kimura en sont les plus connus. Mais la pensée de Minkowski devait trouver d'autres échos. Ainsi le psychiatre et sociologue Gabel dont Minkowski avait été le directeur de thèse analysera la vision stalinienne, la *weltanschaung* du *petit père des peuples* à la lumière du rationalisme morbide : importation féconde d'une manifestation pathologique dans l'histoire des nations.

D'autant plus que cette forme de folie socialisée ne s'est pas éteinte sous l'effet de ces leçons de l'histoire que l'on ne tire jamais, illustration exemplaire de la compulsion de répétition décrite par Freud, de l'attraction perpétuelle vers les ornières mortelles. Ainsi que l'écrit Günther Anders[164], les guerres européennes, l'holocauste, la bombe atomique n'ont pas été des coups de tonnerre dans un ciel

---

162 Arthur Koestler *Le cheval dans la locomotive* Op cité.

163 Pour mieux saisir le "propre de l'homme" les études sur l'évolution constituent une aide précieuse, citons E.Gilson *"D'Aristote à Darwin et retour"* Ed Vrin 1971 et Georges Torris *"Penser l'évolution". De la bête à l'homme* Ed Universitaires 1990.

164 Günther Anders philosophe allemand (1902-1992) se livre à une analyse vigoureuse de l'évolution du monde : triomphe de l'objet dans l'échelle des valeurs et déshumanisation de l'homme, triomphe d'une technique coupée de la raison et utilisée à la destruction et, triomphe de l'argent comme valeur exigeant de l'homme qu'il soit instrumental, consommateur et conforme. Il y a chez l'homme un profond clivage entre sa capacité immense de production technique et sa capacité très limitée de se représenter la réalité de ce qu'il produit et de ses conséquences. Ses luttes et prises de position au côté de Bertrand Russel à propos de la bombe atomique illustrent une philosophie concrète où le souci de l'homme et de sa liberté est omniprésent.

Parmi ses œuvres citons*: L'Obsolescence de l'homme.* TomeI Ed de l'encyclopédie des Nuisances Paris 2002. *L'obsolescence de l'homme.* Tome II Ed Fario Paris 2011. *"Si je suis désespéré que voulez-vous que j'y fasse"* Ed Allia 2001. *Nous fils d'Eichmann* Ed Payot Rivages 2003. *Le temps de la fin.* Ed de l'Herne 2007.

serein, mais témoignent de l'utilisation perverse d'une raison mise au service des techniques de destruction : rationalisme morbide, rationalisme sanglant. L'orage n'aura jamais cessé.

La marchandisation de tout et avant tout de l'homme nous plonge dans "l'arithmétisme morbide", créant un monde peuplé de bottes, peut-être moins bruyantes qu'aux époques stalinienne ou hitlérienne mais non moins redoutables. Ces systèmes rigides plient l'être humain par la persuasion et la terreur. Qu'importent son existence particulière, son rapport vital à la réalité, car la conscience comme la réalité sont l'affaire du système qui les fabrique, imperméable à l'expérience vécue comme à l'histoire.

Mais le rationalisme morbide ne peut étouffer la rencontre humaine et par un effet qu'il ne prévoyait pas, sans doute en donne-t-il toute la valeur. La fleur jaillit entre les pavés. Être pour l'être, merveilleuse création de ces existences où chacune anime l'autre, lui donne vie. Pour peu qu'il soit disponible à cette rencontre, l'homme y découvrira sa plus précieuse raison d'être.

Quelle trace laissera dans l'histoire, la pensée de Minkowski ? Quel dommage que soient oubliées ses réflexions sur le temps et la mémoire, sur l'affectivité et ce qui rattache l'homme à son existence et tout l'humanisme qui les sous-tend ! Quel dommage encore que l'oubli de ses descriptions cliniques : la psychiatrie y perdrait un contact vital avec sa réalité !

Lorsqu'elle devient poétique (pensons à la *Cosmologie*), l'œuvre nous invite à une connaissance de l'être humain qui évoquant H. James, lorsqu'il commentait Tourgueniev, nous éveille par sa modernité « au sens profondément sympathique de la complexité merveilleuse de nos âmes ».

Décrivant la cérémonie funèbre de son héroïne, la merveilleuse et malheureuse Suzanne Ivanovna (*L'Abandonnée*), Tourgueniev parle des « *prières murmurées par le bedeau, monotones comme le bourdonnement d'un taon captif* ». Souhaitons dans ces études consacrées à Eugène Minkowski, nous être préservé de ce bruit lancinant et par une humble petite musique (*Variations sur des thèmes minkowskiens* ?) avoir pu éveiller chez le lecteur le désir de rencontrer, si proche et vive, l'œuvre du psychiatre philosophe.

Liste des ouvrages cités :

Eugène Minkowski :
La schizophrénie – Ed Payot 1927
Le temps vécu – Ed PUF 1933
La Cosmologie – Ed Payot 1936
Vers une cosmologie. Fragments philosophiques – 1936, Aubier-Montaigne, Paris
Du temps de l'étoile jaune – Paris 1945
Traité de Psychopathologie – PUF 1966
Au-delà du rationalisme morbide – Ed L'Harmattan 1997
Phénoménologie et analyse existentielle en psychopathologie – article paru en 1948 dans la revue *L'Évolution psychiatrique*

Günther Anders
L'obsolescence de l'homme (*tome I)* – Ed Encyclopédie des Nuisances 2002 (Tome II) Ed Fario Paris 2011
Et si je suis désespéré que voulez-vous que j'y fasse – Ed Allia 2001
Nous fils d'Eichmann – Ed Payot Rivages 2003
Le temps de la fin – Ed de L'Herne 2007

Xavier Abély
Diminution des psychoses affectives pendant la guerre – Presse Médicale – 5 Août 1944

Jean Améry
Par-delà le crime et le châtiment – Ed Actes Sud-Babel 1995

Robert Antelme
L'espèce humaine – Ed Tel Gallimard 1999

John L. Austin
Quand dire c'est faire – Ed Seuil poche 1991

Maurice Berger
Voulons-nous des enfants barbares ? – Ed Dunod 2008

Henri Bergson
L'évolution créatrice – rééd PUF Quadrige 2013
Matière et Mémoire – rééd G.F 2012
Les œuvres ci-dessous sont disponibles sur le site web de Gallica: http://gallica.bnf.fr/
Essai sur les données immédiates de la conscience (1889)

Les Deux sources de la morale et de la religion (1932)
Durée et Simultanéité. À propos de la théorie d'Einstein (1922)
L'Énergie spirituelle. Essais et conférences (1919)

Claude Bernard
Leçons sur les phénomènes de la vie communs aux animaux et aux végétaux – Baillière Paris 1878 – accessible :http://obvil.paris-sorbonne.fr/corpus/critique/bernard_lecons-phenomenes-vie-I/

Jean Bernier
La percée – Ed Agone 2013

Jean François Billeter
Lichtenberg – Ed Allia 2014

Juliette Favez-Boutonnier
L'angoisse – Ed PUF 1963

Jacques Bouveresse
De la philosophie considérée comme un sport – Ed Agone 2015
Satire et prophétie – Ed Agone 2007

Martin Buber
Je-Tu – Ed Aubier (trad 1992)

Robert Burton
Anatomie de la Mélancholie 1621 – Rééd Ed Corti 2000

Karl Bühler
Théorie du langage – Ed Agone 2009

J. Cambier P. Verstichel
Le cerveau réconcilié – Ed Elsevier Masson 1997

Alexis Carrel
L'Homme, cet inconnu – Plon, 1935

Jean Claude Carrière
La controverse de Valladolid – Ed Flammarion 2006

Jean Pierre Changeux - Paul Ricœur -
Ce qui nous fait penser - La nature et la règle – Ed Odile Jacob 1998

Max de Ceccatty
La vie de la cellule à l'homme – Ed du Seuil 1978
Conversations cellulaires et communications humaines – Ed du Seuil 1991
L'Aube des savoirs et des dieux – Ed L'Harmattan 1997

Liste des ouvrages cités :

François De Gandt
Husserl et Galilée sur la crise des sciences européennes – Ed Vrin 2004

César C. Dumarsais
Traité des Tropes – Ed Critiques Flammarion 1982 - accessible sur le site BNF-Gallica

Pr P. Even & Pr R. Debré
Guide des 4.000 médicaments utiles, inutiles ou dangereux – Ed le cherche midi 2012

Henri Ey
Traité des Hallucinations (tome 1) – Ed Alcan 1934 – L'Harmattan 2000
Introduction à la psychiatrie - Histoire de la psychiatrie - Encyclopédie médico-chirurgicale - 1955 -

Emmanuel Faye
Heidegger l'introduction du nazisme dans la philosophie – Ed Albin Michel 2005

Victor Frankl
Ce qui nous fait vivre – Interéditions 2009
Découvrir un sens à sa vie avec la logothérapie – Collection J'ai lu 2013

Etienne Gilson
D'Aristote à Darwin et retour – Ed Vrin 1971

Pierre Paul Grassé
Traité de zoologie (tome 1) – Ed La Pléiade 1952

Henri Heine
De l'Allemagne – Ed Tel Gallimard et consultable sur le site BNF-Gallica

Jacques Hochmann et Marc Jeannerod
Esprit où es-tu? Psychanalyse et neuro-sciences – Ed Odile Jacob 1991
La Nature de l'esprit – Paris, Éditions Odile Jacob, 2002

Edmund Husserl
La crise de l'humanité européenne et la philosophie – Ed bilingue Aubier Montaigne 1977
L'Idée de la phénoménologie – Paris, PUF, 1992

Idées directrices pour une phénoménologie (Ideen I) – traduction Paul Ricœur, Gallimard-Tel
Recherches logiques – traduction Hubert Elie, 4 tomes, Presses universitaires de France, collection Epimethée, 2002

Lucien Israël
Boiter n'est pas pécher – Ed Denoël 1989

Pierre Janet
De l'angoisse à l'extase (tome 2) – Ed Alcan 1928

Paul Janet & Gabriel Sailles
Dictionnaire de Philosophie – Librairie Ch. Delagrave 1894

Vladimir Jankélevitch
Cours de philosophie morale – Ed P.U.F 1962-1963
Le paradoxe de la morale – Ed Point Seuil 1989

Albert Jacquard
L'éloge de la différence – Ed du Seuil 1978

Karl Jaspers
Introduction à la philosophie – Ed 10/18 coll. "Bibliothèques" 2001
Psychopathologie Générale

Marc Jeannerod
La nature de l'esprit – Ed Odile Jacob 2002

Bertrand Jordan
Les imposteurs de la génétique – Ed Seuil 2000

Michel - Jouvet
Le sommeil et le rêve – Ed. Odile Jacob 1992

Ernst Jünger
Le Boqueteau – Petite Bibliothèque Payot 1995

Emmanuel Kant
Essai sur les maladies de la tête – Ed G.F 1993
Anthropologie du point d vue pragmatique – Ed G.F 2012

Pierre Karli
Le cerveau et la liberté – Ed Odile Jacob 1995

Victor Klemperer
L.T.I la langue du troisième Reich – Agora pocket 2003

Ruth Klüger
Refus de témoigner – Ed Viviane Hamy 1996

Liste des ouvrages cités :

Arthur Koestler
Le Cheval dans la Locomotive – Ed les Belles Lettres 2013

Emil Kraepelin
Leçons cliniques sur la démence précoce et la psychose maniaco-dépressive – Ed.: L'Harmattan, 2000, Collection Psychanalyse et civilisations

Richard von Kraft Ebing
Psychopathia Sexualis – Ed Payot 1969

Karl Kraus
Cette grande époque – 1914
Les derniers jours de l'humanité – Ed Agone 2015
Troisième nuit de Walpurgis – Ed Agone 2005

Primo Lévi
Si c'est un homme Julliard – 1987

Emmanuel Lévinas
En découvrant l'existence avec Husserl et Heidegger – Ed Vrin 1967

Alexandre Luria
Les fonctions corticales supérieures de l'homme – Ed P.U.F 1978

Maurice T. Maschino
Oubliez les philosophes – Ed Complexe 2001

Maurice Merleau-Ponty
Phénoménologie de la perception – Ed NRF, Gallimard 1976

Maurice Mignard
L'unité psychique et les troubles mentaux – Alcan 1928

Georges Peters
Racisme et races – Ed. d'En bas 1986

Jackie Pigeaud
Mélancholia – Ed Payot-Rivages 2008
La maladie de l'âme – Ed Les Belles Lettres 2006

Platon
Le Cratyle – Ed Flammarion

Maurice Pradines
Traité de Psychologie Générale (tomes I et II) – rééed P.U.F 1986 *La Philosophie de la Sensation (tomes I et II)* – Ed Belles Lettres 1932 et 1934

François Recanati
Les énoncés performatifs – Ed de Minuit 1982
Erich Maria Remarque
À l'Ouest, rien de nouveau – Ed Stock 1929 Ed poche 1973
Roselyne Rey
Histoire de la douleur – Ed la découverte 1993
Paul Ricoeur
À l'école de la phénoménologie – Ed Vrin 1986
Soi-même comme un autre – Ed du Seuil 1990
Bertrand Russell
Histoire de la Philosophie Occidentale (tome 2) – Ed Belles Lettres 2011
Louis Sala-Molins
Le Code Noir – Ed P.U.F 1987
Les misères des lumières – Ed Laffont 1992
Max Scheler
Nature et Formes de la sympathie – Ed Payot 2003
Der Genius des Kriegs *und der Deutsche Krieg* – 1915
Formalismus in der Ethik und die materiale Wertethic – 1916
Alain Serrie
Vaincre la douleur – Ed Michel Lafon 2007
Anne-Laure Simonnot
Hygiénisme et eugénisme au vingtième siècle à travers la psychiatrie française – Ed Seli Arslan1999
Jean Luc Solère
La notion d'intentionnalité chez Thomas d'Aquin – Editions de minuit – Revue Philosophique Automne 1989
Édith Stein
De la Personne – Ed Universitaires de Fribourg- présenté et traduit par P. Secretan 1992

Jacques Testart
Le Désir du gène – Ed Champs Flammarion 1994
À qui profitent les OGM ? – Ed CNRS 2013
Georges Torris
Penser l'évolution. De la bête à l'homme – Ed Universitaires 1990

Liste des ouvrages cités :

Paul Valéry
Cahiers 1 – Ed La Pléiade
Léon Werth
Clavel soldat – Ed Viviane Amy 1999
Armand Zaloszyc
Le sacrifice au dieu obscur- Ténèbre et pureté dans la communauté – Nice Z'éditions 1994

Table des matières

Remerciements

Que soient remerciés:

Nicole Blaize, première lectrice, amicale et attentive, rigoureuse et irremplaçable, ce travail lui doit beaucoup.

Joël Blaize, sécrétaire, metteur en pages, notre grand timonier du traitement de texte.

Le Docteur Jean-Yves Cozic pour sa lecture confraternelle et ses précieux conseils réanimant la flamme lorsqu'elle risquait de vaciller.

L'HARMATTAN ITALIA
Via Degli Artisti 15; 10124 Torino
harmattan.italia@gmail.com

L'HARMATTAN HONGRIE
Könyvesbolt ; Kossuth L. u. 14-16
1053 Budapest

L'HARMATTAN KINSHASA
185, avenue Nyangwe
Commune de Lingwala
Kinshasa, R.D. Congo
(00243) 998697603 ou (00243) 999229662

L'HARMATTAN CONGO
67, av. E. P. Lumumba
Bât. – Congo Pharmacie (Bib. Nat.)
BP2874 Brazzaville
harmattan.congo@yahoo.fr

L'HARMATTAN GUINÉE
Almamya Rue KA 028, en face
du restaurant Le Cèdre
OKB agency BP 3470 Conakry
(00224) 657 20 85 08 / 664 28 91 96
harmattanguinee@yahoo.fr

L'HARMATTAN MALI
Rue 73, Porte 536, Niamakoro,
Cité Unicef, Bamako
Tél. 00 (223) 20205724 / +(223) 76378082
poudiougopaul@yahoo.fr
pp.harmattan@gmail.com

L'HARMATTAN CAMEROUN
TSINGA/FECAFOOT
BP 11486 Yaoundé
699198028/675441949
harmattancam@yahoo.com

L'HARMATTAN CÔTE D'IVOIRE
Résidence Karl / cité des arts
Abidjan-Cocody 03 BP 1588 Abidjan 03
(00225) 05 77 87 31
etien_nda@yahoo.fr

L'HARMATTAN BURKINA
Penou Achille Some
Ouagadougou
(+226) 70 26 88 27

L'HARMATTAN SÉNÉGAL
10 VDN en face Mermoz, après le pont de Fann
BP 45034 Dakar Fann
33 825 98 58 / 33 860 9858
senharmattan@gmail.com / senlibraire@gmail.com
www.harmattansenegal.com

www.ingramcontent.com/pod-product-compliance
Lightning Source LLC
LaVergne TN
LVHW011311061026
849535LV00005B/1506
* 9 7 8 2 3 4 3 1 0 7 7 3 8 *